TERCERA EDICIÓN

Manual de
urología pediátrica

TERCERA EDICIÓN

Manual de
urología pediátrica

Editado por

Laurence S. Baskin, MD

Frank Hinman, Jr., MD, Distinguished
Professorship in Pediatric Urology
UCSF Benioff Children's Hospital
Chief, Pediatric Urology
Professor, Urology and Pediatrics
San Francisco, California

Barry A. Kogan, MD

Falk Chair in Urology
Professor, Surgery and Pediatrics
Chief, Division of Urology
Albany Medical Center
Albany, New York

Jeffrey A. Stock, MD

Associate Clinical Professor
Director, Pediatric Urology, Kravis Children's Hospital
Icahn School of Medicine at Mount Sinai
New York, New York

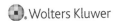 Wolters Kluwer

Philadelphia · Baltimore · New York · London
Buenos Aires · Hong Kong · Sydney · Tokyo

Av. Carrilet, 3, 9.ª planta, Edificio D
Ciutat de la Justícia
08902 L'Hospitalet de Llobregat
Barcelona (España)
Tel.: 93 344 47 18
Fax: 93 344 47 16
Correo electrónico: consultas@wolterskluwer.com

Revisión Científica:

Dr. Edgar Morales Juvera
Cirujano Pediatra. Especialidad en Urología Pediátrica
Urólogo Pediatra adscrito al Servicio de Urología
Hospital de Pediatría, Centro Médico Nacional (CMN) SXXI
Profesor Adjunto de Cirugía Pediátrica, CMN SXXI

Dr. Bardo Andrés Lira Mendoza
Especialista en Medicina de Urgencias y Medicina de Aviación
Coordinador de ambulancia aérea
Hospital General Dr. Mario Madrazo, IMSS

Dra. Andrea Eréndira Navarrete Martínez
Académico de la Secretaría de Enseñanza Clínica e Internado Médico
Encargada del Departamento de Internado Médico
Facultad de Medicina, UNAM
Pediatría y Neonatología

Traducción:
Germán Arias Rebatet
Martha Elena Araiza Martínez
Héctor Barrera Villa Zeballos
Noemí Isela Hernández Valadez

Dirección editorial: Carlos Mendoza
Editor de desarrollo: María Teresa Zapata
Gerente de mercadotecnia: Simon Kears
Cuidado de la edición: M&N Medical Solutrad S.A de C.V
Maquetación: M&N Medical Solutrad S.A de C.V
Adaptación de portada: Jesús Esteban Mendoza

Impresión: C&C Offset / Impreso en China

Derecho a la propiedad intelectual (C. P. Art. 270)

Todos tenemos héroes a los que buscamos para obtener ayuda y guía. El mío fue el Dr. John Duckett, Jr., editor asociado de la primera edición de esta obra, *Manual de urología pediátrica*. El Dr. Duckett fue mi modelo a seguir y mi profesor en urología pediátrica. Me enseñó lo complicado de la atención de los pacientes y los matices de la cirugía urológica pediátrica. Lo que es de mayor importancia, su vibrante personalidad se reflejó en el espíritu y esperanza que brindó a sus pacientes y colaboradores. Todos extrañamos al Dr. Duckett y este *Manual de urología pediátrica* se dedica a su memoria. Su espíritu vive en todos aquellos que aprendieron de este gran maestro, líder, mentor y amigo.

Laurence S. Baskin, MD

Una imagen vale más que 1 000 palabras. La tercera edición de la obra *Manual de urología pediátrica* es una gran fuente de información para responder sus dudas sobre este campo, la cual está ampliamente ilustrada para el beneficio de los pacientes, estudiantes de medicina y enfermería, y demás profesionales de la salud. Esta obra es un complemento excelente para su consultorio, clínica, salas de urgencias, aulas o para llevarlo en la bolsa de la bata cuando se realizan las guardias hospitalarias. Se han actualizado los capítulos sobre problemas clásicos de urología pediátrica como hipospadias, hidronefrosis, reflujo, trastornos del desarrollo sexual, infecciones de vías urinarias, testículos no descendidos, hernias, hidroceles, anomalías congénitas y todas las áreas de la urología pediátrica. Además, la tercera edición se amplió para incluir nuevos capítulos sobre cirugía robótica en urología pediátrica, urología ginecológica pediátrica y en la adolescencia y enfermedades de transmisión sexual en la adolescencia.

Esperamos que esta tercera edición del *Manual de urología pediátrica* sea para nuestros lectores una excelente fuente de información.

Laurence S. Baskin, MD
Barry A. Kogan, MD
Jeffrey A. Stock, MD

Ane M. Arnhym, RN, MSN, CPNP
Pediatric Nurse Practitioner
Department of Pediatric Urology
UCSF Medical Center
San Francisco, California

Laurence S. Baskin, MD
Frank Hinman, Jr., MD, Distinguished
Professorship in Pediatric Urology
UCSF Benioff Children's Hospital
Chief, Pediatric Urology
Professor, Urology and Pediatrics
San Francisco, California

James M. Betts, MD
Professor of Urology and Surgery
Departments of Urology and Surgery
University of California, San Francisco
San Francisco, California
Surgeon-in-Chief
Assistant Director of Trauma Services
Department of Pediatric Surgery/Urology
UCSF Benioff Children's Hospital Oakland
Oakland, California

Guy A. Bogaert, MD, PhD
Associate Professor
Department of Development and Regeneration
KU Leuven
Department of Urology- Pediatric Urology
UZ Leuven
Leuven, Belgium

Joseph Borer, MD
Associate Professor of Surgery (Urology)
Harvard Medical School
Reconstructive Urologic Surgery Chair
Director of Bladder Exstrophy Program
Co-Director of Neurology and Urodynamics
Department of Urology
Boston Children's Hospital
Boston, Massachusetts

Paul R. Brakeman, MD, PhD
Associate Professor
Department of Pediatrics
University of California, San Francisco
Medical Director
Pediatric Kidney Transplant Program
UCSF Benioff Children's Hospital
San Francisco, California

Angelique M. Champeau, CPNP
Nurse Practitioner
Urology
University of California, San Francisco
Division of Pediatric Urology
UCSF Benioff Children's Hospital
Oakland, California

Hillary L. Copp, MD, MS
Associate Professor
Department of Urology
University of California, San Francisco
Associate Professor
Department of Urology
UCSF Benioff Children's Hospitals,
San Francisco and Oakland
San Francisco, California

Melissa A. Ehlers, MD
Professor of Anesthesiology
Department of Anesthesiology
Albany Medical Center
Albany, New York

Jack S. Elder, MD, FACS
Chief, Division of Pediatric Urology
Department of Urology
Harvard Medical School
Massachusetts General Hospital
Boston, Massachusetts

Igor Galay, MD
Assistant Professor
Department of Anesthesiology
Albany Medical Center
Albany, New York

Karla M. Giramonti, MS, FNP
Instructor of Surgery
Division of Urology
Albany Medical Center
Albany, New York

Nicholas M. Holmes, MD, MBA
Senior Vice-President
Chief Operating Officer
Rady Children's Hospital - San Diego
San Diego, California

Barry A. Kogan, MD
Falk Chair in Urology
Professor, Surgery and Pediatrics
Chief, Division of Urology
Albany Medical Center
Albany, New York

Robert Caleb Kovell, MD
Assistant Professor
Department of Surgery
Division of Urology
University of Pennsylvania Medical System
Children's Hospital of Philadelphia
Philadelphia, Pennsylvania

Eric A. Kurzrock, MD
Professor
Department of Urology
U.C. Davis School of Medicine
Chief
Pediatric Urologic Surgery
U.C. Davis Children's Hospital
Sacramento, California

Gerald C. Mingin, MD
Associate Professor
Department of Surgery/Urology
University of Vermont
Director
Department of Pediatric Urology
Vermont Children's Hospital
Burlington, Vermont

Michael Ritchey, MD
Professor
Department of Urology
Mayo Clinic College of Medicine
Co-Division Chief
Department of Urology
Phoenix Children's Hospital
Phoenix, Arizona

Kara N. Saperston, MD
Staff Pediatric Urologist
Department of Urology
St. Luke's Children's Hospital
Boise, Idaho

Bruce J. Schlomer, MD
Assistant Professor
Department of Urology
University of Texas Southwestern
Children's Health
Dallas, Texas

Jeffrey A. Stock, MD
Associate Clinical Professor
Director, Pediatric Urology, Kravis Children's Hospital
Icahn School of Medicine at Mount Sinai
New York, New York

Ronald S. Sutherland, MD
Professor of Surgery and Pediatrics (clinical)
Department of Surgery and Pediatrics
John S. Burns School of Medicine
University of Hawaii
Chief of Urology
Department of Surgery
Kapiolani Medical Center for Women & Children
Honolulu, Hawaii

Hubert S. Swana, MD
Assistant Professor
Department of Urology
University of Central Florida School of Medicine
Attending Physician
Department of Urology
Arnold Palmer Hospital for Children
Orlando, Florida

Gregory E. Tasian, MD, MSc, MSCE
Assistant Professor of Urology and Epidemiology
Perelman School of Medicine at the University of Pennsylvania
Division of Urology and Center for Pediatric Clinical Effectiveness
Children's Hospital of Philadelphia
Philadelphia, Pennsylvania

Dana A. Weiss, MD
Assistant Professor
Department of Surgery, Division of Urology
University of Pennsylvania
Attending Physician
Division of Urology
Children's Hospital of Philadelphia
Philadelphia, Pennsylvania

Jason M. Wilson, MD
Professor
Section Chief, Pediatric Urology
Department of Surgery
University of New Mexico Health Sciences Center
University of New Mexico Children's Hospital
Albuquerque, New Mexico

CONTENIDO

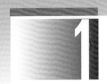

Circuncisión

Laurence S. Baskin y Karla M. Giramonti

I. LOS ORÍGENES DE LA CIRCUNCISIÓN

A. Hay artefactos egipcios que indican que la circuncisión se realizaba hace 6 000 años.
B. Hace 4 000 años, el Antiguo Testamento refería que la circuncisión debía practicarse el octavo día del nacimiento con un cuchillo de pedernal.
C. El Antiguo Testamento y el Nuevo Testamento hacen numerosas referencias a la circuncisión sin relación alguna con beneficios para la salud.
D. La práctica difundida de la circuncisión se originó en el siglo XIX, supuestamente como profilaxis contra la enfermedad.
E. La incidencia actual calculada de circuncisión en EU está entre 30% y 90% de los varones recién nacidos, con una incidencia mucho menor en Europa. Existen variaciones geográficas, en el Medio Oeste se observa la mayor incidencia del procedimiento, en comparación con las costas Este y Oeste.
F. La circuncisión es la cirugía realizada con mayor frecuencia en EU.

II. RECOMENDACIONES DE LA AMERICAN ACADEMY OF PEDIATRICS

En 1975 y 1983, la American Academy of Pediatrics señaló que "no hay una indicación médica absoluta para la circuncisión en el periodo neonatal". Ésta fue revisada en 2012 y el resultado se inclinó hacia los beneficios de la circuncisión, al señalar "La valoración de la evidencia reciente indica que los beneficios para la salud de la circuncisión masculina neonatal rebasan los riesgos y que los beneficios del procedimiento justifican el acceso al mismo para las familias que lo eligen". Esos beneficios incluyeron la prevención de infecciones urinarias, cáncer peniano y contagio de algunas infecciones de transmisión sexual, incluido el virus de inmunodeficiencia humana (VIH).

Cuando se considera la circuncisión, deben explicarse los beneficios y riesgos a los padres, y hay que obtener un consentimiento informado.

III. POSIBLES VENTAJAS MÉDICAS DE LA CIRCUNCISIÓN

A. Previene la fimosis.
B. Repara la fimosis.
C. Previene la balanopostitis (infección superficial del glande [*balano*] y el prepucio [*postitis*]).
D. Elimina el riesgo de cáncer peniano.
E. Puede reducir la incidencia de algunas enfermedades de transmisión sexual (virus del papiloma humano [HPV] y VIH) y por ende, del cáncer cervicouterino.
F. Reduce casi 10 veces la incidencia de infección de vías urinarias en varones recién nacidos (desde el nacimiento hasta los 12 meses de edad).

IV. DESVENTAJAS DE LA CIRCUNCISIÓN

A. Cambios conductuales y fisiológicos transitorios que experimenta el lactante.
B. Dolor.

C. Posibles complicaciones del procedimiento.
D. Eliminación irreversible del prepucio.

V. CONTRAINDICACIONES PARA LA CIRCUNCISIÓN

Todos los varones nacidos con anomalías del pene (hipospadias, epispadias, megalouretra).

VI. CONTRAINDICACIONES RELATIVAS PARA LA CIRCUNCISIÓN

A. Diátesis hemorrágicas.
B. Premadurez.
C. Trastornos médicos graves.

VII. OTROS FACTORES

A. Emocionales.
B. Culturales.
C. Religiosos.
D. Estado del prepucio del padre.

VIII. PREPUCIO NORMAL

A. **Desarrollo**
   1. El prepucio empieza a desarrollarse en el tercer mes de vida intrauterina, se completa hacia los 4 a 4.5 meses.
   2. Es normal que el prepucio del recién nacido esté adherido al glande.
   3. La separación entre el prepucio y glande ocurre en una fase más avanzada de la gestación, sólo en 4% de los varones recién nacidos el prepucio se retrae por completo. En 50% de los recién nacidos el prepucio no puede retraerse lo suficiente para ver el meato urinario.
   4. Para los 6 meses de edad, el prepucio se retrae por completo en 20% de los niños, y para los 3 años de edad esta cifra aumenta a 90%. Para la adolescencia, la separación completa del prepucio se alcanza en todos los varones.
B. **Cuidados del prepucio**
   1. El pene no circuncidado no requiere cuidados especiales, además de la misma atención que se da al resto del cuerpo.
   2. La higiene genital en los niños pequeños no requiere retracción del prepucio.
   3. Por razones desconocidas, quizá por folclor o tradición, muchos médicos, padres y abuelos están convencidos de que el prepucio debe retraerse a una edad temprana.
   4. La manipulación temprana dolorosa del prepucio puede causar hemorragia, cicatrización, fimosis y trauma psicológico al niño y a los padres.

IX. FIMOSIS, ADHERENCIAS PENIANAS Y PARAFIMOSIS

A. La fimosis se define como un estrechamiento de la abertura del prepucio, lo que impide su retracción sobre el glande del pene (casi siempre por cicatrización o infección recurrente). El tratamiento en los casos graves es la liberación quirúrgica del tejido cicatrizado, que puede referirse como una cicatriz. En los casos menos graves la fimosis responde al tratamiento local con esteroides tópicos. El ungüento de betametasona al 0.05% aplicado a la punta del pene en el área de la fimosis por 6 a 8 semanas dos veces al día tiene una tasa de éxito de 50% a 90%. Después de 1 semana, el paciente o uno de sus padres debe estirar con suavidad el prepucio para facilitar la liberación de la fimosis.
B. Las adherencias penianas en niños con o sin circuncisión suelen resolverse con el tiempo sin necesidad de tratamiento formal. Si resultan preocupantes

para los padres, pueden tratarse con esteroides tópicos de la misma forma descrita para fimosis. Es probable que las adherencias resistentes después de la circuncisión requieran liberación quirúrgica. Las adherencias simples pueden liberarse con el uso de EMLA (*eutectic mixture of local anesthetics* [mezcla eutéctica de anestésicos locales]) y unas tijeras de iris finas en el consultorio. Las adherencias más densas o múltiples requieren anestesia general.

C. La parafimosis se describe como una constricción dolorosa del glande por el prepucio que se retrajo detrás de la corona del glande. La retracción prolongada del prepucio causa una obstrucción relativa de los linfáticos. Esto puede causar linfedema distal. El tratamiento requiere reducción del prepucio después de compresión manual del glande edematoso. En los casos graves, el prepucio constrictivo quizá amerite liberación quirúrgica mediante un corte dorsal (véase más adelante).

X. MÉTODOS DE CIRCUNCISIÓN

El objetivo de la circuncisión es retirar la cantidad adecuada de piel del cuerpo junto con la piel del prepucio interno para obtener un resultado estético aceptable y evitar el desarrollo futuro de fimosis y parafimosis. Hay cuatro técnicas principales, que se describen a continuación.

A. Corte dorsal
El corte dorsal se realiza mediante la incisión en la cara dorsal del prepucio, lo que expone el glande y así previene la fimosis y parafimosis, pero esta maniobra sola suele ser inaceptable desde el punto de vista estético. El corte dorsal se reserva para los casos agudos de fimosis o parafimosis.

B. Técnica de escudo (pinza de Mogen)
La técnica de escudo requiere la separación de las adherencias entre el prepucio y el glande (fig. 1-1 A-C). El escudo protege el glande separándolo del prepucio estirado. El exceso de piel se corta y se asegura la hemostasia mediante compresión manual.

C. Pinza de Gomco (fig. 1-2) o pinza con Plastibell (modificaciones de la técnica de escudo)
Cuando se usa una pinza Gomco, después de liberar las adherencias internas del prepucio, se tira de éste a través de un anillo y se asegura la hemostasia con la presión entre el anillo y la pinza Gomco. Si se produce cualquier separación entre los márgenes cutáneos opuestos después de remover el prepucio, la curación se produce por segunda intención o con sutura primaria. En la técnica con *Plastibell* se permite que el exceso de prepucio experimente necrosis (casi siempre en 3 a 7 días) por la colocación de una sutura ajustada sobre el exceso de prepucio. Una práctica más frecuente es cortar el prepucio distal a la sutura absorbible. Tanto en la técnica Gomco como en la de *Plastibell*, el glande está protegido por las pinzas respectivas.

D. Excisión quirúrgica manual (fig. 1-3 A-C)
Este procedimiento se realiza con una combinación de corte dorsal o técnica en manga y la herida se cierra en forma primaria mediante la aproximación de la piel con material de sutura absorbible fina.

XI. COMPLICACIONES DE LA CIRCUNCISIÓN

La mayoría de las complicaciones de la circuncisión puede evitarse con la atención cuidadosa para completar la separación del glande del epitelio interno del prepucio (fig. 1-1 A-C), ablación simétrica cuidadosa del collar de piel interno y externo del prepucio, y atención en la hemostasia. La incidencia de complicaciones de la circuncisión se calcula entre 0.2% y 5%. Éstas se listan en la tabla 1-1.

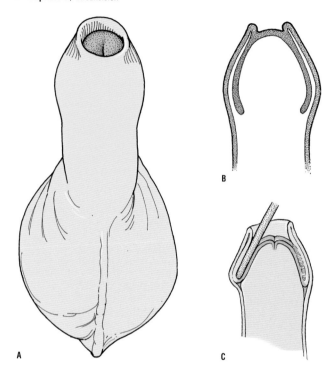

FIGURA 1-1. A-C. Esquema de la separación entre el prepucio y el glande, el paso crítico de una circuncisión exitosa.

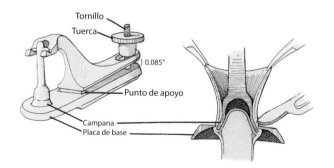

FIGURA 1-2. Esquema de la pinza de Gomco y su aplicación al pene.

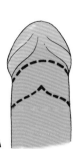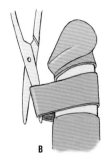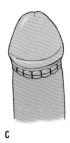

A   B   C

FIGURA 1-3. A-C. Esquema de la técnica de circuncisión manual.

A. Agudas

1. Es probable que la hemorragia sea la complicación aguda más frecuente y por lo general se controla con presión directa (algunos casos raros requieren la aplicación de sutura).

2. La amputación parcial del pene (lesión del glande o el cuerpo) es una complicación muy rara de la circuncisión. Si se produce una lesión por amputación, el paciente debe trasladarse de inmediato para ser atendido por un cirujano urólogo pediatra a fin de intentar la reconstrucción inmediata del pene (con la parte amputada conservada en hielo). La lesión en el glande se caracteriza por hemorragia excesiva al momento de la circuncisión o hemorragia difícil de controlar con presión directa.

3. Las infecciones posteriores a la circuncisión casi siempre ceden por sí solas y responden a los cambios de vendaje local. Hay informes de infecciones graves con necrosis de tejido blando, pero son muy raras.

4. Problemas cutáneos: si durante la circuncisión de rutina se retira una cantidad excesiva de piel, como la piel del cuerpo del pene, debe tratarse con cuidados locales de la herida y una crema a manera de barrera, como vaselina; se permite que la piel del pene cicatrice por segunda intención. Rara vez, si acaso, es necesario el injerto inmediato de piel en el pene. Lo más frecuente es que se remueva una cantidad insuficiente de piel en forma asimétrica; esto puede tratarse en forma electiva. El uso de electrocauterio como herramienta para la hemostasia durante la circuncisión se ha evitado porque la corriente puede transportarse a través de la circulación

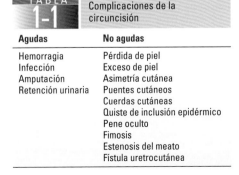

TABLA 1-1	Complicaciones de la circuncisión	
Agudas	**No agudas**
Hemorragia	Pérdida de piel
Infección	Exceso de piel
Amputación	Asimetría cutánea
Retención urinaria	Puentes cutáneos
	Cuerdas cutáneas
	Quiste de inclusión epidérmico
	Pene oculto
	Fimosis
	Estenosis del meato
	Fístula uretrocutánea

sanguínea del pene, lo que causa trombosis y necrosis del glande. Con el equipo de electrocauterio moderno esto debería ser un caso raro.

B. No agudas

1. No hay informes de estenosis del meato en varones no circuncidados y lo más probable es que sea resultado de meatitis y úlceras del meato, lo que se supone que ocurre porque el meato ya no está protegido por el prepucio. El mecanismo más probable de la meatitis es la acción irritante del amoniaco producido por bacterias en un pañal empapado de orina. El meato también puede estar sometido a traumatismo mecánico por el frotamiento contra el pañal. El diagnóstico de estenosis del meato no se basa en la inspección visual del mismo, sino en la visualización del chorro de orina. Si el chorro tiene una desviación significativa, casi siempre mayor de 30° en dirección superior, existe una alteración funcional para dirigir el chorro de orina al inodoro y está indicada la meatotomía. La meatotomía en un niño mayor cooperador puede realizarse con crema EMLA en el consultorio. Los niños pequeños requieren anestesia general.

2. **Problemas cutáneos.** Las complicaciones tardías que pueden ameritar revisión de la circuncisión incluyen ablación insuficiente de prepucio, ablación cutánea asimétrica, puentes cutáneos que van de la superficie cruenta del glande y se adhieren con el margen cortado del prepucio, quistes epidérmicos de inclusión que se forman cuando se deja una isla de piel debajo de la piel, y curvatura del pene causada por la fijación de la piel debida al tejido cicatricial secundario a la circuncisión que se realizó en un momento de inflamación aguda.

3. Las fístulas uretrales cutáneas son una complicación conocida secundaria a la ablación excesiva de prepucio con atrapamiento de la uretra peniana e isquemia subsiguiente a una lesión por aplastamiento.

XII. ANESTESIA LOCAL PARA CIRCUNCISIÓN NEONATAL

Las técnicas incluyen las siguientes.

A. Bloqueo del nervio dorsal del pene

Se inyecta lidocaína (0.2 a 0.4 mL de lidocaína al 1% sin epinefrina) con una aguja calibre 27 en la base del pene en las posiciones horarias de las 10 y las 2 dorsal lateral para infiltrar el paquete neurovascular.

B. Bloqueo circunferencial en la base del pene

Se realiza con una aguja para tuberculina calibre 25 o 27, con 0.6 a 1.0 mL de lidocaína al 1% (sin epinefrina) en un solo sitio de inyección ventral, en la unión entre el pene y el escroto. Debe tenerse cuidado de angular la aguja en dirección lateral para evitar la uretra y se realiza una infiltración subcutánea. La circuncisión se realiza 3 a 5 min después de la inyección, lo que proporciona tiempo para que el anestésico tenga efecto.

Ambas técnicas conllevan la posible complicación de hematoma local y hemorragia.

C. Técnica de circuncisión con anestesia local con EMLA

EMLA es el acrónimo de *eutectic mixture of local anesthetics* (mezcla eutéctica de anestésicos locales) y su empleo no está aprobado en lactantes menores de un mes de edad ni en los menores de 12 meses que reciben tratamiento con compuestos inductores de metahemoglobina. La EMLA puede aplicarse en forma directa al prepucio, se ha usado como anestésico para corrección de estenosis del meato y podría tener un sitio en la circuncisión pediátrica.

D. Administración oral

1. Paracetamol
2. Sacarosa
3. Chupón
4. Vino de Manischewitz

XIII. CUIDADO POSOPERATORIO DEL RECIÉN NACIDO CON CIRCUNCISIÓN

A. La atención posoperatoria adecuada tiene como objetivo disminuir la hemorragia posoperatoria, evitar la formación de adherencias, puentes cutáneos, pene sepultado y prevenir la infección.

1. La atención posoperatoria comienza con el vendaje apropiado. Se recomienda un vendaje con vaselina o parafinado.

2. Se corta una tira aproximada de 2.5 × 25 cm del vendaje ya empacado y con ella se envuelve el surco corona, con cuidado.

3. El vendaje se deja colocado por 24 h, si no se cae con el primer cambio de pañal, y puede aplicarse jalea lubricante (KY) o ungüento antibiótico al pene expuesto, y vaselina al pañal.

4. Si el vendaje parafinado no se ha caído en 24 h, se moja suavemente con torundas de algodón y agua tibia. En ese momento, la piel sobre la cabeza del pene se retrae para poder ver la hendidura bajo el glande, es decir, el surco coronal; esto previene la formación de adherencias. Un aplicador de algodón húmedo puede ser útil en este proceso.

5. Se advierte a los padres que es posible encontrar unas cuantas gotas de sangre o rezumamiento en el pañal. Por lo general, el lactante puede bañarse al momento en que el cordón umbilical se desprende. Una costra amarilla suave no debe confundirse con infección o pus. Su presencia es normal y se desprenderá con el tiempo, no debe removerse.

B. La principal complicación, que puede prevenirse en la visita de seguimiento a la primera semana, es la formación de adherencias de mucosa y piel en el glande. Esto puede corregirse en la visita de la primera semana con la retracción suave de la piel sobre la cabeza del pene para que el surco detrás del glande quede visible, eso rompe cualquier adherencia que se haya formado.

LECTURAS RECOMENDADAS

Circuncisión masculina.

American Academy of Pediatrics Task Force on C. Circumcision policy statement. *Pediatrics* 2012;130(3):e756.-785. doi: 10.1542/peds.2012-1990. Epub 2012 Aug 27. PMID: 22926175.

Baskin LS, Canning DA, Snyder HM, Duckett JW. Treating Complications of Circumcision. *Pediatr Emerg Care.* 1996 Feb;12(1):62-68. Review. PMID: 8677186.

Goldman R. The psychological impact of circumcision. *BJU Int* 1999;83[Suppl 1]: 93-102.

Hayashi Y, Kohri K. Circumcision related to urinary tract infections, sexually transmitted infections, human immunodeficiency virus infections, and penile and cervical cancer. *Int J Urol* 2013;20(8):769-775.

Moses S, Bailey RC, Ronald AR. Male circumcision: assessment of health benefits and risks. *Sex Transm Infect* 1998;74:368-373.

Wiswell TE, Geschke DW. Risks from circumcision during the first month of life compared with those for uncircumcised boys [see comments]. *Pediatrics* 1989;83:1011-1015.

Wiswell TE. John K. Lattimer Lecture. Prepuce presence portends prevalence of potentially perilous periurethral pathogens. *J Urol* 1992;148:739-742.

Hipospadias

Laurence S. Baskin

I. INTRODUCCIÓN

A. El hipospadias es un defecto congénito del pene que resulta en el desarrollo incompleto de la uretra anterior, el cuerpo esponjoso y el prepucio.

B. Desde el punto de vista clínico, el meato uretral hipospádico no causa síntomas significativos, aparte del chorro de orina desviado hacia abajo.

C. El hipospadias también se relaciona con curvatura del pene y en casos graves puede causar infertilidad por la dificultad de la emisión del semen o anormalidades relacionadas en la función testicular.

D. El hipospadias no se acompaña de un mayor riesgo de infección urinaria.

E. El hipospadias grave con o sin criptorquidia relacionada debe valorarse para detectar un trastorno en el desarrollo sexual (cap. 4).

II. EMBRIOLOGÍA

A. A los 2 meses de gestación, los genitales masculinos y femeninos son indistinguibles.

B. Bajo la influencia de los andrógenos, los genitales externos masculinos se masculinizan.

C. Para el final del primer trimestre, alrededor de las 17 o 18 semanas la uretra peniana y el prepucio que la acompaña ya están formados del todo.

D. Las anormalidades en este desarrollo pueden causar hipospadias y anomalías penianas relacionadas.

E. En el hipospadias, el desarrollo incompleto de la uretra glandular no permite la fusión de los pliegues prepuciales.

F. Por consiguiente, en el hipospadias el prepucio está ausente en la parte ventral y es excesivo en la superficie dorsal (capuchón prepucial dorsal).

III. CLASIFICACIÓN

A. El hipospadias puede clasificarse como leve, moderado o grave con base en la localización del meato uretral ectópico sobre la cara ventral del glande o corona (leve), el cuerpo del pene (moderado) o en la unión penescrotal, escroto o perineo (grave). Es importante tomar en cuenta la curvatura peniana relacionada, la cual puede elevar la complejidad del hipospadias y, por tanto, de la reparación quirúrgica.

B. Una clasificación quirúrgica más útil es la localización del meato después de rectificar el pene o corregir las cuerdas al momento de la cirugía reconstructiva.

1. 55% de los pacientes tiene hipospadias anterior con el meato en el glande o la región subcoronal (fig. 2-1 A).

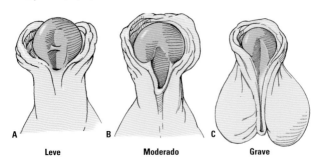

A	B	C
Leve	Moderado	Grave

FIGURA 2-1. Clasificación del hipospadias: A: hipospadias anterior. B: hipospadias en el cuerpo del pene. C: hipospadias escrotal.

2. 30% tiene el meato uretral en el cuerpo del pene (fig. 2-1 B).

3. 15% tiene el meato entre el perineo y la unión penescrotal (fig. 2-1 C).

C. Una forma rara de hipospadias ocurre en menos de 1% de los pacientes, en la que el prepucio es circunferencial y el meato ectópico se descubre cuando se rompen las adherencias fisiológicas del prepucio al momento de la circuncisión. Estos pacientes tienen un meato ancho situado cerca del borde coronal, el llamado megameato con prepucio intacto. Este defecto puede repararse con éxito, con o sin conservar el prepucio.

IV. INCIDENCIA, GENÉTICA Y CAUSAS

A. El hipospadias ocurre en 1 de cada 250 varones nacidos vivos.

B. Existe una incidencia de 14% entre los hermanos varones y de 8% en hijos de los pacientes con hipospadias.

C. La mayoría de los casos de hipospadias no tiene una causa identificada. La investigación sobre el metabolismo anormal de los andrógenos o las concentraciones de precursores androgénicos, testosterona y la más potente dihidrotestosterona sólo ha revelado un pequeño porcentaje de pacientes con alguna anomalía. Un ejemplo típico sería el paciente raro con deficiencia de 5α-reductasa e hipospadias grave relacionada.

D. Se ha sugerido que los contaminantes ambientales o los factores con efectos endocrinos adversos causan hipospadias por exposición materna que llegan al feto en desarrollo. Los datos de reportes en humanos y los datos experimentales en animales causan preocupación y se requiere más investigación.

V. ANOMALÍAS RELACIONADAS

A. Existe criptorquidia en cerca de 9% de los pacientes con hipospadias.

B. Existe una mayor incidencia de hasta 30% en los pacientes con hipospadias penescrotales o más graves.

C. Las hernias inguinales también se encuentran en cerca de 9% de los pacientes con hipospadias.

D. Existe un utrículo prostático o remanente de Müller en la uretra posterior en un alto porcentaje de pacientes con hipospadias graves. Los utrículos prostáticos en el hipospadias casi nunca tienen consecuencias clínicas, pero pueden dificultar la introducción de un catéter.

E. Las anomalías de vías urinarias son infrecuentes en pacientes con hipospadias aislado, ya que los genitales externos se forman embriológicamente mucho más que los riñones, uréter y vejiga.

F. Los pacientes con hipospadias leve y criptorquidia unilateral o con una hernia inguinal no requieren valoración adicional de las vías urinarias.

G. Los pacientes con hipospadias acompañada de anomalías en otro sistema orgánico, como soplo cardiaco, ano imperforado, malformaciones en extremidades, labio hendido o estenosis pilórica, requieren estudios de imágenes renales y vesicales mediante ecografía abdominal.

H. Como se indicó, los pacientes con hipospadias graves, con o sin criptorquidia, deben valorarse en busca de un trastorno del desarrollo sexual mediante cariotipo y estudio endocrinológico adicional (cap. 4). Las pruebas básicas incluyen cariotipo, valores séricos de testosterona y dihidrotestosterona, y ecografía pélvica.

VI. TRATAMIENTO DEL HIPOSPADIAS

A. Existen cinco principios básicos para la reconstrucción exitosa del pene hipospádico.
   1. Creación de un meato uretral y glande normales.
   2. Un pene recto.
   3. Una uretra normal.
   4. Cobertura cutánea.
   5. Posición normal del escroto en relación con el pene.

VII. PROGRAMACIÓN DE LA CIRUGÍA

A. Es mejor realizar la cirugía para hipospadias entre los 6 y los 18 meses de edad, antes del entrenamiento para usar el inodoro y durante la ventana psicológica en la que el niño no tiene consciencia genital.

B. Ahora, el estándar de atención es la cirugía ambulatoria. La mayoría de los defectos puede repararse en un procedimiento de una etapa, los casos graves requieren un procedimiento escalonado. La reparación temprana del hipospadias con cirugía ambulatoria ayuda a evitar la ansiedad por separación y los temores relacionados con la cirugía genital.

VIII. ANESTESIA

A. La cirugía para hipospadias se realiza bajo anestesia general.

B. Es habitual aplicar un bloqueo nervioso peniano o suplementación caudal para disminuir el dolor posoperatorio.

C. Los estudios prospectivos no han mostrado un mayor riesgo de alteraciones cognitivas o del desarrollo en niños que se someten a anestesia general en la infancia temprana.

IX. OPERACIONES PARA HIPOSPADIAS

La literatura especializada alude a cientos de cirugías diferentes para hipospadias. La lista siguiente es un resumen contemporáneo de la técnica quirúrgica actual.

A. Tubularización primaria (procedimiento de aproximación del glande [PAG], procedimientos de Thiersch-Duplay, King, Pyramid) (fig. 2-2).

B. Procedimiento de avance meatal y glanduloplastia (PAMG) (fig. 2-3).

C. Tubularización primaria con incisión de la placa uretral (Snodgrass) (fig. 2-4).

D. Procedimiento de cobertura con colgajo en isla (fig. 2-5).

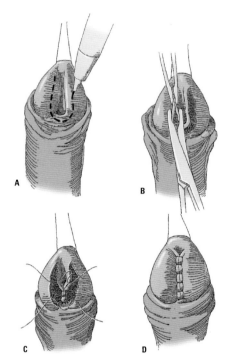

A

B

C

D

FIGURA 2-2. A-D. Reparación de hipospadias con procedimiento de reaproximación del glande.

E. Reparaciones por etapas. En pacientes con hipospadias graves, la alternativa actual es realizar dos operaciones planeadas con un intervalo aproximado de 6 meses esto produce un resultado controlado con menos complicaciones. La primera etapa consiste en la rectificación del pene y la transferencia de piel vascularizada del prepucio excesivo dorsal a la cara ventral del pene. La segunda etapa consiste en la reconstrucción de la nueva uretra, el glande y la piel.

F. Las reparaciones de salvamento con injertos de mucosa bucal (tomados del interior del carrillo) pueden usarse como remplazo de la uretra, casi siempre en un procedimiento secundario, cuando los colgajos vasculares locales fallaron y el sobrante de piel en el pene es insuficiente (fig. 2-6).

G. La rectificación del pene puede realizarse con un procedimiento de plegamiento de la túnica dorsal medial que no afecta la inervación, por lo que conserva la función eréctil normal (fig. 2-7).

X. COMPLICACIONES DE LA CIRUGÍA PARA HIPOSPADIAS

A. Fístula uretrocutánea

1. La fístula uretrocutánea es una comunicación entre la nueva uretra y la piel del pene, lo que permite que la orina salga a través de dos orificios separados.

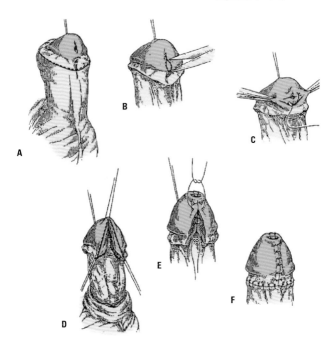

FIGURA 2-3. A-F. Reparación de hipospadias por procedimiento de avance meatal y glanduloplastia.

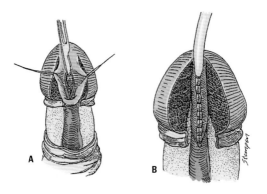

FIGURA 2-4. A-B. Reparación de hipospadias con incisión de la placa uretral (reparación con tubularización de la placa uretral).

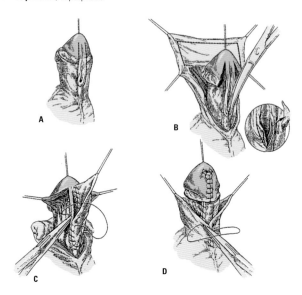

FIGURA 2-5. A-D. Reparación de hipospadias con cobertura con colgajo en isla.

2. Las fístulas requieren cierre quirúrgico alrededor de seis meses después de la operación inicial, cuando la inflamación tisular ya cedió.

B. **Estenosis del meato**
1. Es un estrechamiento de la uretra que puede ocurrir en cualquier punto de la uretroplastia, aunque es más frecuente en el glande.

C. **Divertículo uretral**
1. Se trata de una saculación grande o distensión de la uretra secundaria a la uretroplasia demasiado grande o a la presencia de una obstrucción distal (p. ej., estenosis del meato).

D. **Pérdida de piel superficial**
1. Es una complicación relativamente frecuente de la cirugía de hipospadias y por lo general cura en forma espontánea por granulación secundaria de la piel peniana, sin necesidad de una intervención quirúrgica adicional. Esto puede tratarse con cuidados locales de la herida y baño diario.

E. **Curvatura peniana residual**
Si es grave, es necesaria una nueva operación para rectificación del pene.

XI. ATENCIÓN POSOPERATORIA DEL HIPOSPADIAS

A. La reparación de hipospadias anterior, con el procedimiento de avance meatal y glanduloplastia o PAG, a menudo se realizan sin una sonda para drenaje o con sonda sólo por 48 h junto con analgésico.

B. La hipospadias más grave requiere el uso de una sonda de drenaje permanente que casi siempre se retira 7 a 14 días después de la cirugía mediante el corte de una sutura que asegura la sonda uretral al glande (fig. 2-8).

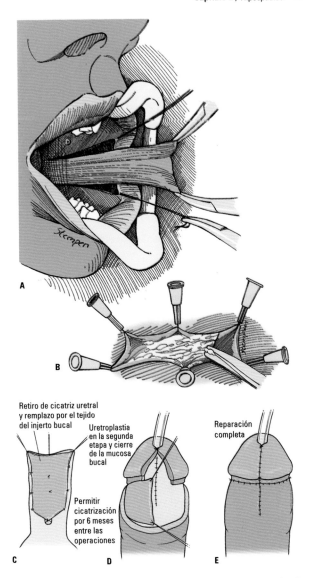

FIGURA 2-6. A: obtención del injerto libre de mucosa bucal. B: preparación. C: colocación del injerto de mucosa bucal después de retirar el tejido cicatricial. D: segunda etapa quirúrgica después de 6 meses para crear una nueva uretra con la mucosa bucal. E: reparación completa.

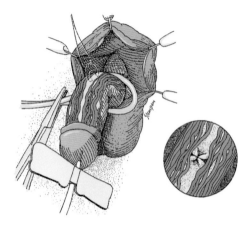

FIGURA 2-7. Plegamiento dorsal para la corrección de la curvatura del pene.

C. Casi siempre se prescriben dosis profilácticas de antibióticos (cap. 33), como trimetoprim/sulfametoxazol o nitrofurantoína mientras permanece la sonda para mantener la orina estéril.

D. Los síntomas posoperatorios incluyen los siguientes.
  1. Espasmos vesicales, que pueden tratarse con oxibutinina.
  2. Retención urinaria, que es infrecuente aunque puede ocurrir por el mal funcionamiento de la sonda por una obstrucción o torcedura.

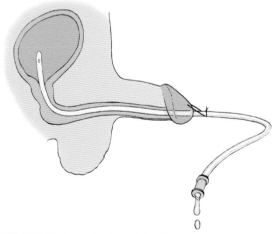

FIGURA 2-8. Sonda para drenaje por derivación urinaria para reparación de hipospadias.

3. Dolor posoperatorio, que se controla con paracetamol, hidrocodona y antiinflamatorios como ibuprofeno.

E. Vendajes: el vendaje más usual después de la reparación de hipospadias es alguno de tipo plástico, como *Tegaderm*, que se usa con gasa para colocar al pene en un emparedado contra el abdomen; casi siempre se retira en casa 2 a 3 días después de la operación.

XII. CUIDADOS POSOPERATORIOS DEL HIPOSPADIAS

A. En la mayoría de los casos de pacientes con hipospadias puede esperarse un buen resultado con una operación. La reconstrucción tiende a crecer con el niño y da lugar a un falo con apariencia, micción y función sexual normales después de la pubertad.

B. Para asegurar la satisfacción del paciente y la comprensión de su anomalía congénita, el autor valora a sus pacientes sometidos a reconstrucción de hipospadias un año después de la reparación, cuando ya completaron el entrenamiento para el inodoro y después de la pubertad.

C. Los pacientes con las formas más graves de hipospadias pueden tener problemas de largo plazo y requieren seguimiento más estrecho.

D. Los pacientes con complicaciones se atienden siempre que lo requieran. Con las mejores técnicas primarias, el objetivo es eliminar la necesidad de cirugía de salvamento.

LECTURAS RECOMENDADAS

Baskin LS. Hypospadias. *Pediatric surgery*, 7th ed. Cambridge, MA: Elsevier Health Sciences: 2012.

Baskin L. What is hypospadias? *Clinic Pediatr (Phila.)*. 2017;56(5):409-418.

3 Criptorquidia

Guy A. Bogaert

I. DEFINICIÓN

El testículo "no está descendido" si no se encuentra en el escroto o no puede llevarse al escroto durante la exploración física.

Criptorquidia deriva del griego y significa testículo oculto o escondido; a menudo se usa de manera indistinta con el término "testículo no descendido". Sin embargo, un testículo criptorquídico puede ser atrófico o ectópico, a diferencia de "no descendido".

Desde el punto de vista clínico, el testículo puede ser palpable o no palpable.

A. Un testículo que no se encuentra en el escroto en la exploración física es palpable en otro sitio o no es palpable. Un testículo palpable puede encontrarse a lo largo de su vía de descenso (realmente no descendido, a la salida del abdomen al nivel del anillo inguinal interno en dirección al anillo inguinal externo) o ectópico fuera de la vía normal (perineal, femoral, prepeniano) (fig. 3-1).

B. Un testículo fuera del escroto, pero palpable, puede ser *retráctil* (en realidad no es "no descendido"), *con descenso incompleto* (dentro del canal inguinal o apenas fuera de éste) o *ectópico* (siguió una vía distinta; p. ej., perineal, femoral).

C. La incapacidad para palpar un testículo (no palpable) significa que está más allá de la fascia oblicua externa (inusual), en el abdomen o que sea atrófico/ausente.

Un niño con un testículo descendido normal tiene la misma oportunidad de procrear que uno con dos testículos descendidos normales (90%). La tasa de paternidad con criptorquidia bilateral es de 62%.

La incidencia de criptorquidia bilateral es de 5% a 15% de todos los niños con testículos no descendidos.

II. CLASIFICACIÓN

A. El testículo retráctil no representa criptorquidia verdadera y la mayoría se palpa en la región inguinal. Un testículo retráctil tiene posición extraescrotal intermitente por un reflejo cremastérico activo. Por definición, los testículos retráctiles funcionan de manera normal y no requieren tratamiento alguno. En casos raros, un testículo retráctil puede "ascender" y al final requiere tratamiento.

B. Un testículo ectópico (fig. 3-1) (incidencia menor de 5%) desciende en forma apropiada hasta que sigue una dirección errónea fuera del anillo inguinal externo, tal vez por anomalía del gubernáculo. Estos testículos se encuentran en la región perineal, prepeniana o femoral, y se consideran más normales que aquellos con descenso incompleto.

C. Un testículo con descenso parcial (fig. 3-1) (incidencia 95%) puede estar dentro del abdomen, en el canal inguinal o justo en la salida del anillo inguinal externo (preescrotal).

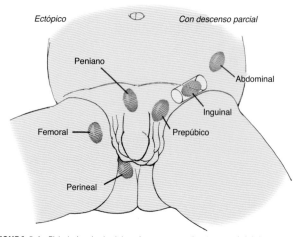

FIGURA 3-1. El lado izquierdo del paciente muestra la vía normal del descenso testicular e ilustra las posibles localizaciones de los testículos no descendidos. El lado derecho del paciente muestra las posibles localizaciones de los testículos normales que descienden a una posición ectópica.

D. Es poco frecuente la ausencia o atrofia testicular (3.3% de todos los casos de criptorquidia, resultado probable de la torsión perinatal).

III. INCIDENCIA

La criptorquidia unilateral está entre las anomalías congénitas más frecuentes en los niños y el trastorno quirúrgico más frecuente en la urología pediátrica.

A. **El testículo palpable no descendido**
   1. Los recién nacidos tienen una incidencia de 3% a 5% de criptorquidia (de ellos, 15% es bilateral).
   2. Los estudios en serie a los 3 y 9 meses de edad muestran que la mayoría de estos testículos criptorquídicos desciende en forma espontánea.
   3. Para el primer año de edad, sólo en 0.7% a 1% de estos niños persiste la criptorquidia (testículo palpable en la vía de descenso esperada).
   4. La misma incidencia de 0.7% se ha encontrado en adultos jóvenes (reclutas militares), lo que sugiere que no hay descenso espontáneo después de los 9 meses de edad.

B. **El testículo no palpable**
   1. En 20% de todos los niños con criptorquidia unilateral, el testículo no es palpable; sin embargo, sólo en 25% de ellos se confirma su ausencia en la exploración quirúrgica.
   2. En la mayoría de los casos (75% de todos los pacientes con un testículo no palpable inicial), el testículo no palpable está dentro del abdomen o, según la experiencia del examinador, en el canal inguinal.

C. **Factores de riesgo para mayor incidencia de criptorquidia**
   1. Los recién nacidos inmaduros, con peso bajo al nacer, pequeños para la edad gestacional o que son gemelos tienen una incidencia mucho mayor de criptorquidia.

2. Aunque se ha sugerido que los niños nacidos después de fecundación *in vitro* o inyección espermática intracitoplásmica tienen mayor frecuencia de criptorquidia, esto no se ha demostrado en grandes estudios epidemiológicos.

D. **El testículo ascendente**

Los niños, a menudo entre los 5 y 12 años de edad, con antecedente de testículo normal o retráctil, pueden presentarse a esta edad con un testículo "ascendido". Estos niños tenían descenso testicular normal y ahora tienen criptorquidia. Se desconoce la causa del ascenso testicular, pero puede ser secundario al crecimiento muy rápido o a la persistencia del proceso vaginal permeable. Por lo general, los testículos ascendidos requieren corrección quirúrgica.

IV. EMBRIOLOGÍA

A. Hasta la sexta semana de gestación, las gónadas permanecen indiferenciadas. Durante las semanas 6 y 7, los efectos de la proteína factor determinante testicular del gen *SRY* (en el cromosoma Y), inducen la diferenciación hacia un testículo. También en las semanas 6 y 7 se desarrollan las células de Sertoli y secretan la sustancia inhibidora de Müller, que induce regresión del conducto de Müller. Las células de Leydig producen testosterona desde la 9ª semana de gestación, lo que estimula el desarrollo del conducto de Wolff.

B. Por lo general, el descenso testicular ocurre en el tercer trimestre (se ha documentado mediante ecografía prenatal que no hay descenso antes de las 28 semanas de gestación).

V. ETIOLOGÍA

Se han propuesto muchas teorías para explicar las causas de la criptorquidia.

A. **Anomalía del gubernáculo testicular**

1. El gubernáculo es una estructura semejante a un cordón que va desde el polo inferior del epidídimo y el testículo hasta el escroto.
2. Parece que el gubernáculo no tira del testículo hacia el escroto, sino que lo guía generando un espacio por el cual el testículo puede descender.
3. La ausencia o anomalía del gubernáculo puede ser causa de descenso anómalo.
4. Es probable que la ectopia testicular sea secundaria a una extensión distal del gubernáculo en posición anormal, lo que dirige a la gónada a una posición anómala.

B. **Presión intraabdominal reducida**

1. En general, se duda que la presión intraabdominal disminuida sea un factor causal en la mayor parte de los casos de criptorquidia.
2. Todos los pacientes nacidos con síndrome de abdomen en ciruela tienen testículos intraabdominales.
3. Es posible que esto se deba a la presión intraabdominal disminuida, pero también puede relacionarse con el efecto ocupativo por la distensión vesical.
4. En un modelo natural similar de la naturaleza, los pacientes con gastrosquisis tienen mayor incidencia de criptorquidia.
5. Sin embargo, estos pacientes también tienen anomalías en el sistema nervioso central, lo que sugiere la posibilidad de disfunción hipofisaria y endocrina de otro tipo que pudiera causar el descenso incompleto.

C. **Testículo anormal (defecto congénito)**

1. Esta hipótesis se origina de la observación de la frecuencia de fertilidad disminuida, incluso después de la orquidopexia exitosa (la tasa de fertilidad no equivale a la tasa de paternidad).

2. Por lo tanto, es probable que los testículos con anomalías congénitas de recién nacidos por lo demás sanos no desciendan en forma normal.

3. Sin embargo, en estudios animales se demostró que un testículo normal no es siquiera un requisito para el descenso testicular: una prótesis testicular descenderá en lugar de un testículo.

D. Anomalía endocrina (testicular)

Lo más probable es que una anomalía endocrina sea la causa primaria de la criptorquidia en la mayoría de los recién nacidos sanos. La gonadotropina coriónica humana (hCG), testosterona (T), dihidrotestosterona, el péptido relacionado con el gen de la calcitonina, el factor de crecimiento epidérmico, el péptido semejante a la insulina 3 (INSL-3), la inhibina y la hormona luteinizante (HL) influyen en forma directa o indirecta en el proceso del descenso testicular. Por tanto, una anomalía en alguno de ellos puede causar criptorquidia. En realidad, varios estudios demostraron valores bajos de testosterona y HL en los primeros 6 meses de edad en niños con criptorquidia unilateral. Sin embargo, no está claro cómo un problema endocrino generalizado causa criptorquidia de un solo lado. Por lo tanto, se sugiere que la situación de hipogonadismo hipogonadotrópico radica a nivel testicular.

VI. RELEVANCIA

A. Cáncer

1. Los pacientes con antecedente de criptorquidia o testículo no descendido verdadero tienen un riesgo 8 a 30 veces mayor de cáncer testicular. La incidencia de esta neoplasia en la población general es de 6 por 100 000. De todos los cánceres testiculares, 11% se origina en testículos criptorquídicos.

2. Si la orquidopexia quirúrgica se realiza después de los 12 años de edad, el riesgo de cáncer testicular se duplica en comparación con el procedimiento temprano.

3. El riesgo de desarrollar cáncer testicular también se eleva en el testículo contralateral normal, aunque no es tan alto como en el criptorquídico.

B. Fertilidad y paternidad

1. La incidencia de problemas de fertilidad después del tratamiento es difícil de valorar de forma científica por la variabilidad en la causa de la anomalía. Por definición, la fertilidad se determina mediante el análisis espermático en el eyaculado. En cambio, la paternidad es la capacidad de procrear un hijo, y es más relevante e importante. Sin embargo, la paternidad depende de una combinación de factores de fertilidad masculina y femenina.

2. En general, se conoce la siguiente información:
   a. El aspecto histológico del testículo criptorquídico o no descendido en los niños es menos favorable de lo normal y se deteriora con la edad.
   b. La tasa de paternidad en pacientes con antecedente de criptorquidia unilateral es casi normal (89%), por lo que los resultados del análisis seminal tienen poca importancia clínica.
   c. En pacientes con falta de descenso de ambos testículos, la probabilidad de paternidad se reduce a 60% (comparada con 85% a 90% en la población normal) y el análisis seminal es anormal en 50% a 75% de los pacientes.
   d. Varios estudios han demostrado una pérdida de células germinales a los 12 a 14 meses de edad, lo que sugiere la corrección quirúrgica antes de esta edad con la esperanza de conservar la función celular germinal normal, incluso en casos unilaterales.

C. Hallazgos relacionados

1. Un testículo criptorquídico es más móvil y por tanto, más proclive a la torsión. Debido a su frecuente localización justo frente a la sínfisis del pubis, en teoría el testículo no descendido es más susceptible al traumatismo, pero esto no está documentado en la bibliografía.

2. Los efectos psicológicos del testículo no descendido no se conocen bien, pero es probable que no sean tan importantes como las anomalías penianas.

3. Además, en la mayoría (hasta 80%) de los niños con un testículo no descendido o criptorquídico el proceso vaginal permanece permeable (hernia inguinal indirecta).

VII. DIAGNÓSTICO

El diagnóstico de la criptorquidia se hace después de la exploración física y considerando los antecedentes médicos del paciente. Las imágenes radiográficas no tienen aplicación en el diagnóstico de la criptorquidia.

Si un niño no tiene un testículo en el escroto, la tarea más importante del médico examinador es determinar si la gónada es palpable (retraíble y no criptorquídico en realidad, inguinal o ectópico) o no palpable (abdominal, inguinal o ausente/atrófico).

El antecedente del nacimiento es un factor importante; por ejemplo, si ambos testículos estaban presentes en el escroto, es probable que sean retráctiles.

A. **Exploración física**
1. Aunque depende de la experiencia del examinador, la exploración clínica es la prueba más confiable, exacta, la menos invasiva y la menos costosa para un niño con criptorquidia.
2. El mejor momento para hacer el diagnóstico inicial de criptorquidia es antes de los 6 meses de edad. Esto se debe a que el reflejo cremastérico es débil en el periodo neonatal y la grasa corporal superficial es mínima. Hay que señalar la probabilidad de que un paciente atendido por un testículo no descendido que tenía testículos normales durante los primeros 6 meses de edad tenga un testículo retráctil y no criptorquidia verdadera.
3. La forma aparente del escroto del lado de la criptorquidia puede indicar si el testículo estuvo presente en algún momento. Un hemiescroto normal sugiere que el testículo se encuentra debajo del anillo inguinal.
4. La inspección de la región inguinal, suprapúbica, escrotal y perineal permite encontrar un testículo ectópico.
5. En posición supina, la palpación debe iniciar mucho más arriba del escroto, casi siempre en la región de la cresta iliaca anterosuperior. Luego, la mano del examinador ejerce una presión firme descendente (hacia el sacro) mientras desciende en forma oblicua hacia la sínfisis. Mientras el examinador mantiene esta presión descendente (hacia el sacro, no hacia los pies), se usa la mano contraria para palpar el escroto ipsolateral. La lubricación de los dedos con jabón o jalea mejora la sensibilidad de la exploración clínica, sobre todo en testículos no palpables.
6. La posición óptima para diagnosticar un testículo retráctil es la posición de rana (fig. 3-2). El niño preferirá esta posición y no la supina, ya que puede ver lo que sucede. La conversación con el niño o sus padres tranquiliza y distrae al niño. Luego se desplazan las puntas de los dedos detrás del escroto hacia el frente para examinar el contenido del mismo.
7. Es poco confiable pedir que un familiar verifique la presencia del testículo durante el baño u otras circunstancias.
8. La exploración repetida o la referencia a un examinador experimentado permite evitar procedimientos diagnósticos adicionales e invasivos y también aminorar la confusión o distinción entre un testículo no descendido (y en algunos casos no palpable) y uno retráctil.

B. **Estudios de imágenes**
En esencia, la exploración clínica en manos de un examinador experimentado es el estudio más importante y confiable para diferenciar entre un testículo palpable y uno no palpable. Como ya se indicó, en general no hay sitio para las imágenes radiográficas en el diagnóstico de la criptorquidia.

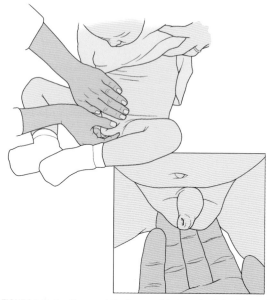

FIGURA 3-2. Un niño en posición de rana relajada con los dedos del examinador detrás del escroto que demuestran ambos testículos retráctiles.

Los estudios ecográficos son populares, pero no útiles. Aunque no son invasivos, los resultados positivos y negativos falsos, son frecuentes, lo que descarta su utilidad clínica. Se obtienen hallazgos similares con arteriografía, tomografía computarizada (TC) o por resonancia magnética (RMN). Además, si se encuentra un testículo en la imagen, se recomienda la cirugía; de lo contrario, la sensibilidad no es suficiente para descartar la exploración quirúrgica.

La laparoscopia es la técnica más confiable para localizar un testículo no palpable o demostrar su ausencia (testículo evanescente). Aunque requiere anestesia general, es un procedimiento seguro y exacto en manos de un especialista experimentado. Además, los hallazgos laparoscópicos definirán el siguiente paso quirúrgico. Esto significa que la laparoscopia es una herramienta diagnóstica y también terapéutica.

C. Valoración hormonal

1. Los testículos no descendidos se consideran una forma de endocrinopatía, ya que puede haber un defecto en el eje hipotálamo-hipófisis-testículo y una mayor incidencia en presencia de factores ambientales con efectos adversos endocrinos. Sin embargo, es cuestionable la utilidad de la valoración hormonal.

2. En caso de que ambos testículos sean en verdad no palpables, una ecografía pélvica puede detectar posibles estructuras de Müller (útero) y es indispensable un análisis cromosómico y hormonal. Las niñas con hiperplasia suprarrenal congénita pueden tener virilización completa y presentarse como niños con escroto vacío. Para probar la anorquia debe haber concentraciones basales altas de HL y hormona foliculoestimulante

(HFE), testosterona disminuida y ausencia de respuesta a la testosterona a una prueba prolongada de gonadotropina coriónica humana (hCG). Si estos criterios se cumplen por completo, lo más probable es que se trate de anorquia y la confirmación laparoscópica puede posponerse hasta la pubertad, cuando es probable que se coloquen prótesis testiculares. De lo contrario, se recomienda la exploración quirúrgica alrededor de los 6 meses de edad.

VIII. TRATAMIENTO

La justificación para el tratamiento de pacientes con criptorquidia se basa en limitar las complicaciones y corregir los hallazgos relacionados. Los principales elementos que se consideran son la detención en el deterioro celular germinal y reducir la probabilidad de desarrollo maligno, aunque participan la probabilidad de torsión, traumatismo y el aspecto psicológico de la falta de un testículo. Además, la elevada incidencia (80%) de que el proceso vaginal esté permeable en pacientes con criptorquidia también requiere corrección quirúrgica.

Aunque son intuitivos, existen datos limitados que demuestran que la cirugía temprana reduce complicaciones.

A. Tratamiento hormonal (antes o después de la cirugía, o sin tratamiento)

En un extenso metaanálisis de datos publicados con el uso de hCG u hormona liberadora de hormona luteinizante (HLHL) como intento para tratar los testículos no descendidos, la tasa de descenso exitoso fue de 12%, lo que no se consideró significativo. Puede ser útil en casos raros de niños con riesgo quirúrgico alto.

Algunos investigadores propusieron la estimulación hormonal (HLHL en dosis baja cada 2 días) después de la orquidopexia exitosa, en un esfuerzo por tratar el hipogonadismo teórico que podría limitar la maduración de células germinales y, por tanto, la fertilidad. Aunque se ha demostrado que mejora los rasgos histológicos en el corto plazo, hay muy pocos datos que sugieren mejora en la fertilidad o paternidad.

B. Cirugía

1. El tratamiento quirúrgico debe aplicarse pronto, entre los 9 y 18 meses de edad en caso de testículo palpable. Esto es después del periodo en el que debe haber ocurrido cualquier descenso espontáneo (entre los 0 y 9 meses) y antes que pueda haber deterioro de las células germinales. Además, desde el punto de vista psicológico, está bien aceptado que los niños evolucionan mejor con la cirugía genital antes de los 18 meses de edad. Existe menor ansiedad por separación y menos preocupaciones por la castración.

2. Cirugía para el testículo palpable: implica una exploración inguinal estándar y orquidopexia. La cirugía para un testículo criptorquídico palpable consiste en una incisión inguinal de 3 cm (casi siempre oculta en el pliegue cutáneo inguinal), movilización del cordón espermático y del testículo, y ligadura del proceso vaginal permeable relacionado. El testículo se moviliza hacia el saco subdartos en el escroto. El procedimiento casi siempre puede realizarse en forma ambulatoria con morbilidad mínima (los niños pequeños regresan a la normalidad en 2 días). La tasa de éxito es de 99%. Asimismo, en caso de un testículo ectópico, se prefiere este abordaje inguinal, ya que es preciso movilizar el cordón espermático y el testículo puede llevarse al escroto a través de esta incisión inguinal.

3. Cirugía para testículo no palpable. Hay que prepararse para realizar una incisión inguinal o laparoscopia. El niño se examina de nuevo bajo anestesia; si el testículo se volvió palpable, se realiza una incisión inguinal. Si no es palpable, se practica una laparoscopia diagnóstica (algunos inician de cualquier manera con una incisión inguinal). La cirugía de los testículos intraabdominales implica dificultades técnicas.

a. La orquidopexia inguinal estándar sólo tiene éxito en situaciones en las que el testículo intraabdominal está cerca del anillo inguinal interno y el niño es pequeño.

b. Como alternativa, las modificaciones permiten un éxito adecuado en manos experimentadas con la división de los vasos testiculares en una o dos etapas (conocido como procedimiento de Fowler-Stephens).

c. La transferencia microvascular fue usual en el pasado, pero ahora no se practica.

d. En años recientes, la laparoscopia se ha convertido en el tratamiento de elección en el tratamiento de los testículos abdominales. En la mayoría de los centros, la laparoscopia se realiza para visualizar el testículo y planificar la estrategia. El testículo puede movilizarse por vía laparoscópica y llevarse al escroto con morbilidad mínima y como procedimiento ambulatorio. En algunos casos, el testículo es demasiado alto y los vasos espermáticos deben dividirse para lograr la longitud suficiente. En estos casos, el flujo colateral del conducto deferente debe conservarse en forma cuidadosa, en la mayoría de los casos mantiene la viabilidad del testículo (procedimiento de Fowler-Stephens en una o dos etapas); esto puede hacerse por vía laparoscópica.

e. Hoy en día se recomienda la ablación del testículo intraabdominal si se encuentra un testículo abdominal en un niño mayor de 10 años y el testículo contralateral es normal y está en el escroto (lineamientos EAU-ESPU, alemanes y de la AUA). En estos casos, la probabilidad de que el testículo contribuya a la fertilidad es mínima y además es proclive a la transformación maligna, por lo que se recomienda la orquidectomía.

IX. RESUMEN

■ Una exploración física bien documentada al nacer es un factor importante para el diagnóstico de criptorquidia.

■ La exploración clínica en posición sentada relajada como rana es el examen más confiable para distinguir al testículo retráctil de la criptorquidia verdadera.

■ La exploración clínica es el factor más importante para determinar la indicación quirúrgica final (palpable/no palpable); la ecografía no es útil y no debe usarse en forma habitual.

■ En caso de un testículo no palpable, la herramienta diagnóstica más confiable es la exploración laparoscópica.

■ La consciencia de un testículo ascendente entre los 5 y 10 años de edad es significativa.

■ El beneficio de la hCG y la HLHL para facilitar el descenso de un testículo no descendido verdadero es mínimo o nulo.

■ La orquidopexia quirúrgica (inguinal) debe realizarse antes de los 12 meses de edad, de preferencia.

■ Para el testículo intraabdominal alto, el tratamiento de elección es el procedimiento de Fowler-Stephens (interrupción y sección de vasos testiculares) en una o dos etapas.

■ Los hombres con antecedente de criptorquidia unilateral tienen tasas de paternidad normales, pero es baja en aquellos con antecedente de criptorquidia bilateral.

LECTURAS RECOMENDADAS

Cortes D. Cryptorchidism—aspects of pathogenesis, histology and treatment. *Scand J Urol Nephrol* 1998;32(196):12-44.

Hadziselimovic F, Herzog B, eds. Cryptorchidism, its impact on male fertility. *Horm Res* 2001;55(1):1-56.

Hadziselimovic F, Herzog B. Treatment with a luteinizing hormone-releasing hormone analogue after successful orchiopexy markedly improves the chance of fertility later in life. *J Urol* 1997;158:1193-1195.

Heyns CF, Hutson JM. Historical review of theories on testicular descent. *J Urol* 1995;153:754-767.

Ludwikowski B. S2k Hodenhochstand—Maldescensus testis. German guidelines, AWMF-Register 2013;Nr 006/022, July.

Nistal M, Paniagua R, Diez-Pardo JA. Histological classification of undescended testes. *Hum Pathol* 1980;11(6): 666-674.

Radmayr C, Dogan HS, Hoebeke P. Management of undescended testes: European Association of Urology/European Society for Paediatric Urology Guidelines. *J Pediatr Urol* [Internet]. Elsevier; 2016;12:335-343. doi: 10.1016/j.jpurol.2016.07.014

4 Anomalías de la diferenciación sexual

Jason M. Wilson

La diferenciación sexual típica es un proceso de una "coreografía" intrincada que incluye la expresión génica dirigida por los cromosomas, síntesis de proteínas y hormonas, desarrollo gonadal y desarrollo de la anatomía reproductiva. Una anomalía en la diferenciación sexual se manifiesta cuando hay una imperfección en el proceso, la cual puede ocurrir en cualquier momento del desarrollo y genera atipia de los cromosomas, genes, gónadas, hormonas y/o anatomía. Como miembro esencial de un equipo multidisciplinario, el urólogo pediatra puede ser llamado para valorar al recién nacido con atipia genital o, en casos menos comunes, cuando el fenotipo no es consistente con el cariotipo prenatal. Las anomalías en la diferenciación sexual también se diagnostican en el tamiz neonatal, durante el estudio por alguna enfermedad o por retraso en el desarrollo de los caracteres sexuales secundarios.

I. DIFERENCIACIÓN SEXUAL TÍPICA

Desde hace tiempo, la determinación sexual se había atribuido a los "cromosomas sexuales" X y Y, pero las observaciones en pacientes con síndrome de Turner condujeron a la hipótesis de que el material genético que da lugar al desarrollo testicular se localiza en el cromosoma Y. Investigaciones adicionales sugirieron que la región específica se situaba en el brazo corto del cromosoma Y, y en la década de 1990 se mapeó la región determinante del sexo (SRY, *sex-determining region*) del cromosoma Y. La determinación del sexo femenino depende de dos cromosomas X funcionales y es un proceso mucho más complejo de lo que se había pensado. La diferenciación sexual es el proceso en el que el tejido embrionario bipotencial experimenta una dicotomía sexual: tejido gonadal, genitales internos y genitales externos. La presencia de un cariotipo 46,XX o 46,XY determina el desarrollo sexual específico en las células bipotenciales.

II. DESARROLLO EMBRIONARIO

Para la tercera semana de desarrollo embrionario, el desarrollo gonadal avanza a partir del mesodermo indeterminado (cresta gonadal) y luego continúa en dirección medial al mesonefros (cresta mesonéfrica). La diferenciación de la cresta gonadal procede en un ambiente nutricio y sustentador para el desarrollo gonadal mediante la llegada de las células germinales primordiales (CGP) hacia la 5ª semana de desarrollo embrionario. Bajo la dirección de la expresión génica y los factores de trascripción, las CGP que llegan se diferencian en cuatro tipos de células bipotenciales que conforman la gónada bipotencial: células germinales, células esteroidogénicas, células de soporte y tejido conectivo. Para la 5ª o 6ª semanas de desarrollo bipotencial, ya se desarrollaron la cresta gonadal, el conducto mesonéfrico (de Wolff) y el conducto paramesonéfrico (de Müller). El epitelio celómico se invaginó en dirección craneocaudal para formar el conducto de Müller. En realidad, la invaginación se extiende hacia abajo hasta el seno urogenital, donde los dos conductos se unen y fusionan para formar el conducto uterovaginal en ambos sexos. La figura 4-1 representa la diferenciación por sexo específico a partir del tejido gonadal y ductal bipotencial.

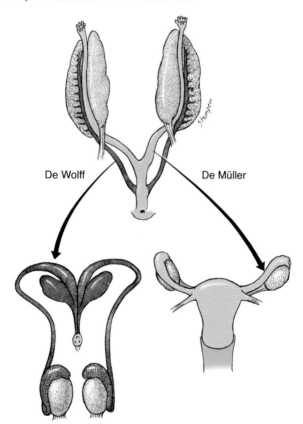

De Wolff

De Müller

FIGURA 4-1. Desarrollo embrionario de los aparatos reproductivos masculino y femenino desde un origen común.

III. DESARROLLO GONADAL Y DUCTAL 46,XY

El cambio discernible más temprano durante el desarrollo de los testículos es la formación de los cordones testiculares a las 6 a 7 semanas de desarrollo. Esta diferenciación temprana es la causa del desarrollo de los túbulos seminíferos y las células de Sertoli. Otras células de los cordones testiculares se diferencian en las células de Leydig entre las 8 y 9 semanas de desarrollo. Otras CGP más se diferencian en células germinales del sexo masculino específico (espermatogonias). Para las 11 semanas de desarrollo existen testículos reconocibles con células de Sertoli, Leydig y células germinales masculinas específicas.

A. Función endocrina
1. La función endocrina de los testículos fetales es la que permite el desarrollo y regresión ductales específicos del sexo. Entre las 7 y 8 semanas de

desarrollo, las células de Sertoli secretan sustancia inhibidora mülleriana (SIM), una hormona paracrina que estimula la regresión de los conductos de Müller (paramesonéfricos) ipsolaterales. En la diferenciación sexual masculina específica, los remanentes de los conductos de Müller pueden verse como el apéndice testicular y el utrículo prostático.

B. **Síntesis de testosterona**

1. La síntesis de testosterona en las células de Leydig es detectable desde las 9 semanas de desarrollo y alcanza su nivel máximo en el ambiente local hacia las 13 semanas. Durante este periodo se produce en forma autónoma, al margen de la gonadotropina coriónica humana (hCG) y la hormona luteinizante (HL), e induce el desarrollo adicional del sistema de conductos de Wolff (mesonéfricos) en el aparato reproductivo interno masculino: epidídimos, conductos deferentes, vesículas seminales y conductos eyaculatorios. La conversión de testosterona en dihidrotestosterona por acción de la 5α-reductasa es necesaria para el desarrollo anatómico masculino específico, incluidos la próstata, la uretra y los genitales externos. La enzima limitante del ritmo de la síntesis de testosterona en los testículos fetales es la 3β-hidroxiesteroide deshidrogenasa.

IV. DESARROLLO GONADAL Y DUCTAL 46,XX

A. **Desarrollo ovárico**

1. Se cree que el desarrollo ovárico inicia más tarde que el testicular, alrededor de la 8ª semana de desarrollo embrionario. Las células germinales primordiales llegan a la cresta gonadal hacia la 5ª semana de desarrollo, los cordones sexuales primitivos se convierten en cordones testiculares cuando hay expresión de SRY. De igual manera, en presencia de SRY los cordones medulares se diferencian en células de Sertoli e invierte las CGP. En ausencia de SRY se desarrollan los cordones corticales y se invierten las CGP (células foliculares), que dan origen a los folículos ováricos. La diferenciación de las células bipotenciales de la cresta gonadal en el ovario fetal se completa tan solo a las 14 semanas de desarrollo. Hay estrógeno detectable a las 8 o 9 semanas de desarrollo. La enzima limitante del ritmo de síntesis estrogénica en el ovario fetal es la aromatasa. La ausencia de SIM y testosterona en presencia de expresión génica femenina activa conduce a la disolución de los conductos mesonéfricos (de Wolff) y elongación de los conductos paramesonéfricos (de Müller) alrededor de la 9ª semana de desarrollo. Los conductos de Müller dan origen a las trompas de Falopio, el útero y los dos tercios superiores de la vagina. Los remanentes embriológicos de los conductos de Wolff pueden encontrarse en el mesoovario como el epoóforo y el paroóforo, y en la pared anterolateral de la vagina como los quistes del conducto de Gartner (tabla 4-1).

V. TRASTORNOS DEL DESARROLLO SEXUAL (TDS)

A. **Nomenclatura propuesta**

La nomenclatura de la declaración de consenso 2006 proporciona un marco flexible en el cual pueden clasificarse las distintas anomalías de la diferenciación sexual. En lugar del término "trastorno", que algunos grupos no prefieren, pueden considerarse términos más generales o específicos. Por ejemplo, puede usarse "anormalidad o variación del desarrollo reproductivo" en lugar de "trastornos del desarrollo sexual" o "hiperplasia suprarrenal congénita" (HSC) en lugar de "TDS 46,XX".

TABLA 4-1	Línea temporal de la diferenciación sexual masculina y femenina típica

Masculina

3ª semana	Células germinales primordiales (CGP)
4ª semana	Formación del conducto mesonéfrico
	Migración de CGP
	Conexión del conducto mesonéfrico con la cloaca
5ª semana	Subdivisión de la cloaca en el recto y seno urogenital
	Cresta gonadal –llegada de las CGP
	Invaginación y elongación del conducto de Müller
6ª semana	Final de la etapa indiferente de las gónadas en el varón
7ª semana	Formación del abultamiento genital
	Las células de Sertoli se diferencian
	Formación de la hendidura uretral
	Formación del gubernáculo
	Diferenciación de las células de Leydig
	Formación del tubérculo genital
	Rotura de la membrana de la cloaca
8ª semana	Regresión de los conductos de Müller (sustancia inhibidora mülleriana)
10ª semana	El fenotipo masculino es reconocible (testosterona)
	Fusión de los pliegues uretrales
	Rafé mediano del escroto
12ª semana	Diferenciación de la vesícula seminal y la glándula prostática

Femenina

3ª semana	Células germinales primordiales
4ª semana	Formación del conducto mesonéfrico
	Migración de las CGP
	Conexión del conducto mesonéfrico con la cloaca
5ª semana	Subdivisión de la cloaca en el recto y seno urogenital
	Las CGP colonizan la cresta genital
	Formación del conducto de Müller
7ª semana	Formación de la hendidura uretral
	Formación de los pliegues anal y urogenital
8ª semana	Final de las gónadas indiferentes en la mujer
	Disolución de los conductos mesonéfricos
10ª semana	El fenotipo femenino es reconocible
	Los conductos de Müller se unen en el extremo distal y forman el conducto uterovaginal
12ª semana	Diferenciación de las glándulas sexuales accesorias (de Bartholin y de Skene)

B. Valoración

La valoración del niño con sospecha de una anormalidad en la diferenciación sexual debe ser realizada por un equipo multidisciplinario que incluya endocrinólogos, especialistas en genética/dismorfología, urólogos, psiquiatras y trabajadores sociales. Es útil designar una persona específica que se comunique con regularidad con la familia y tal vez mantenga conferencias de atención con la familia y los profesionales de salud durante todo el proceso de valoración, diagnóstico y recomendaciones. En la figura 4-2 se muestran las formas en las que se llega a la sospecha de un TDS.

VI. ANAMNESIS

Se realiza anamnesis minuciosa que incluya antecedentes médicos maternos, antecedentes familiares y si se han observado situaciones similares en otros

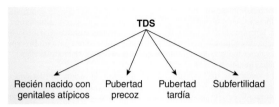

FIGURA 4-2. Distintas presentaciones de los trastornos de diferenciación sexual.

miembros de la familia. Además, se especifica el uso de cualquier fármaco durante el periodo gestacional o cualquier signo de virilización materna. Los aspectos específicos de los antecedentes familiares que deben registrarse incluyen muerte infantil, amenorrea, hirsutismo, infertilidad y presencia conocida de trastornos específicos.

A. **Exploración física**

La exploración física debe incluir inspección de la apariencia general y para detectar cualquier signo de anormalidad externa en el desarrollo, como hemihiperplasia u otros rasgos morfológicos con una relación conocida con diagnósticos específicos. La exploración abdominal y perineal debe incluir palpación de tumoraciones abdominales o pélvicas y valoración cuidadosa de los genitales externos que incluye tamaño del falo (longitud estirada) y la presencia o ausencia de una o dos gónadas palpables en la región inguinal, escroto, labios o perineo. Una longitud extendida anormal del pene para un lactante masculino de término es menor de 2.5 cm (tabla 4-2). Es importante recordar que la edad gestacional al nacer afecta el tamaño del pene. La palpación de una gónada durante la exploración física descarta de manera efectiva cualquier trastorno de exceso androgénico en la amplia categoría de TDS 46,XX.

B. **Valoración de laboratorio**

Los trastornos metabólicos que pueden existir en la HSC pueden causar hiponatremia, hiperpotasemia y acidosis metabólica, todas las cuales pueden valorarse con un perfil metabólico básico. Es probable que no haya signos ni síntomas de la HSC en el recién nacido hasta la segunda semana de edad. La cuantificación de 17-hidroxiprogesterona (17-OHP) sérica después de las primeras 48 h de edad permiten confirmar el diagnóstico de deficiencia de 21α-hidroxilasa. Pueden solicitarse inmunoensayos séricos específicos si se sospecha otro defecto enzimático en el paciente con hiperplasia suprarrenal. Los inmunoensayos séricos ya tienen una disponibilidad amplia y son fáciles

TABLA 4-2	Longitud peniana
Edad	**Intervalo (cm)**
Recién nacido (30 semanas)	1.7-3.2
Recién nacido (34 semanas)	2.2-3.8
Recién nacido (de término)	2.7-4.3
< 1 año	2.3-5.9
1-3 años	3.1-6.9
3-18 años	3.7-8.6
Adultos	10.1-16.5

de obtener. El estudio de cualquier paciente con sospecha de anormalidad en la diferenciación sexual debe incluir concentración sérica de testosterona, estradiol, hormona luteinizante (HL), hormona foliculoestimulante (HFE) y SIM. La prueba de estimulación con hCG puede ser útil si se usa para un fin específico. Los valores indetectables de SIM sugieren ausencia de tejido testicular.

C. **Pruebas genéticas**

Debe realizarse un cariotipo en una muestra de sangre periférica en cualquier paciente con sospecha de anormalidad en la diferenciación sexual. La hibridación con fluorescencia in situ para buscar la presencia del cromosoma Y o de SRY puede completarse en 48 h. Si se sospecha mosaicismo cromosómico oculto, quizá sea necesario enviar muestras de biopsia de tejido gonadal para pruebas citogenéticas. Los avances en las pruebas genéticas clínicas han hecho que las pruebas como la micromatriz cromosómica (MMC) sean accesibles. La MMC permite identificar el complemento cromosómico sexual, valora la presencia de SRY y detecta las anomalías conocidas por duplicación o deleción relacionadas con los TDS; resulta útil en particular cuando se sospecha un diagnóstico sindromático.

D. **Imágenes y otros datos objetivos**

La ecografía de abdomen y pelvis puede ser muy útil en la valoración de estructuras genitales reproductivas internas no dilatadas. La ecografía permite demostrar estructuras paramesonéfricas (Müller) (vagina, útero) en el recién nacido, si existen, pero no es confiable para demostrar las estructuras gonadales intraabdominales. La ecografía abdominal también es útil para detectar posibles anomalías relacionadas renales o en el sistema colector, así como crecimiento de glándulas suprarrenales que se encuentra en la HSC y otros trastornos en la biosíntesis de andrógenos. Un genitograma es un cistouretrograma por micción de una abertura perineal común, el seno urogenital. Puede ser útil para valorar la longitud del conducto común relacionado con trastornos en los que hay un seno urogenital en la exploración física y permite demostrar la presencia de estructuras paramesonéfricas.

E. **Cirugía**

La cirugía rara vez es útil en el recién nacido con sospecha de un TDS. La endoscopia del seno urogenital se usa a menudo como parte o preparación para la vaginoplastia. También puede ser útil en la reparación de una hernia inguinal en una paciente femenina y para buscar la presencia de los dos tercios proximales de la vagina y cérvix. Si sólo existe el tercio distal de la vagina, puede usarse la laparoscopia diagnóstica para localizar testículos intraabdominales. También puede ser importante en caso de desarrollo gonadal atípico (disgenesia gonadal mixta, TDS ovotesticular).

F. **Sexo de crianza**

El sexo de crianza debe recomendarse sólo después del diagnóstico, valoración y tratamiento por parte de un equipo multidisciplinario y después de una discusión completa con la familia. Son raros los casos en los que el sexo de crianza no es claro, pero tienen implicaciones potencialmente complejas en el proceso de desarrollo sexual, como la asignación de género, consciencia de género, identidad de género y orientación genérica. En estos casos, quizá sea prudente recomendar una crianza sexual inespecífica (un nombre con género neutral) y considerar las implicaciones de esta decisión (parental, familiar, social) hasta que el niño tenga 3 años de edad, cuando puede mostrar algunos signos de comportamiento genérico. La disforia de género es infrecuente en algunos casos (TDS 46,XX/deficiencia de 21α-hidroxilasa), aunque puede ser más frecuente en casos en los que existe cierta disfunción del receptor androgénico (insensibilidad androgénica parcial). Los principios a considerar incluyen el potencial genital-reproductivo, aspecto apropiado para el sexo, menos intervenciones médicas/quirúrgicas, identidad de género y desarrollo sexual. En caso de una intervención quirúrgica, deben mantenerse pláticas con la familia y el equipo quirúrgico. Cada caso e individuo debe considerarse por separado. Existen algunos principios aceptados a considerar: separación temprana de los componentes del seno urogenital, conservación del tejido neurológico anatómico sensible, resultados funcionales y remoción de tejido gonadal atípico en presencia de Y (SRY). Hay autores que postulan que la identidad de género y el desarrollo sexual son decisiones personales y matizadas, incluyen factores múltiples e impredecibles, por lo que puede recomendarse una asignación sexual, pero no debe realizarse una cirugía hasta que se cuente con información o una decisión tomada por el paciente. Por último, hasta que sea posible la caracterización genética completa de todos los defectos en los receptores androgénicos, es útil valorar el grado de función de receptores androgénicos con complementación androgénica o estimulación con hCG.

VII. DIAGNÓSTICO Y TRATAMIENTO DE TRASTORNOS COMUNES EN LOS RECIÉN NACIDOS

Se describen algunos diagnósticos frecuentes. Las tablas 4-3 a 4-5 presentan una perspectiva más completa de los posibles diagnósticos en cada categoría con el cariotipo relacionado, anatomía/patología genitorreproductiva y riesgo de cáncer, y tratamiento.

A. TDS 46,XX con exceso de andrógeno: deficiencia de 21α-hidroxilasa

El TDS encontrado con mayor frecuencia es la hiperplasia suprarrenal congénita. La apariencia genital atípica más frecuente es la niña recién nacida con genitales externos virilizados, puede parecer un varón con hipospadias y testículos no palpables bilaterales; también puede haber crecimiento del clítoris y fusión labioescrotal. El defecto en la 21-α-hidroxilasa representa 90% a 95% de los casos de HSC, en la que la actividad enzimática reducida deriva en la acumulación de 17-hidroxiprogesterona y síntesis disminuida de aldosterona y cortisol, lo que causa hiperpotasemia, hiponatremia, deshidratación e hipotensión, si el diagnóstico se retrasa.

1. Diagnóstico: se establece por los valores plasmáticos elevados de 17-hidroxiprogesterona. La figura 4-3 muestra un esquema de la síntesis de andrógenos (P450c21 = 21α-hidroxilasa). Las mutaciones en el gen de la 21α-hidroxilasa, situado en el brazo corto del cromosoma 6, son la causa de la deficiencia. Hay dos tipos de cuadros clínicos con deficiencia de 21α-hidroxilasa: 75% de la pérdida de sal y 25% de la virilización son atribuibles sólo a grados variables de deficiencia enzimática. Las pruebas de detección neonatal han aumentado el diagnóstico en los varones y de las formas no clásicas de hiperplasia suprarrenal congénita. Los varones sin diagnóstico con presentación tardía pueden tener talla baja y subfertilidad. Las mujeres con la forma no clásica de la hiperplasia suprarrenal congénita pueden presentarse a edad más avanzada con oligomenorrea e hirsutismo, a veces se diagnostican sólo después de tener un hijo afectado (tabla 4-3).

2. Tratamiento: se basa en el remplazo glucocorticoide y mineralocorticoide adecuado; la crisis suprarrenal es una urgencia médica. Sin tratamiento adecuado, la pérdida de sal continúa y la virilización progresa. Las dosis terapéuticas del remplazo glucocorticoide y mineralocorticoide puede ajustarse después de mediciones periódicas de electrólitos, androstenediona y 17-hidroxiprogesterona. La evidencia respalda la crianza con sexo femenino incluso en las pacientes con mayor virilización, y las estructuras paramesonéfricas proximales se habrán desarrollado sin atipia. La vaginoplastia temprana con separación de los componentes del seno urogenital se realiza con movilización parcial del seno urogenital cuando la longitud del conducto común es menor de 1.5 a 2 cm. Suele ser necesaria

la movilización del seno urogenital total cuando la longitud del conducto común es mayor de 2 cm. La elección y técnica del procedimiento para la vaginoplastia dependen mucho de la experiencia del cirujano. Si se considera la cirugía para reducción del clítoris, es indispensable conservar el paquete neurovascular, el tejido del glande y el tejido eréctil funcional.

B. **TDS de cromosomas sexuales: disgenesia gonadal mixta**

Después de la HSC, la disgenesia gonadal mixta es la causa más frecuente del aspecto genital atípico en el recién nacido. El cariotipo más frecuente es mosaicismo 45,X/46,XY. Menos de 5% de los TDS puede atribuirse al TDS ovotesticular. El espectro fenotípico varía desde el observado en mujeres 45,XO hasta el fenotipo masculino típico. Cuando considera la recomendación de sexo para crianza, el equipo debe valorar el grado de virilización presente, el cuadro histológico de los testículos y quizá el grado de crecimiento fálico estimulado con testosterona o hCG. La gónada en estría debe removerse por su elevado riesgo de transformación maligna. Si se decide que el lactante será masculino, los testículos deben fijarse quirúrgicamente en el hemiscroto ipsolateral. Existe un riesgo mayor de subfertilidad y transformación maligna.

C. **TDS de cromosomas sexuales: TDS ovotesticular**

Antes se conocía como hermafroditismo verdadero, el TDS ovotesticular implica la confirmación histopatológica de tejido ovárico y testicular. Lo más frecuente es que exista un ovotestículo (una gónada con ambos tipos de tejido gonadal), aunque en casos raros se manifiesta como un ovario de un lado y un testículo del otro. Menos de 5% de los TDS pueden atribuirse al TDS ovotesticular. El cariotipo más frecuente es 46,XX, pero hasta un tercio de los pacientes tiene mosaicismo. El fenotipo más frecuente es masculino con hipospadias posterior, que a menudo simula un seno urogenital. La recomendación del sexo de crianza debe basarse en la posibilidad de función genitorreproductiva, luego de considerar la anatomía interna y externa. Si existe uno o dos ovotestículos, es posible extirpar el tejido gonadal discordante, sobre todo si la gónada está compartimentalizada o es bipolar. La tabla 4-4 amplía los TDS de cromosomas sexuales posibles. La recomendación del sexo de crianza debe basarse en la posibilidad de función genitorreproductiva, luego de considerar la anatomía interna y externa.

D. **TDS 46,XY**

La lista de diagnósticos posibles es extensa cuando se considera al recién nacido 46,XY con genitales externos atípicos (poco virilizados) (tabla 4-5). El diagnóstico, valoración y tratamiento deben proceder con información del equipo multidisciplinario. Deben evitarse procedimientos quirúrgicos irreversibles, como la orquidectomía o gonadectomía hasta que pueda hacerse un diagnóstico exacto. La mayoría de los TDS de esta categoría tiene cariotipo 46,XY y genitales externos en un espectro de apariencia que va desde los genitales externos femeninos típicos hasta los masculinos con hipospadias. Puede ser manifestación de una anormalidad gonadal (testicular), un trastorno de la biosíntesis de testosterona/hormona, disfunción de receptores o deficiencia enzimática (tabla 4-6). La tabla 4-7 presenta un resumen de los hallazgos en los diagnósticos frecuentes de TDS.

TABLA
4-3

Trastornos de desarrollo sexual (TDS) 46,XX

Trastorno	Patología	Incidencia	Gónadas	Internos	Externos	Otras manifestaciones	Laboratorio	Riesgo de cáncer	Tratamiento
Deficiencia de 21α-hidroxilasa	Exceso de andrógeno	1 en 5 000 a 15 000	Ovario	De Müller	Atípicos	Pérdida de sal Cortisol bajo Aldosterona baja	17-hidroxiprogesterona alta	Ninguno	Reponer cortisol y aldosterona
Deficiencia de 11β-hidroxilasa	Exceso de andrógenos	1 en 100 000	Ovario	De Müller	Atípicos	Hipertensión Cortisol bajo	DOC a ta	Ninguno	Reponer cortisol La DOC tiene cierto efecto de aldosterona
Deficiencia de 3β-hidroxiesteroide deshidrogenasa	Exceso de andrógeno, leve	Raro	Ovario	De Müller	Atipia leve	Pérdida de sal	DHEA	Ninguno	Reponer cortisol y aldosterona
Exceso de andrógenos maternos	Exceso de andrógenos	Desconocida	Ovario	De Müller	Atípicos	Fármacos maternos Tumor maligno materno	Ninguno	Ninguno	Ninguno
TDS testicular 46,XX	SRY presente en 80%, secuencia Y detectable en 90%, secuencia Y no detectable en 10%, SOX9 duplicado ¿ESP01 ausente?	1 en 20 000	Testículos pequeños y firmes	De Wolff	Masculino si existe SRY Atípicos sin SRY está ausente	Puede tener talla baja	HFE/HL altas T baja	Raro	Reponer T

DOC, 11-desoxicorticosterona; DHEA, dehidroepiandrosterona; SRY, región determinante sexual Y; HFE, hormona foliculoestimulante; HL, hormona luteinizante; T, testosterona.

TABLA 4-4

Trastornos del desarrollo sexual (TDS) en cromosomas sexuales

Trastorno	Patología	Incidencia	Gónadas	Internos	Externos	Otras manifestaciones	Laboratorio	Riesgo de cáncer	Tratamiento
Síndrome de Klinefelter	Cromosoma X y/o Y adicionales (47,XXY)	1 en 500	Testículos pequeños firmes Túbulos seminíferos disgénicos	De Wolff	Masculinos	Alto, extremidades largas Infertilidad Ginecomastia	HFE/HL altas T baja	Mamario	Reponer T Mastectomía
Síndrome de Turner	Sólo 1 cromosoma X funcional (45,X)	1 en 2 000	Estría	De Müller	Femeninos	Talla baja Pezones muy separados Anomalías renales Cuello membranoso Anomalías aórticas Infertilidad Amenorrea	HFE/HL pueden estar elevadas El estradiol puede ser bajo	Células germinales si hay mosaicismo de Y	Gonadectomía si hay mosaicismo de Y
Disgenesia gonadal mixta	Regresión mülleriana incompleta Virilización incompleta (46,XY/45,X)	Segunda causa más frecuente de atipia genital externa neonatal	Más a menudo estría de un lado y testículo no descendido del otro	De Wolff con regresión incompleta de Müller	Atípicos	Espectro fenotípico desde tipo Turner hasta varón poco virilizado Subfertilidad	La T puede estar baja	Células germinales	Femenino: gonadectomía Masculino: remover estría, reparar hipospadias, orquidopexia
TDS ovotesticular	Presencia de tejido ovárico y testicular (46,XX; 46,XY; 46,XX/46,XY)	Desconocida	Ovotestículo unilateral con ovario o testículo contralateral (lo más frecuente)	De Wolff y Müller	Atípicos Lo más frecuente es un varón poco virilizado con hipospadias posterior	46,XX 70% 46,XY 10% Hasta un tercio tiene mosaicismo	Depende de las gónadas	Células germinales raras	Remover tejido ovárico o testicular Gonadectomía Reconstrucción

HFE, hormona foliculoestimulante; HL, hormona luteinizante; T, testosterona.

TABLA
4-5

Trastornos del desarrollo sexual (TDS) 46,XY

Trastorno	Patología	Incidencia	Gónadas	Internos	Externos	Otras manifestaciones	Laboratorio	Riesgo de cáncer	Tratamiento
Insensibilidad androgénica completa	Defecto (RA) en el receptor androgénico	1 en 20 000 a 1 en 64 000	Testículo, casi siempre intraabdominal	De Wolff, müllerianos internos ausentes	Femeninos	Sexo de crianza femenino	Testosterona y estrógenos altos	Células germinales	La gonadectomía puede ser necesaria antes o después de la pubertad
Insensibilidad androgénica parcial	Defecto RA	Desconocida	Testículo	De Wolff, müllerianos internos ausentes	Atípicos diversos	Respuesta variable a la testosterona exógena	Prueba genética para defecto RA	Células germinales, raro	Reconstructivo
Hipoplasia de células de Leydig	Defecto en el receptor de HL	Desconocida, rara	Testículo	De Wolff, müllerianos internos ausentes	Femeninos o atípicos	Células de Leydig ausentes, las de Sertoli presentes	Prueba de estimulación con hCG negativa	Raro	Reconstructivo
Disgenesia gonadal pura 46,XY (síndrome de Swyer)	Mutación desconocida que impide desarrollo gonadal	1 en 80 000	Estría	De Müller	Femeninos	A menudo se presenta como pubertad tardía o amenorrea	HFE/HL altas Testosterona baja	Disgerminoma Gonadoblastoma	Gonadectomía
Testículo ausente (regresión)	Mutación, teratógeno	Desconocida	Ausente	De Müller	Femeninos	Persistencia de Müller por SIM indetectable	HFE/HL altas SIM y testosterona indetectables	Ninguno	Remplazo estrogénico
Síndrome de conducto de Müller persistente	Defecto en la síntesis o receptor de SIM	Desconocida	Testículo	De Wolff con trompas de Falopio rudimentarias y útero diminuto	Masculinos	Testículo no descendido, ectopia testicular transversal, hernia uterina inguinal	Testosterone normal	Ninguno o de células germinales si no se realiza orquidopexia	Orquidopexia No es necesario extirpar el útero

(continúa)

TABLA 4-5 Trastornos del desarrollo sexual (TDS) 46,XY *(continúa)*

Trastorno	Patología	Incidencia	Gónadas	Internos	Externos	Otras manifestaciones	Laboratorio	Riesgo de cáncer	Tratamiento
Deficiencia de 5α-reductasa	Defecto en la acción de 5α-reductasa = dihidrotestosterona baja	Raro, con mayor prevalencia geográfica específica	Testículo	De Wolff	Femeninos	Masculinización en la pubertad	Normal o testosterona alta	Ninguno	Reconstructivo
Deficiencia de proteína reguladora esteroidogénica aguda	Incapacidad para transporte de colesterol. El colesterol no se convierte en pregnenolona. Defecto en la síntesis de testosterona	Rara	Testículo	De Wolff	Femeninos	Acumulación de lípidos en suprarrenales y testículos. Pérdida de sal. Crisis suprarrenal	Testosterona baja Cortisol bajo Aldosterona baja	Ninguno	Gonadectomía, remplazo de cortisol y aldosterona
Deficiencia de 3β-hidroxiesteroide deshidrogenasa	Defecto en la síntesis de testosterona	Menor de 1 en 100 000	Testículo	De Wolff	Atípicos	Pérdida de sal. Crisis suprarrenal	3β-hidroxiesteroides altos (DHEA, pregnenolona, 17-hidroxi-prengnenolona). DOC alta	Ninguno	Reconstructivo. Remplazo de cortisol y aldosterona
Deficiencia de 17α-hidroxilasa	Defecto en la síntesis de testosterona	Rara	Testículo	De Wolff	Atípicos	Hipertensión. Retención de agua. Retención de sodio	DOC alta	Ninguno	Remplazo de cortisol
Deficiencia de 17-20 desmolasa	Defecto en la síntesis de testosterona	Rara	Testículo	De Wolff	Atípicos	Cortisol y aldosterona normales	Testosterona baja. Estimulación con hCG anormal	Ninguno	Reconstructivo. Remplazo de testosterona
Deficiencia de 17β-hidroxiesteroide deshidrogenasa	Defecto en la síntesis de testosterona	Rara	Testículo	De Wolff	Atípicos	Similar a la deficiencia de 5α-reductasa. El sexo de crianza puede ser una decisión difícil	Androstenediona alta en la pubertad	Ninguno	Reconstructivo

RA, receptor androgénico; hCG, gonadotropina coriónica humana; SIM, sustancia inhibidora de Müller; HFE, hormona foliculoestimulante; HL, hormona luteinizante; DHEA, dehidroepiandrosterona; DOC, 11-desoxicorticosterona.

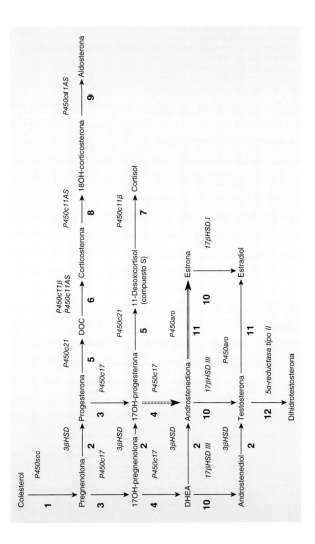

FIGURA 4-3. Síntesis de andrógenos.

| TABLA 4-6 | Generalidades de los diagnósticos de TDS 46,XY y aspecto genital relacionado |

Genitales externos femeninos normales
Hipoplasia de células de Leydig
StAR (P450cscc) (*Steroidogenic acute regulatory* [StAR] *protein and cholesterol side-chain cleavage* [P450scc])
Deficiencia de 17α-hidroxilasa
Deficiencia de 17β-hidroxiesteroide deshidrogenasa oxidorreductasa
Síndrome de insensibilidad androgénica completa
Deficiencia de 5α-reductasa
Disgenesia gonadal pura 46,XY (síndrome de Swyer)
Regresión testicular

Grados variables de virilización incompleta
StAR (P450 cscc)
Deficiencia de P450 oxidorreductasa
Deficiencia de 3β-hidroxiesteroide deshidrogenasa
Deficiencia de 17α-hidroxilasa
Deficiencia de 17,20-liasa
Síndrome de insensibilidad androgénica parcial
Regresión testicular/testículos evanescentes

Genitales masculinos externos normales
Hiperplasia suprarrenal congénita
Síndrome de insensibilidad androgénica parcial
Síndrome de conducto de Müller persistente
Testículos evanescentes (los testículos desaparecen después del 3er trimestre)

| TABLA 4-7 | Resumen de hallazgos en los diagnósticos frecuentes de TDS |

Apariencia genital	Cariotipo	Gónadas	Trastorno
Atípica	46,XX	Ovario	Deficiencia de 21α-hidroxilasa
Atípica	46,XX	Ovario	Deficiencia de 11β-hidroxilasa
Atípica	46,XX	Ovario	Deficiencia de 3β-hidroxiesteroide deshidrogenasa
Atípica	46,XX	Ovario	Exceso de andrógenos maternos
Atípica	46,XY	Testículo	Deficiencia de 17β-hidroxiesteroide deshidrogenasa
Atípica	46,XY	Testículo	Deficiencia de 3β-hidroxiesteroide deshidrogenasa
Atipica	46,XY	Testículo	Deficiencia de 17-20 desmolasa
Atípica	46,XY	Testículo	Deficiencia de 17α-hidroxilasa

TABLA 4-7	Resumen de hallazgos en los diagnósticos frecuentes de TDS *(continuación)*		
Apariencia genital	**Cariotipo**	**Gónadas**	**Trastorno**
Atípica	46,XY	Testículo	Insensibilidad androgénica parcial
Atípica	46,XY/46,X	Testículo y estría	Disgenesia gonadal mixta
Atípica	46,XX; 46,XY; 46,XX/46, XY	Testículo y ovotestículo	TDS ovotesticular
Atípica	46,XX	Testículo	RDS testicular 46,XX, SRY negativa
Atípica o femenina	46,XY	Testículo	Hipoplasia de células de Leydig
Femenina	46,XY	Testículo	Insensibilidad androgénica completa
Femenina	46,XY	Estría	Disgenesia gonadal pura 46,XY (síndrome de Swyer)
Femenina	46,XY	Ausentes	Testículo ausente (regresión)
Femenina	46,XY	Testículo	Deficiencia de 5α-reductasa
Femenina	46,XY	Testículo	Deficiencia de proteína reguladora esteroidogénica aguda
Masculina	46,XX	Testículo	46,XX, RDS testicular, SRY positiva
Masculina	46,XY	Testículo	Síndrome de conducto de Müller persistente
Masculina	47,XXY	Testículo	Síndrome de Klinefelter
Femenina	45,X	Estría	Síndrome de Turner

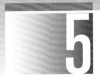

Hidrocele, hernia, torsión neonatal y tumoraciones escrotales

Barry A. Kogan

Hidrocele y hernia

I. DEFINICIÓN

A. **Hidrocele:** acumulación de líquido alrededor del testículo.

Tipos: comunicante y no comunicante (fig. 5-1 A-B).

1. Comunicante: persistencia de proceso vaginal permeable con la misma fisiopatología que una hernia indirecta (véase más adelante), pero con una abertura más pequeña, lo que impide que entre el intestino. El líquido alrededor del testículo es líquido peritoneal y se trata de un defecto congénito.

2. No comunicante: sin conexión con el peritoneo; más raro en niños, ocurre sobre todo en adolescentes y adultos. El líquido proviene del recubrimiento mesotelial de la túnica vaginal y puede ser resultado de la inflamación del testículo o el epidídimo. Es una lesión adquirida.

B. **Hernia:** es la protrusión de un órgano o tejido a través de una abertura anormal (fig. 5-2).

Tipos: inguinal indirecta, inguinal directa y femoral.

1. Inguinal indirecta: persistencia de un proceso vaginal permeable. Este defecto es congénito y permite la protrusión del contenido peritoneal (casi siempre epiplón o intestino delgado) a través del anillo inguinal interno hasta una distancia variable por el cordón espermático; en algunos casos hasta el escroto. El tejido puede incarcerarse si no se reduce de nuevo al peritoneo. En tal caso, la presión de la hernia puede alterar el flujo sanguíneo al testículo, el cual se daña por la isquemia. Además, puede afectarse el flujo sanguíneo al intestino, en cuyo caso se llama *hernia estrangulada*.

2. Inguinal directa: debilidad del piso del conducto inguinal. Es un trastorno adquirido y es infrecuente en niños.

3. Femoral: poco común en niños.

II. EMBRIOLOGÍA DE LAS HERNIAS INGUINALES INDIRECTAS E HIDROCELES

A. Durante el tercer mes de gestación, el recubrimiento peritoneal de la cavidad abdominal sobresale por el anillo inguinal siguiendo al gubernáculo, el cual se une con la base del escroto (o en las niñas, a los labios mayores). Éste es el proceso vaginal. En una etapa avanzada de la gestación, el testículo desciende por el mismo trayecto del espacio retroperitoneal a través del canal inguinal, justo posterior al proceso vaginal y al escroto.

B. Casi al momento del parto, la sección del proceso vaginal entre el peritoneo y el escroto se cierra y separa la túnica vaginal residual en el escroto del peritoneo. Si el proceso no se ocluye, se dice que es permeable.

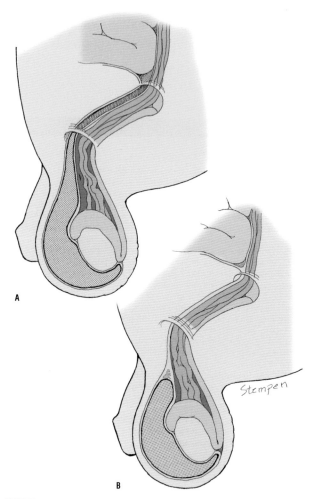

FIGURA 5-1. Hidroceles: A, comunicante. B, no comunicante.

C. Por obvias razones embriológicas, los lactantes prematuros tienen una tasa mucho mayor de permeabilidad del proceso vaginal. Si el proceso permeable es lo bastante grande para permitir la entrada del intestino, existe una hernia inguinal indirecta. Si el proceso está permeable, pero la conexión es pequeña, es probable que se forme un hidrocele comunicante cuando el líquido peritoneal entre al canal inguinal. Si el proceso no se ocluye, puede formarse un

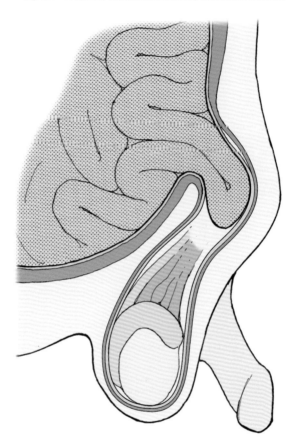

FIGURA 5-2. Hernia.

hidrocele no comunicante por la secreción de líquido en la túnica vaginal residual. Por lo general, esto se relaciona con inflamación escrotal.

III. INCIDENCIA

A. Cerca de 1% a 3% de los niños tiene una hernia.

B. En los lactantes prematuros, la tasa es casi tres veces mayor, según el grado de premadurez.

C. Cerca de 10% de los niños con hernias tiene antecedentes familiares de este mismo trastorno, aunque no hay un patrón de herencia o gen conocido.

D. Al menos un tercio se diagnostica antes de los 6 meses de edad.

E. La proporción varones/mujeres es de 8/1. La proporción derecha/izquierda es 2/1 y cerca del 16% es bilateral, más a menudo en los pacientes más jóvenes.

IV. DIAGNÓSTICO

A. En la mayoría de los casos, el diagnóstico se realiza por observación, a menudo por los padres. Se observa un bulto o tumoración en la ingle, escroto o labios. La lesión es más notoria cuando se eleva la presión intraabdominal (p. ej., llanto o pujo). Por lo general, el bulto desaparece poco después de que la presión intraabdominal regresa a la normalidad. En niños mayores, el crecimiento puede progresar durante el día y regresar durante las siestas o en la noche. Cuando se observa esto, el diagnóstico es claro. En ocasiones, los padres informan la lesión, pero no puede demostrarse en el consultorio, incluso con el llanto o pujo del niño. A veces, en la exploración puede confirmarse el signo de "guante de seda", en el que pueden sentirse las capas del proceso vaginal alrededor del cordón espermático como "seda frotada contra seda" en ausencia de una tumoración. Como alternativa, los padres pueden traer una fotografía para documentarla o, si los padres proporcionan una descripción adecuada, la reparación puede basarse solo en la anamnesis.

B. Como los hidroceles en el primer año de edad no requieren intervención quirúrgica, es importante diferenciarlos de las hernias. Lo más frecuente es que la exploración física sea definitiva, con intestino palpable y distinto al líquido. En ocasiones pueden escucharse ruidos intestinales en el saco. La transiluminación tiene poco valor, ya que tanto el líquido del hidrocele como el líquido/aire del intestino transmiten la luz. Sin embargo, el líquido intestinal/heces no se transiluminan. La aspiración con aguja es peligrosa por obvias razones. En casos raros resultan útiles la radiografía abdominal o una ecografía.

C. Cuando existe una lesión evidente, debe intentarse reducir la hernia/hidrocele manteniendo tranquilo al niño y con la aplicación de presión suave sobre el abultamiento. Por lo general, el intestino se reduce con facilidad. Una circunstancia interesante se presenta cuando se nota un hidrocele voluminoso en el escroto que no se reduce con facilidad. Aunque existe cierta presión para repararlo por la apariencia obvia, el hecho de que no se reduzca con facilidad sugiere que la conexión con el peritoneo es pequeña. En los lactantes, esto puede resolverse en forma espontánea.

D. La hernia incarcerada presenta una circunstancia especial. Cualquier niño con síntomas de obstrucción intestinal (es decir, vómito y distensión abdominal) debe examinarse con cuidado en busca de una hernia. En estos casos, la masa suele ser sensible, a veces hay eritema cutáneo. La hernia puede ser palpable en la exploración rectal* o confirmarse con una radiografía o ecografía. Debe intentarse reducir la hernia como se describió antes. A veces se requiere sedación con ketamina, ya que el llanto del niño dificulta más la reducción de la hernia. Si no puede reducirse, es necesaria la intervención quirúrgica urgente. Si se logra la reducción, el niño debe mantenerse bajo observación estrecha para detectar signos de obstrucción intestinal. La reparación quirúrgica debe realizarse poco después.

V. TRATAMIENTO

A. No existe un tratamiento médico para hernias/hidroceles, y el uso de braguero tiene sólo interés histórico. Las hernias persistirán por tiempo indefinido y casi siempre se repararán en algún momento. Los hidroceles pueden resolverse durante el primero o segundo años de edad, por lo que en la mayoría de los lactantes está justificado un periodo de observación.

Las hernias en los lactantes prematuros a menudo se reparan antes de la salida del hospital, aunque la mayoría de las hernias e hidroceles comunicantes en los niños pueden repararse como procedimiento quirúrgico

---

* N. del E.: Dicha maniobra por lo general no se realiza en la exploración en niños.

ambulatorio con molestia y morbilidad mínimas. La reparación quirúrgica se realiza mediante la ligadura del proceso vaginal en el anillo inguinal interno, lo que separa el peritoneo de la túnica vaginal distal. La tasa de éxito se aproxima a 99% y el principal riesgo es el anestésico. Existe cierto peligro de daño a las estructuras del cordón espermático, ya que el proceso vaginal es adyacente a ellas. En circunstancias normales, el riesgo es menor de 1%. Si es necesaria la cirugía para una hernia incarcerada, el riesgo es mucho mayor, hasta de 6% a 10%, aunque no está claro si el daño se relaciona con la reparación con la incarceración prolongada, la cual reduce el flujo sanguíneo testicular.

B. En lactantes, al momento de la reparación de la hernia, es adecuado explorar la ingle contralateral, ya que cerca de 60% tiene un proceso vaginal permeable en el lado contrario. En los niños mayores, la tasa de exploración positiva es mucho menor, por lo que la cirugía contralateral no está indicada en la mayoría de las circunstancias. Para tener más certeza, algunos autores recomiendan la visualización directa a través del anillo interno ipsolateral. La técnica más usual ha sido insuflar el peritoneo a través del proceso vaginal antes de la ligadura. La crepitación en la ingle del lado contrario indica un proceso vaginal permeable. Además, puede insertarse una lente de 70 grados en el proceso vaginal y maniobrar para hacer una inspección del anillo interno contralateral; si está abierto, se repara. Este procedimiento es un poco controversial, ya que no hay estudios controlados que determinen si un anillo abierto se relaciona con una hernia o hidrocele de relevancia clínica en el futuro. Por otra parte, sin laparoscopia, al menos 2% a 3% de los niños presentará un problema contralateral que amerite intervención quirúrgica.

C. Algunas instituciones han realizado reparaciones de invasividad mínima mediante laparoscopia diagnóstica a través del ombligo y luego pasan una aguja y sutura a través de una incisión puntiforme sobre el anillo inguinal. La aguja se maniobra alrededor del proceso vaginal bajo visualización directa, con lo que se evita el cordón espermático. No está claro si la eficacia de este procedimiento es igual a la de la reparación abierta o si su morbilidad es menor.

VI. CIRCUNSTANCIAS ESPECIALES

A. **Insensibilidad androgénica completa (feminización testicular)**
   1. Las hernias inguinales son infrecuentes en las niñas. En cerca de 2% a 3% de las niñas con hernias se encuentra un testículo dentro del saco herniario. Estas niñas tienen insensibilidad completa a los andrógenos (véase capítulo 4). Tienen genitales externos del todo normales, una cavidad vaginal poco profunda y deben ser criadas como mujeres.
   2. Cuando se encuentran en niñas, es mejor dejar las gónadas en su sitio al momento de la reparación de la hernia. El grupo multidisciplinario de trastornos de la diferenciación sexual local debe participar y junto con la familia debe tomarse en forma electiva la decisión sobre la extirpación de gónadas (por el riesgo de gonadoblastoma).
   3. Estas niñas casi siempre son del todo normales, salvo por infertilidad y la necesidad de remplazo hormonal, si se extirpan las gónadas. Algunas necesitan dilatación vaginal cuando llegan a la pubertad.

B. **Aumento de presión intraabdominal**
   1. Es improbable que los hidroceles comunicantes se resuelvan en forma espontánea en los niños con aumento de líquido intraabdominal.
   2. Esto se observa en niños con diálisis peritoneal y en aquellos con cortocircuitos ventriculoperitoneales.

3. Está indicada la reparación quirúrgica temprana. En estos casos existe una tasa alta de recurrencia y la reparación debe realizarse con cautela particular. En estos pacientes también es apropiado realizar la reparación contralateral.

C. **Hernia uterina inguinal**
    1. Es un síndrome raro derivado de la persistencia de estructuras paramesonéfricas por la falla de secreción paracrina de hormona antimülleriana o por un defecto en el receptor para dicha hormona.
    2. Los varones afectados sin genitales ambiguos al nacimiento, más tarde presentan criptorquidea y son sometidos a orquidopexia o con reparación de hernias inguinales.
    3. Aunque no es indispensable, la mayoría recomienda extirpar los remanentes paramesonéfricos.

D. **Trastornos del tejido conectivo**
    1. Las hernias son más frecuentes en niños con trastornos del tejido conectivo. En particular, aquellos con síndrome de Ehlers-Danlos o de Hurler-Hunter son proclives a las hernias. A veces los niños desarrollan las hernias antes del diagnóstico del síndrome.

Tumoraciones escrotales neonatales

I. TORSIÓN NEONATAL
1. La torsión neonatal es el tipo más frecuente de tumoración escrotal.
2. Por lo general, se descubre de manera incidental en la exploración física como una masa no sensible sin edema escrotal.
3. Se cree que comienza antes de nacer y sólo raras veces es posible salvar el testículo.
4. La ecografía casi siempre es útil para establecer el diagnóstico cuando hay duda.
5. Aunque existe controversia, muchos médicos realizan una exploración escrotal, extirpan el testículo si sufrió necrosis y realizan orquidopexia del lado contrario, ya que existe un riesgo muy bajo, pero catastrófico, de torsión bilateral asincrónica.

II. TUMORES TESTICULARES
A. Estas neoplasias son raras y casi siempre asintomáticas, se describen en la exploración física de rutina. Son infrecuentes en recién nacidos, pero cuando existen lo más probable es que sean teratomas. Tienen origen embrionario mixto y por lo general muestran regiones calcificadas visibles con ecografía. Además, no suelen ocupar todo el testículo (lo que los distingue de la torsión en la ecografía). En los niños, casi siempre son benignos y la excisión suele ser curativa. La orquidectomía parcial/enucleación es un tratamiento adecuado cuando los rasgos anatómicos lo permiten.
B. También es posible que se trate de un tumor del seno endodérmico (saco vitelino). Es una lesión más grave, ya que puede producir metástasis. Tiende a ocurrir en niños más grandes. Estos tumores producen fetoproteína α, pero en los recién nacidos los valores de esta proteína son elevados, por lo que su cuantificación es inútil, salvo para hacer comparaciones con mediciones posteriores. Dichos tumores son susceptibles a la disección de ganglios linfáticos retroperitoneales, quimioterapia y radioterapia cuando es necesario, pero en la mayoría de los casos son suficientes la orquidectomía radical y la confirmación de que no hay diseminación tumoral (tomografía computarizada para la estadificación).

LECTURAS RECOMENDADAS
Kogan BA. Communicating hydrocele/hernia repair in children. *BJU Int* 2007;100: 703-714.

Palmer LS, Palmer JS. Inguinal hernia and communicating hydrocele. In: Wein AJ, ed. *Campbell Walsh Urology*. Philadelphia, PA:Elsevier; 2015.

6 Infecciones urinarias en niños

Hillary L. Copp, Angelique M. Champeau y Nicholas M. Holmes

I. INTRODUCCIÓN

A. La infección de vías urinarias (IVU) es un proceso inflamatorio del aparato urinario por un agente infeccioso. El espectro de manifestaciones varía desde síntomas leves de las vías urinarias (VU) inferiores hasta enfermedad febril y sistémica. Hay variaciones en las formas para hacer el diagnóstico, valoración y tratamiento de niños con IVU, desde el método de recolección de la muestra de orina hasta el momento y extensión de las imágenes obtenidas en el estudio de la IVU.

II. EPIDEMIOLOGÍA

A. Alrededor de 3.5% de los niños tendrá una IVU cada año. Las IVU generan hasta 1.75 millones de visitas al consultorio y 180 millones de dólares gastados en atención médica cada año en Estados Unidos.

B. La prevalencia de las IVU varía con la edad, sexo y raza.

1. Existen infecciones asintomáticas en 1.4 de 1 000 recién nacidos. En general, las IVU son más frecuentes en mujeres, pero durante el periodo neonatal (< 4 semanas), los varones tienen una probabilidad dos veces mayor de desarrollar una IVU que las mujeres. La circuncisión reduce las probabilidades de IVU en 85% en los varones. Desde el primero al sexto mes de edad, la incidencia es igual en ambos sexos, y de los 6 a los 12 meses la proporción de IVU entre varones y mujeres es de 1:4. Más tarde, las infecciones en los varones disminuyen en forma significativa y mantienen una baja frecuencia respecto a las mujeres. Las niñas continúan en riesgo de IVU con picos adicionales en la incidencia en la etapa de entrenamiento para usar el inodoro y con el inicio de la actividad sexual.

2. La incidencia de IVU varía por raza, las personas de raza negra tienen una tasa mucho menor de IVU que los caucásicos, asiáticos e hispanos.

C. En general, *Escherichia coli* causa más de 80% de todas las IVU. La prevalencia del patógeno urinario varía mucho según el sexo, aunque *E. coli* es el más frecuente en ambos sexos (80% de las IVU en pacientes ambulatorias femeninas frente al 50% de todos los de pacientes masculinos ambulatorios). *Klebsiella, Proteus* y *Enterococcus* son las siguientes bacterias en frecuencia; *Pseudomonas aeruginosa* y *Enterobacter* también son causas conocidas de IVU.

III. FACTORES DE RIESGO, GENÉTICA Y FISIOPATOLOGÍA

A. Factores de riesgo

Además de los factores subyacentes específicos relacionados con la anatomía masculina respecto a la femenina (tabla 6-1), se considera que la estasis urinaria y el flujo retrógrado de la orina predisponen a IVU. Los niños con mayor riesgo de IVU recurrente incluyen aquellos con IVU previa, disfunción vesical e intestinal, y con anomalías congénitas renales y de las vías urinarias (ACRVU), en particular aquellos con reflujo vesicoureteral (RVU) e hidronefrosis o hidroureteronefrosis graves.

TABLA 6-1	Proporción de IVU por edad entre los sexos	
	Niñas	**Niños**
Recién nacido	0.4	1.0
1- 6 meses	1.5	1.0
6-12 meses	4.0	1.0
1- 3 años	10.0	1.0
3- 11 años	9.0	1.0
1- 16 años	2.0	1.0

1. Factores anatómicos femeninos
   a. Se cree que en las mujeres las bacterias pueden tener acceso a las vías urinarias con más facilidad que en los varones por la localización perineal del orificio uretral y la menor longitud de la uretra femenina.
   b. La flora bacteriana perineal normal puede ingresar a la uretra. En condiciones normales, estas bacterias son barridas con la micción sin consecuencias. Sin embargo, si hay alguna alteración de esta flora normal (por vaginitis, enfermedad, estrés, fármacos), el crecimiento puede aumentar y permitir el acceso a bacterias suficientes a la vejiga para causar una infección.
   c. En adolescentes con actividad sexual, la penetración vaginal predispone a la infección.
   d. La secreción vaginal aumenta la humedad del perineo, lo que permite el crecimiento excesivo de bacterias. Las niñas se quejan de orina y/o de ropa interior de un olor penetrante.
2. Factores anatómicos masculinos
   a. Prepucio: en los lactantes, el prepucio intacto eleva la incidencia de IVU 10 veces en comparación con los circuncidados. La incapacidad para retraer el prepucio es un fenómeno fisiológico normal en los recién nacidos. Al nacer, sólo 4% de los varones tiene prepucio retraíble por completo. Con el tiempo, el prepucio se vuelve más laxo y retraíble por tres mecanismos: crecimiento del pene, erecciones y producción de esmegma. Hacia los 3 años de edad, en 90% de los varones es posible retraer el prepucio y menos de 1% tendrá fimosis a los 17 años de edad. El prepucio puede servir como reservorio de bacterias con potencial patógeno urinario. Los estudios demuestran que *E. coli* con fimbrias P es más adherente a la piel interna del prepucio.
3. IVU anterior: los niños con IVU tienen una tasa de recurrencia de 30% en el año siguiente a la IVU inicial. La tasa aumenta a 50% en un periodo de 5 años.
4. Disfunción vesical e intestinal: la disfunción vesical e intestinal (DVI) es la combinación de estreñimiento funcional y síntomas de las VU inferiores. Está demostrado que el estreñimiento es prevalente hasta en 50% de los casos de niños con disfunción vesical. La fisiopatología de la DVI no está clara. Es posible que la distensión rectal que causa el estreñimiento tenga un efecto de masa en la vejiga, lo que a su vez causa disfunción urinaria. Otra teoría factible es que los esfínteres rectal y urinario se originan en una red neural común, que es disfuncional. Los niños con DVI y cualquier grado de RVU tienen mayor riesgo de IVU febriles o sintomáticas recurrentes que los niños con RVU de grado alto solo (56% frente a 30%).
5. Las anomalías congénitas de los riñones y vías urinarias incluyen, entre otras, reflujo vesicoureteral, obstrucción de la unión ureteropélvica,

megaureter, ureterocele, válvulas uretrales posteriores, hidronefrosis, síndrome de abdomen en ciruela, extrofia vesical y anormalidades neurógenas vesicales.

a. **Reflujo vesicoureteral (RVU):** el RVU es el paso retrógrado de orina de la vejiga a las vías urinarias superiores (uréteres y riñones). Los niños con RVU tienen mayor incidencia de IVU recurrentes, aunque se desconoce la fisiopatología exacta. Es probable que el regreso de la orina por el reflujo, moderado o grave, sea un factor para la infección. Además, hay un mayor riesgo de que la cistitis se convierta en pielonefritis en presencia de RVU. Entre los niños con una primera IVU febril, casi 40% tiene RVU. El reflujo se relaciona con el respaldo muscular del uréter a su entrada en la pared vesical (fig. 6-1). La longitud insuficiente del respaldo muscular submucoso puede causar RVU. La anatomía de las papilas renales cóncavas (A) y convexas (B) también puede ser un factor de riesgo para la pielonefritis; se cree que las papilas cóncavas son más susceptibles a la orina que refluye hacia el tejido blando del riñón (fig. 6-2).

b. **Hidronefrosis e hidroureteronefrosis grave:** la hidronefrosis es la dilatación del sistema colector del riñón. Hoy en día, la hidronefrosis se detecta con frecuencia en la ecografía del segundo o tercer trimestre hasta en 3% de los embarazos, por lo que se denomina hidronefrosis prenatal (HNP). Entre los pacientes con hidronefrosis grave, la tasa informada de IVU llega hasta 30% (véanse los capítulos 13 y 14).

c. **Vejiga neurógena:** la vejiga neurógena quizá se deba a diversas enfermedades, pero la que observa con mayor frecuencia el urólogo pediatra es la espina bífida. Muchos de estos pacientes se tratan con cateterismo limpio intermitente (CLI) o catéteres permanentes por la escasa distensibilidad vesical y el riesgo de daño a las vías urinarias superiores. En general, la CLI reduce el riesgo de IVU; sin embargo, la CLI hace posible la bacteriuria y el desarrollo de IVU (véase el capítulo 11).

d. Los registros de trasplante renal en todo el mundo muestran que una de las causas más frecuentes de nefropatía en etapa terminal es la ACRVU, que incluye nefropatía obstructiva y por reflujo. Las IVU en presencia de estas anomalías anatómicas (fig. 6-1) generan un mayor riesgo de insuficiencia renal. Muchos pacientes con hipertensión y riñones cicatrizados tienen antecedente de RVU. Lo que no está claro es si ellos nacieron con displasia renal, con un antecedente natural

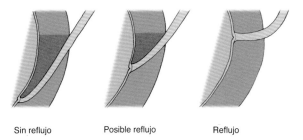

Sin reflujo   Posible reflujo   Reflujo

FIGURA 6-1. Esquema de la entrada del uréter en la pared vesical. Mientras más extenso sea el respaldo muscular, menor es la probabilidad de reflujo vesicoureteral.

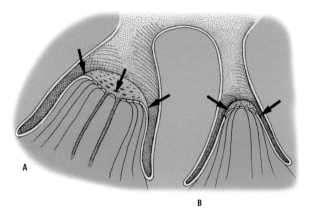

FIGURA 6-2. La anatomía de las papilas renales cóncavas (A), susceptibles al reflujo, y las papilas renales convexas (B), protectoras contra el reflujo.

de insuficiencia renal o si las IVU recurrentes causaron daño renal progresivo.

6. Instrumentación urológica: la cateterización para un procedimiento como el cistouretrograma por micción y los tubos de drenaje permanentes son factores de riesgo conocidos para la IVU (alrededor de 1%).

B. Genética

1. Se cree que las causas de la IVU son multifactoriales. Existe mayor incidencia de IVU entre las niñas con antecedente familiar de IVU. Es probable que la interrelación entre la susceptibilidad y la respuesta inmunitaria del hospedador con la virulencia del patógeno sea un factor importante en la gravedad de la enfermedad.

IV. PRESENTACIÓN

A. Los síntomas iniciales de la IVU dependen del sitio anatómico de la infección y la edad del paciente.

1. Sitio anatómico de infección

   a. Una infección de vías urinarias superiores (infección renal o pielonefritis) casi siempre causa síntomas de malestar general, fiebre, náusea y vómito, y dolor en el flanco.

   b. Una IVU inferiores (vesical) casi siempre se presenta con síntomas como disuria, polaquiuria/urgencia o incontinencia.

   c. Es importante señalar que, aunque se asume una infección superior cuando el urocultivo es positivo y hay fiebre, los niños pueden tener fiebre también con las IVU inferiores. La única manera de diferenciarlas con seguridad sería un gammagrama con ácido dimercaptosuccínico al momento de la infección, lo cual no está indicado en la mayoría de los casos.

2. Edad

   a. Los niños más pequeños (lactantes) tendrán síntomas inespecíficos, como fiebre, irritabilidad, alimentación deficiente, vómito, diarrea, falta de progreso o ictericia, por lo que se requiere cierto nivel de sospecha.

    b. Los niños mayores por lo general se quejan de disuria, molestia supra-
    púbica, polaquiuria, urgencia, cambio en el color u olor de la orina, si
    tienen una IVU baja, y fiebre y dolor en el flanco si tienen una infección
    superior.

B. Bacteriuria asintomática

Ciertamente es posible tener bacterias en las vías urinarias y permanecer
asintomático, sin infección clínica ni cicatrización renal. La prevalencia de
bacteriuria asintomática documentada es cercana a 0.9% entre las niñas en
edad escolar. No es necesaria tratarla con antibióticos si es un hallazgo incidental y no hay síntomas. En los lactantes, la bacteriuria asintomática puede
distinguirse de la IVU real por la ausencia de piuria.

V. DIAGNÓSTICO

A. Una vez que se sospecha una infección urinaria, el diagnóstico se basa, en
el examen de la orina. El diagnóstico de IVU se define por la combinación
de piuria en el análisis urinario y la presencia de al menos 50 000 unidades
formadoras de colonias (ufc) por mililitro de un solo patógeno urinario.

  1. Método de recolección

    a. En niños que aún no usan el inodoro debe obtenerse una muestra de
    orina por cateterización. La muestra urinaria en bolsa sólo es útil si es
    negativa. Si una muestra de bolsa es positiva, debe obtenerse la mues-
    tra por cateterización.

    b. En niños que usan el inodoro puede obtenerse una muestra limpia del
    chorro intermedio de orina después de la retracción cuidadosa del pre-
    pucio y la limpieza del glande en los varones, y con separación de los
    labios y limpieza del área periuretral en las niñas.

  2. Análisis de orina

    a. La muestra de orina debe analizarse para medir la esterasa leucocítica
    y nitrito urinario con tira reactiva o análisis microscópico. En pacientes
    con resultado negativo en la tira reactiva, en el análisis microscópico, o en
    ambos métodos, el urocultivo no está indicado y debe buscarse una fuente
    alternativa de fiebre. Sin embargo, hay que reconocer que es posible un
    resultado negativo falso en el análisis urinario. Las muestras para urocul-
    tivo deben refrigerarse si no se envían al laboratorio antes de 30 min.

  3. Urocultivo

    a. El urocultivo positivo se define por la presencia de 50 000 ufc/mL de un
    solo patógeno urinario. Sin embargo, si la orina es recolectada en forma
    estéril, es decir, por cateterización, y se documenta un solo microorga-
    nismo en el cultivo, debe considerarse que el paciente tiene una IVU
    aunque haya < 50 000 ufc/mL. Además, si los síntomas son sospechosos
    de IVU y los antibióticos los mejoran, debe considerarse el diagnósti-
    co de IVU, a pesar de un recuento de colonias menor de 10^5. En cambio,
    la presencia de múltiples organismos distintos o de flora genital mixta
    en una muestra obtenida por micción debe considerarse sospechosa de
    contaminación, aunque se documenten más de 10^5 ufc. No está indicada
    la confianza estricta en las unidades formadoras de colonias (ufc).

VI. IMÁGENES

A. La obtención de imágenes después de una IVU es controversial (fig. 6-3). Por
lo general, no son necesarias en el cuadro agudo y pueden realizarse en el
seguimiento.

  1. Se recomienda la ecografía renal y vesical (ERV) después de la primera
  IVU febril (temperatura > 38.5 °C). La ERV siempre incluye valoración de

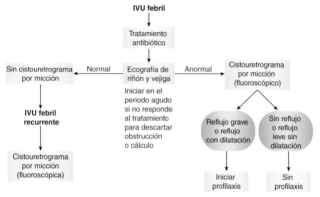

FIGURA 6-3. Algoritmo para el estudio diagnóstico de la IVU.

los riñones y la vejiga. Hay que señalar que los resultados pueden ser normales a pesar de la presencia de otras anormalidades genitourinarias, en particular RVU. Además, debe considerarse el uso del ERV para valorar niños menores de 5 años con IVU recurrente afebril para documentar la anatomía normal.

2. Las indicaciones y la programación del cistouretrograma por micción (CUGM) son causa de controversia. El parámetro de la práctica de la American Academy of Pediatrics para el tratamiento de la IVU en el paciente febril de 2 a 24 meses recomienda el CUGM después de la segunda IVU febril, si la ERV es normal. Sólo si hay sospecha de alguna anormalidad anatómica en la ERV (p. ej., cicatrización, hidronefrosis u otra anomalía), el parámetro de práctica recomienda ERV después de la primera IVU. En contradicción directa, otros proponen la ERV después de la primera IVU febril en niños de 1 a 24 meses de edad porque hasta 40% de estos pacientes tendrá RVU. La ERV siempre debe hacerse *con contraste* y no *nuclear* para valorar anomalías congénitas como ureterocele o válvulas uretrales posteriores en varones.

3. El gammagrama con ácido dimercaptosuccínico puede usarse para revelar la inflamación renal durante un episodio infeccioso agudo o para buscar cicatrización por una infección previa.

VII. TRATAMIENTO

A. Antibióticos

1. La mayoría de las IVU en niños sin apariencia tóxica mayores de 2 meses de edad pueden tratarse en forma ambulatoria, siempre que no haya problemas para la observancia y tolerancia de antibióticos orales. En general, menos de 1% de los pacientes valorados en forma ambulatoria por IVU requieren hospitalización.

2. Se necesita un curso antibiótico de al menos 7 días, ya que está demostrado que una duración menor es deficiente. La morbilidad concomitante y la edad también son factores importantes en la selección y duración del tratamiento antibiótico. Debido al metabolismo hepático alterado, no se usan trimetoprim con sulfametoxazol o nitrofurantoína para tratar IVU en lactantes menores de 2 meses de edad. Las fluoroquinolonas no se usan como fármacos de primera línea, pero pueden usarse si es necesario por la

resistencia del patógeno urinario. La nitrofurantoína no debe usarse para tratar IVU febriles o pielonefritis, ya que este fármaco tiene escasa penetración tisular.

3. Si se sospecha infección, debe iniciarse el tratamiento empírico basado en los patrones de resistencia del patógeno urinario en los antibiogramas locales publicados. Aunque se usa TMP-SMZ en casi 50% de las consultas ambulatorias por IVU, casi siempre es una mala opción empírica para la IVU pediátrica por las altas tasas de resistencia. La mayoría de los patógenos urinarios es susceptible a antibióticos de espectro estrecho, como las cefalosporinas de primera generación y la nitrofurantoína. La prescripción empírica de antibiótico de amplio espectro es adecuada para niños con riesgo de IVU resistente, como aquellos con antecedente de IVU, exposición reciente a antibióticos, hospitalización reciente y presencia de anomalía genitourinaria. Los antibióticos de amplio espectro incluyen las penicilinas de amplio espectro (penicilinas contra seudomonas y penicilinas combinadas con inhibidor de lactamasa β/lactámico β), macrólidos, fluoroquinolonas, cefalosporinas de 2ª, 3ª o 4ª generaciones, lincosaminas y carbapenémicos.

B. Prevención

Como en muchos padecimientos, incluidas las IVU, la prevención es la mejor medicina.

1. Tratar la disfunción vesical e intestinal.

2. Profilaxis antibiótica.

   a. Varios estudios controlados con asignación al azar han investigado el uso de profilaxis antibiótica continua (PAC) para evitar las IVU recurrentes en niños con RVU. En dichos estudios con riesgo bajo de sesgo, la PAC redujo a la mitad la probabilidad de IVU recurrente en niños con reflujo; sin embargo, la PAC no se relaciona con menores tasas de cicatrización renal. Las discrepancias en estos resultados a largo plazo quizá se deban a la inclusión de niños de varias edades. Es probable que los niños pequeños sean más susceptibles a las complicaciones de las IVU en el largo plazo, y es probable que los niños pequeños con RVU se beneficien más de la PAC. Por esta razón se recomienda la profilaxis antibiótica en niños menores de 1 año con IVU febril y cualquier grado de RVU. Para los niños mayores que tienen consecuencias menos graves de la IVU en comparación con los más pequeños, puede ser prudente iniciar la profilaxis sólo cuando hay RVU con dilatación, ya que es necesario tratar a menos pacientes para prevenir una IVU, en comparación con los pacientes que tienen RVU sin dilatación (número necesario a tratar [NNT] para RVU con dilatación = 14; comparado con NNT de 117 en el RVU sin dilatación). El grado de reflujo puede influir en la decisión de iniciar la profilaxis, ya que el NNT para prevenir una IVU se reduce de 117 en el RVU sin dilatación (grados I y II) a 14 en el RVU con dilatación (grados III a V). Esa es la terminología frecuente cuando se revisan los resultados de un estudio controlado con asignación al azar.

   b. En niños con infecciones recurrentes sin anomalías congénitas (reflujo), en los que se corrigió la disfunción vesical e intestinal, también puede estar indicada la profilaxis (raro).

3. Algunos pacientes se benefician con la profilaxis sólo con ciertos comportamientos (actividad sexual, cambio en la rutina).

4. Aunque hay un aumento en las IVU entre recién nacidos no circuncidados, no se justifica la circuncisión a fin de prevenir las IVU en los neonatos sin anormalidad anatómica genitourinaria.

5. Aunque es controversial, los varones con anomalías confirmadas en las vías urinarias (válvulas uretrales posteriores, hidronefrosis grave, hidroure-

teronefrosis, reflujo vesicoureteral) pueden beneficiarse con la circuncisión neonatal, ya que reduce la incidencia de infección urinaria.
6. El amamantamiento puede conferir protección contra la IVU en el periodo
neonatal con los anticuerpos secretorios tipo inmunoglobulina A (IgA) y
lactoferrina.
7. Los probióticos pueden inducir una modificación favorable en la flora
gastrointestinal, pero los datos son limitados. No hay recomendaciones
específicas para su uso.
8. No hay recomendaciones formales para el uso de productos de arándano
como preventivo de la IVU, aunque hay evidencia de que pueden ser un
recurso efectivo para reducir la recurrencia de la IVU. El número general
de IVU recurrentes se redujo con la ingestión regular de jugo de arándano
(5 mL de jugo de arándano por kg de peso corporal, dosis máxima 300 mL
al día de *Ocean Spray Cranberry Classic*, que contiene 41 mg de concen-
trado de arándano por litro de jugo).

VIII. CIRCUNSTANCIAS ESPECIALES

A. Existen muchos trastornos urológicos (válvulas uretrales posteriores, vejiga
neurógena, extrofia vesical) en los que se usa el cateterismo limpio intermitente (CLI) como intervención para conservar la función renal o permitir
la continencia urinaria. En general, el CLI reduce el riesgo de IVU, aunque
puede poner a estos niños en un mayor riesgo de IVU. Si se siguen las guías
de vaciamiento frecuente y completo con CLI, las infecciones no suelen ser
frecuentes.
B. Si el niño se sometió a cirugía de aumento vesical (véase cap. 11) y sufre infecciones recurrentes, se le debe instruir para la cateterización más frecuente y
la irrigación vesical más frecuente y eficiente.

LECTURAS RECOMENDADAS

Roberts KB. Urinary tract infection: clinical practice guideline for the diagnosis and
management of the initial UTI in febrile infants and children 2 to 24 months.
Pediatrics 2011;128(3):595-610.
Rushton HG, Pohl HG. Urinary tract infection in children. In: Bellman AB, King LR,
Kramer SA, eds. *Clinical pediatric urology*, 5th ed. London: Martin Dunitz; 2002.
Schmidt B, Copp HL. Work-up of pediatric urinary tract infection. *Urol Clin North
Am* 2015;42(4):519-526.

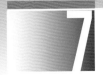

Reflujo vesicoureteral

Hillary L. Copp y Laurence S. Baskin

I. INTRODUCCIÓN

El reflujo vesicoureteral (RVU) se define como el flujo retrógrado anormal de orina de la vejiga a las vías urinarias superiores a través de una unión ureterovesical incompetente. No se ha documentado que el reflujo de baja presión sin contaminación bacteriana sea dañino; sin embargo, el reflujo en presencia de infección es un factor de riesgo para las infecciones de vías urinarias (IVU) superiores (pielonefritis). Está demostrado que las IVU superiores no tratadas causan cicatrización renal (nefropatía por reflujo) en los niños. Las anomalías congénitas del desarrollo renal pueden acompañarse de reflujo vesicoureteral que cause un cuadro clínico de nefropatía por reflujo, pero sin antecedente de IVU.

A. Nefropatía por reflujo

Se define como la tríada clínica siguiente.
1. Cicatrización renal.
2. Hipertensión.
3. Reflujo vesicoureteral.

II. EPIDEMIOLOGÍA

La prevalencia del reflujo varía con diversos factores demográficos de la población de pacientes. El reflujo puede ocurrir como entidad aislada o con otras anomalías relacionadas en el aparato genitourinario.

A. Antecedente de infección de vías urinarias

En los niños sin síntomas urológicos o antecedente de infección, es probable que la incidencia de reflujo sea menor de 1%. En niños con antecedente de IVU sintomática, se calcula que la incidencia de reflujo varía entre 20% y 50%.

B. Edad

La prevalencia del reflujo se relaciona en forma inversa con la edad de la población de estudio. Con el crecimiento lineal, el reflujo se resuelve en forma espontánea en muchos pacientes.

C. Raza

Es más frecuente que el reflujo sea una enfermedad de niños de piel clara. La prevalencia de reflujo parece ser mucho menor en niños de raza negra y de origen mediterráneo que entre los caucásicos. Se calcula que la prevalencia de reflujo en niños de raza negra con antecedente de IVU es cercana a 25% de la incidencia de la población de niños blancos.

D. Predisposición en los hermanos

Los hermanos de pacientes con reflujo confirmado tienen una prevalencia de reflujo aproximada de 30%, los hermanos más pequeños tienen el mayor riesgo. Se recomienda un cistouretrograma por micción (CUGM) si el hermano de un niño con reflujo vesicoureteral (RVU) tiene anomalías en la ecografía de riñones y vejiga (ERV) o si tiene una IVU.

E. **Sexo**

Debido a la epidemiología de las IVU en niños, el reflujo puede manifestarse a distintas edades en los varones y mujeres. Como en el periodo neonatal las IVU son más frecuentes en niños no circuncidados que en las niñas, el reflujo se diagnostica en muchos varones en el periodo neonatal. Sin embargo, después del primer año de edad, la incidencia de IVU es mucho mayor en niñas que en niños. Por lo tanto, la mayoría de los pacientes en edad escolar con diagnóstico de reflujo es de sexo femenino.

F. **Anomalías relacionadas**

Aunque el reflujo vesicoureteral puede ocurrir como una entidad aislada, también puede encontrarse con otras anomalías genitourinarias.
1. Válvulas uretrales posteriores: la obstrucción congénita de la salida vesical se relaciona con reflujo hasta en 50% de los pacientes. Esto se consideraría reflujo secundario.
2. Duplicación del sistema colector: el reflujo a menudo se relaciona con la fracción del polo inferior de un sistema duplicado.
3. Síndrome de abdomen en ciruela (Eagle-Barrett).
4. Extrofia vesical.
5. Disfunción miccional grave.
6. Vejiga neurógena.
7. Ureterocele.

III. CLASIFICACIÓN DEL REFLUJO

A. **Reflujo primario**

El reflujo primario es resultado de una deficiencia congénita en la formación de la unión ureterovesical en ausencia de cualquier otra anomalía predisponente. Por consiguiente, estos pacientes pueden tener un orificio ureteral ectópico lateral consistente con un túnel ureteral submucoso deficiente. La mayoría de los niños por lo demás sanos que se presentan con infección de vías urinarias sintomática caen en la categoría de reflujo primario. Debe señalarse que la mayoría de los lineamientos actuales, que se desarrollaron para tratar niños con reflujo, aplican sobre todo a los pacientes con reflujo primario.

B. **Reflujo secundario**

El reflujo secundario es resultado de otras anomalías en las vías urinarias que causan descompensación de la unión ureterovesical con morfología normal. Aunque el reflujo secundario puede tener muchas causas distintas, el tratamiento exitoso de estos pacientes depende al final de la corrección de las causas subyacentes.
1. Vejiga neurógena.
   a. Mielomeningocele.
   b. Lesión de la médula espinal.
   c. Anormalidades anorrectales (ano imperforado).
2. Obstrucción.
   a. Disfunción de la micción.
   b. Válvulas uretrales posteriores.
   c. Ureteroceles ectópicos.
3. Infección: la cistitis también puede predisponer al reflujo a una unión ureterovesical (UUV) con competencia marginal.
4. Disfunción vesical e intestinal: la combinación de estreñimiento funcional y síntomas de las vías urinarias inferiores se llama disfunción vesical e

TABLA 7-1	Clasificación del reflujo vesicoureteral

Grado I: aparición de contraste sólo en el uréter
Grado II: aparición de contraste en el uréter y la pelvis renal sin dilatación ni achatamiento de los cálices
Grado III: dilatación leve de los cálices sin tortuosidad ureteral
Grado IV: dilatación moderada y achatamiento de los cálices sin tortuosidad ureteral
Grado V: dilatación grave de los cálices con tortuosidad ureteral

intestinal (DVI), cuya fisiopatología se desconoce. La distensión rectal que causa el estreñimiento podría tener un efecto de masa en la vejiga, lo que a su vez causa disfunción urinaria. Otros creen que los esfínteres rectal y urinario se originan en una red neural común, que es disfuncional. La DVI predispone al reflujo a la UUV con competencia marginal (véase cap. 6).

IV. CLASIFICACIÓN DEL REFLUJO

La puntuación del grado de reflujo es importante para el tratamiento y el pronóstico final de los pacientes con reflujo primario. Los grados más graves de reflujo se relacionan con menores tasas de resolución espontánea y mayor incidencia de cicatrización renal. Acorde con el sistema internacional, el grado de reflujo depende de la gravedad de los cambios en los cálices, la dilatación ureteral y la redundancia que ocurre en forma secundaria al reflujo (tabla 7-1, fig. 7-1).

V. PRESENTACIÓN CLÍNICA

A. Infección de las vías urinarias
Al principio, la mayoría de los niños con reflujo se presenta con un episodio de IVU. En la mayor parte los casos, la pielonefritis es el cuadro inicial.

B. Enfermedad febril inexplicable
Es probable que otros pacientes no tengan un antecedente documentado de IVU, pero sí antecedente de enfermedad recurrente frecuente con fiebre inexplicable. Algunos niños con reflujo y pielonefritis reciben tratamiento erróneo por supuesta otitis. Por lo tanto, es crucial valorar a todos los niños con fiebre inexplicable con las pruebas urinarias apropiadas (análisis de orina y urocultivo, si está indicado).

C. Anomalías genitourinarias relacionadas
Como se mencionó antes, el reflujo a menudo se relaciona con otras anomalías urológicas. El hallazgo de cualquier trastorno mencionado antes obliga a considerar una investigación en busca de reflujo.

D. Diagnóstico prenatal
Por el uso extendido de la detección con ecografía prenatal, la hidronefrosis fetal a menudo se detecta *in utero*. Aunque la hidronefrosis fetal puede tener varias causas patológicas o fisiológicas (véase cap. 13), los lactantes con diagnóstico prenatal, hidronefrosis grave (grados 3-4 de la Society for Fetal Urology) deben recibir profilaxis antibiótica hasta que se realice una cistografía para confirmar o descartar el RVU.

VI. DIAGNÓSTICO

La obtención de imágenes después de una IVU es controversial. Pueden obtenerse sólo como seguimiento y por lo general son innecesarias en presencia de una infección aguda.

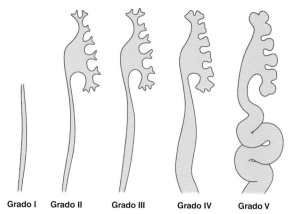

| Grado I | Grado II | Grado III | Grado IV | Grado V |

FIGURA 7-1. Clasificación internacional de reflujo.

A. **Ecografía de riñones y vejiga (ERV)**

La ERV es la imagen utilizada con mayor frecuencia para valorar las vías urinarias en niños. No es invasiva ni costosa, y no expone al paciente a radiación ionizante. La ERV es útil para identificar trastornos como la duplicación renal, cicatrización renal y dilatación del tracto genitourinario. En los niños menores de 5 años debe realizarse ERV después de la primera IVU febril documentada o con IVU no febriles recurrentes. Como técnica adjunta, la ecografía puede ser útil para clasificar la hidronefrosis (véase cap. 13) y como valoración basal para estudios de seguimiento a fin de monitorizar el crecimiento renal.

B. **Cistouretrograma por micción (CUGM)**

El reflujo vesicoureteral es un diagnóstico radiográfico. El estudio estándar de referencia es el CUGM con contraste. El estudio permite hacer el diagnóstico preciso y calificar la gravedad del reflujo. EL CUGM con medio de contraste se recomienda después de la primera IVU febril si se detecta alguna anormalidad en la ERV (p. ej., discrepancia en el tamaño renal, cicatrización o hidronefrosis) o después de una segunda IVU febril. Sin embargo, debe señalarse que la ERV es una modalidad poco confiable para predecir el RVU y a menudo es normal a pesar de la presencia de reflujo.

C. **Valoración urodinámica**

Muchos niños con reflujo también tienen disfunción para la micción; a menudo se sospecha el diagnóstico por un antecedente de incontinencia, polaquiuria o urgencia. Si está indicada, puede hacerse la valoración urodinámica con vigilancia de la distensibilidad intravesical en la misma situación que el CUGM con medio de contraste. Esta información es importante para el tratamiento de pacientes con reflujo y otras anormalidades en las vías urinarias inferiores (p. ej., vejiga neurógena). El tratamiento apropiado de la disfunción de la micción a menudo permite la resolución del reflujo.

D. **Gammagrama renal por medicina nuclear**

El gammagrama renal con ácido dimercaptosuccínico es útil para detectar cicatrices en la corteza renal. Algunos centros han usado el gammagrama renal para confirmar el diagnóstico de pielonefritis aguda.

E. **Cistograma por medicina nuclear**

El cistograma nuclear es útil como estudio de seguimiento en pacientes con reflujo confirmado. Tiene la ventaja de su alta sensibilidad y menor exposición a radiación que el CUGM con contraste, estándar. Sin embargo, por su incapacidad para clasificar con exactitud el reflujo y detectar anomalías relacionadas (espina bífida, ureteroceles, sistemas duplicados), los cistogramas nucleares no deben usarse para la valoración inicial del reflujo.

VII. TRATAMIENTO

El objetivo primario del tratamiento médico y quirúrgico del reflujo es evitar el desarrollo de pielonefritis, infecciones urinarias recurrentes y el desarrollo de cicatrización cortical renal.

A. Tratamiento médico del reflujo

La profilaxis antibiótica continua (PAC) en dosis baja reduce la probabilidad de IVU en niños con reflujo; sin embargo, la evidencia es contradictoria con respecto a la PAC y la profilaxis de la cicatrización renal. Es posible que las discrepancias en este resultado de largo plazo se deban a la inclusión en los estudios de niños de varias edades. Los niños más pequeños pueden ser más susceptibles a las complicaciones de largo plazo de las IVU, y los niños más pequeños con RVU pueden beneficiarse más con el PAC. Por lo tanto, se recomienda la profilaxis antibiótica para niños menores de un año con IVU febril y cualquier grado de RVU. En ausencia de un antecedente de IVU febril, la PAC se recomienda en niños con RVU grados III-V menores de un año de edad. De igual manera, la profilaxis se recomienda para niños mayores de un año con reflujo de grado alto (grados III-V).

Los pacientes a menudo se mantienen con monitorización (cada 12 a 18 meses) para revisar la resolución del reflujo. Existe la opción de suspender el antibiótico sin pruebas para EVU. Existe un debate sobre si debe suspenderse la PAC sólo cuando el RVU se resolvió en el CUGM con contraste o suspenderlo después de completar cierto intervalo sin infección. En los niños con RVU, la tasa de infección desciende en forma drástica después de un año y a pesar de que continúe un reflujo leve, pueden tratarse en forma conservadora. Como la tasa de infección se mantiene alta después de 1 año en niñas con RVU, se desconoce el momento ideal para suspender el tratamiento. A menudo la PAC se continúa en pacientes con riesgo alto hasta que se completa el entrenamiento para el uso del inodoro, ya que este hito a menudo se relaciona con IVU; sin embargo, una vez que se completa este entrenamiento, la vejiga tiene mayor madurez neurológica y es menos proclive a la infección. Es mejor evitar pruebas para el reflujo durante el entrenamiento sanitario por la supuesta disfunción de la micción durante este periodo.

1. Profilaxis antibiótica
   Hay relativamente pocos antibióticos efectivos disponibles para usar en la profilaxis urinaria en niños. Los antibióticos profilácticos suelen administrarse una vez al día en una dosis cercana a la mitad o un tercio de la dosis terapéutica normal. En la tabla 7-2 se listan los fármacos usados con frecuencia y los efectos colaterales que pueden ser graves, aunque raros.

2. Tratar en forma intensiva la disfunción vesical e intestinal (véase cap. 6). Deben buscarse síntomas de DVI en la valoración inicial, ya que la presencia de DVI no tratada eleva el riesgo de IVU, reduce las tasas de resolución espontánea del RVU y disminuye las tasas de curación quirúrgica. Los niños con DVI y cualquier grado de RVU tienen el riesgo más alto de IVU febriles recurrentes o sintomáticas, incluso en comparación con los niños con RVU de grado alto (56% frente a 30%).

3. Tratamiento anticolinérgico.
   En pacientes con contracciones vesicales no inhibidas o vejiga poco distensible (véase cap. 8) y reflujo secundario, el tratamiento con fármacos anticolinérgicos (p. ej., oxibutinina) además de los antibióticos puede permitir la resolución espontánea.

TABLA 7-2	Fármacos de uso frecuente para profilaxis de IVU en niños	
Fármaco	**Dosis oral**	**Precauciones**
Trimetoprim/ sulfametoxazol	2 mg/kg VO (trimetoprim) por la noche	Evitar el uso en los primeros 2 meses debido a kernícterus, anemia megaloblástica
Nitrofurantoína	2 mg/kg al día	Fibrosis pulmonar, anemia hemolítica en la deficiencia de G6PD
Amoxicilina	20 mg/kg VO al día	Buena opción para los primeros 2 meses. Es frecuente el desarrollo posterior de resistencia
Cefalexina	20 mg/kg VO al día	Buena opción para los primeros 2 meses. Es frecuente el desarrollo posterior de resistencia

4. Visitas al consultorio y pruebas de seguimiento.
Los pacientes con tratamiento médico deben mantenerse bajo vigilancia para detectar IVU. No se recomienda la vigilancia urinaria habitual, a menos que el paciente tenga signos y síntomas de IVU. Debe analizarse la orina en forma periódica (cada año) para medir la proteína, y debe descartarse la hipertensión, aunque en la mayor parte de los casos la proteinuria y la hipertensión no serán problema hasta la edad adulta. También se vigila con ecografía el crecimiento y la cicatrización renales (cada 1 o 2 años). El problema crítico es mantener la orina sin infecciones mientras exista el reflujo, lo que reduce la probabilidad de pielonefritis y por tanto, la cicatrización renal nueva.

B. **Corrección quirúrgica del reflujo**
Aunque muchos pacientes con reflujo pueden tratarse con éxito con profilaxis antibiótica, la corrección quirúrgica del reflujo está indicada cuando el tratamiento médico no tiene éxito.
1. Indicaciones quirúrgicas.
   a. Episodios recurrentes de pielonefritis con la profilaxis antibiótica.
   b. Falta de apego al tratamiento.
   c. Infecciones intercurrentes con organismos resistentes.
   d. Persistencia de reflujo problemático hasta la pubertad.
2. Resultados de la corrección quirúrgica.
En manos experimentadas, la cirugía para el reflujo es muy segura y eficaz. La intervención quirúrgica para RVU por métodos abierto o endoscópico en la población de pacientes bien seleccionada puede aplicarse con éxito adecuado y tasa baja de complicaciones. El riesgo teórico de obstrucción ureteral y bloqueo renal existe con cualquier técnica quirúrgica. Por esta razón, debe realizarse ERV cada 4 a 6 semanas y 1 año después de la cirugía.
3. Técnicas quirúrgicas.
   a. Cirugía abierta: el objetivo de la cirugía es crear una válvula funcional en la unión vesicoureteral. Esto se logra con la movilización del uréter y la creación de un túnel submucoso más largo (con proporción de al menos 3:1 entre la longitud del túnel y el diámetro ureteral) para lograr un respaldo muscular más fuerte. Se usan dos técnicas generales: intravesical (fig. 7-2) y extravesical (fig.7-3). La reparación quirúrgica abierta conlleva una tasa de éxito cercana a 95% y una tasa de complicaciones menor de 2%.
   b. Tratamiento endoscópico: la corrección RVU con un agente formador de volumen se describió por primera vez en 1981. El agente usado

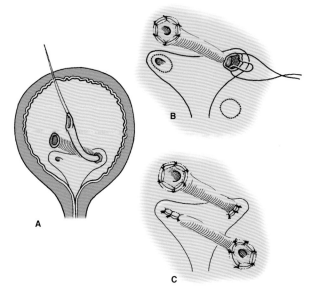

FIGURA 7-2. A-C. Técnica de reimplantación ureteral intravesical.

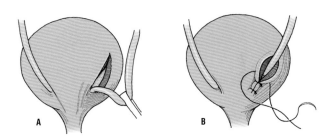

FIGURA 7-3. A-B. Técnica de reimplantación ureteral extravesical. Cara posterior de la vejiga (procedimiento de Lich-Gregor).

con mayor frecuencia es el copolímero dextranómero de ácido hialurónico (Deflux). El procedimiento se realiza mediante la inserción de cistoscopio a través de la uretra hacia la vejiga para inyectar el agente formador de volumen. Con el tiempo, la técnica para la inyección ha evolucionado a la técnica de implantación con hidrodistensión doble (HID doble) (fig. 7-4). En esta técnica se aplican dos inyecciones intramurales que crean un túnel ureteral y coaptación del orificio con mejores tasas de éxito semejantes a las obtenidas con la cirugía abierta en algunas series. La selección de pacientes es un aspecto importante

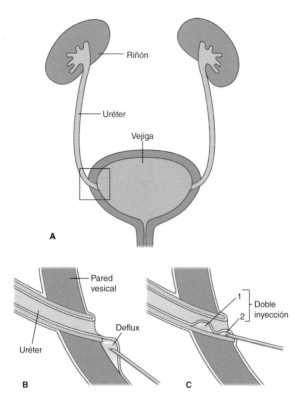

FIGURA 7-4. A-C. Inyección endoscópica de Deflux para la corrección del reflujo vesicoureteral (técnica HID doble).

de las tasas de éxito del procedimiento, ya que la tasa de curación con tratamiento endoscópico es menor en niños con DVI que en los que no la tienen.

C. Seguimiento a largo plazo

En los pacientes con RVU está indicado el seguimiento a largo plazo, porque el antecedente de RVU implica un riesgo potencial de desarrollar hipertensión o nefropatía crónica, sobre todo en presencia de anomalías renales en la ERV o la imagen con ácido dimercaptosuccínico. En niños con antecedente de RVU y anomalía renal debe realizarse una valoración anual hasta la adolescencia, con monitorización de la presión sanguínea para detectar hipertensión y de la orina para detectar proteinuria.

VIII. RESUMEN

El reflujo vesicoureteral es una de las anomalías urológicas más frecuentes tratadas por los urólogos pediatras. La mejor comprensión de los mecanismos fisiopatológicos, la disfunción vesical e intestinal, y la evolución natural del reflujo ha derivado en mejorías de las estrategias médicas y quirúrgicas para tratar esta enfermedad. El tratamiento efectivo de los pacientes con reflujo depende de la detección temprana del reflujo y de la institución de la profilaxis antibiótica en pacientes con riesgo alto de IVU recurrente y daño renal (niños menores de 1 año, los que tienen RVU de grado alto, aquellos con diagnóstico por IVU febril y los que tienen disfunción vesical e intestinal). En la mayoría de ellos es necesaria la monitorización y la valoración periódica; se ha demostrado que cuando está indicada, la corrección quirúrgica del reflujo es segura y efectiva.

LECTURAS RECOMENDADAS

Arlen AM, Cooper CS. Controversies in the management of vesicoureteral reflux. *Curr Urol Rep* 2015;16:64.

Peters CA, Skoog SJ, Arant BS Jr, *et al*. Guideline for management of primary vesicoureteral reflux in children. *J Urol* 2010;184(3):1134-1144.

Skoog SJ, Peters CA, Arant BS, *et al*. Pediatric Vesicoureteral Reflux Guidelines Panel summary report: clinical practice guidelines for screening siblings of children with vesicoureteral reflux and neonates/infants with prenatal hydronephrosis. *J Urol* 2010;184(3):1145-1151.

8 Incontinencia urinaria diurna/disfunción vesical e intestinal (en el niño sano)

Angelique M. Champeau

I. INTRODUCCIÓN

A. Para comprender la incontinencia urinaria infantil, primero debe comprenderse el desarrollo del control normal de la vejiga.

1. El mecanismo neurofisiológico de la vejiga urinaria normal está controlado por la integración compleja de inervación simpática, parasimpática y somática que incluye a las vías urinarias inferiores, el centro de la micción en la médula espinal sacra, el mesencéfalo y centros corticales superiores. El desarrollo exitoso de la función vesical normal requiere almacenamiento de orina en la vejiga a presiones bajas con el esfínter cerrado y el vaciamiento completo de la vejiga con la contracción voluntaria de la misma y una relajación involuntaria del esfínter.

2. Desde la etapa fetal, la micción ocurre sobre todo en forma refleja a intervalos frecuentes sin control voluntario. El llenado vesical activa a los nervios aferentes, que a través de reflejos espinales inducen la relajación del esfínter urinario externo y la contracción del detrusor, lo que causa el vaciamiento completo de la vejiga.

3. Hacia los 6 meses de edad, la capacidad vesical aumenta y la frecuencia de la micción disminuye.

4. Entre el 1º y el 2º años de edad se desarrolla la sensación consciente.

5. Para los 2 a 3 años de edad se desarrolla la capacidad para iniciar e inhibir la micción en la corteza cerebral. Es en este momento que las vías urinarias inferiores son más susceptibles a las señales corticales aprendidas anormales (esto puede ser tan sencillo como un niño al que se le dice que no moje su ropa).

6. Un niño en edad escolar orina "normalmente" entre 4 y 9 veces al día.

7. La capacidad vesical (CV) normal de un niño se relaciona con la edad.
   Edad en años + 2 = CV en onzas
   (Edad en años + 2) × 30 = CV en mililitros

II. DEFINICIÓN

A. La continencia urinaria se define como la emisión involuntaria de orina en un niño mayor de 5 años (la edad en la que un niño sano en la sociedad occidental ya debe haber alcanzado la continencia diurna). Sin embargo, esta edad particular depende de la cultura de la familia. Algunas culturas esperan la continencia a una edad mucho menor, a menudo por razones socioeconómicas (falta de disponibilidad de pañales e instalaciones de lavandería).

B. Las causas de incontinencia urinaria en niños pueden considerarse como adquiridas (disfuncional, secundaria) o no adquiridas (familiar, primaria). Un hecho interesante es que las causas no adquiridas de incontinencia pueden conducir a problemas adquiridos (disfuncionales).

III. CLASIFICACIÓN

A. Disfunción de la micción

1. El término "disfunción de la micción" en la infancia se refiere a una disfunción o falta de coordinación de la vía urinaria inferior sin una causa orgánica identificada (enfermedad neurológica, lesión o malformación congénita).

2. En términos generales, la disfunción de la micción es una descoordinación entre el músculo vesical y la actividad del esfínter externo (fig. 8-1) y puede asumir muchas formas, incluida la incapacidad para iniciar o detener en forma voluntaria la micción, vaciamiento vesical incompleto, aumento de la capacidad vesical, incontinencia y presiones elevadas en la vejiga.

3. Como los niños mayores pueden controlar su esfínter externo con más facilidad que el músculo vesical, es más fácil para ellos detener la micción que iniciarla. La contracción del esfínter externo es inconsciente y normal durante el llenado de la vejiga, pero es patológica durante la contracción vesical. Aunque ésta puede ser una respuesta normal a una contracción vesical inadecuada, si continúa con regularidad conducirá al deterioro de las vías urinarias inferiores y, con menor frecuencia, de las superiores.

4. La contracción del esfínter externo al momento de la contracción vesical se refiere como disfunción del piso pélvico (DPV). Con la disfunción de la micción, la DPV es una respuesta aprendida.

B. Disfunción vesical e intestinal (DVI)

1. A menudo, la disfunción de la micción se relaciona con disfunción intestinal: estreñimiento, incontinencia fecal e infecciones de vías urinarias (IVU) recurrentes. Cuando esto ocurre, el trastorno se clasifica como DVI.

C. Vejiga neurógena no neurógena (VNNN; o síndrome de Hinman)

1. La idea actual es que la vejiga neurógena no neurógena (síndrome de Hinman) es el resultado clínico final de la disfunción de la micción prolongada y grave en niños sin una lesión neurológica identificable. En esta forma más grave, el patrón de micción anormal aprendido puede conducir a la orina residual, hidronefrosis, engrosamiento y formación de trabéculas en la vejiga, reflujo vesicoureteral, pielonefritis recurrente y al final, a la insuficiencia renal. Por lo general, se cree que éste es un problema adquirido, aunque también se ha observado en niños pequeños, antes de la edad aceptada de la continencia normal, por lo que es probable que haya un problema primario que aún no se identifica. La VNNN es rara.

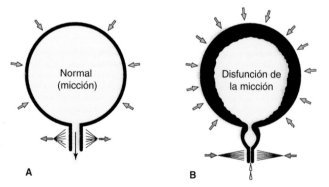

FIGURA 8-1. Esquema de la micción coordinada normal (A) y la micción disfuncional (B).

D. **Micción vesicovaginal**
1. La micción vaginal puede ser adquirida o no adquirida. La forma adquirida es muy frecuente y a menudo no se diagnostica ni se considera. La micción vaginal se debe a que las niñas orinan con las piernas en aducción completa y esto hace que una parte de la orina emitida se desvíe por los labios, refluya y se acumule en la vagina. Esta orina gotea despacio cuando la niña se pone de pie y camina después de la micción. En ocasiones, la orina sólo se expulsa de la vagina cuando la niña tose o estornuda y se diagnostica en forma errónea como incontinencia "de esfuerzo" (que no ocurre en niños sin anormalidades neurológicas o congénitas). Este problema es más frecuente en niñas obesas, aunque puede encontrarse con cualquier constitución corporal. Los niños con anomalías congénitas, como anomalías del seno urogenital común (hiperplasia suprarrenal congénita) a menudo tienen micción vaginal primaria.

E. **Incontinencia transitoria**
1. La incontinencia transitoria puede ocurrir en presencia de una infección vesical, enfermedad o estrés (nacimiento o muerte de un miembro de la familia, abuso sexual).

F. **Vejiga desinhibida o vejiga hiperactiva**
1. La vejiga desinhibida puede ser un fenómeno primario o adquirido. La vejiga desinhibida primaria también se conoce como vejiga hiperactiva (VHA) o vejiga espástica y puede manifestarse con incontinencia, urgencia y polaquiuria. Ocurre cuando la vejiga se contrae en forma involuntaria (casi siempre antes de la edad en la que se alcanza la capacidad apropiada). La causa se desconoce, pero tiende a presentarse en las familias y a menudo es un problema crónico. La VHA a menudo se agrava como respuesta al estrés u otros desencadenantes, como el asma. Es posible que el niño pequeño tenga incontinencia al momento de esta contracción inesperada, mientras que el niño mayor puede mantenerse seco, pero orina con mayor frecuencia de la normal. A menudo, para conservar la continencia, los niños contraen el piso pélvico al momento de la contracción, lo que puede causar disfunción vesical e intestinal, que agrava el problema original. En su forma adquirida, un niño con disfunción del piso pélvico grave puede alcanzar presiones tan altas en la vejiga que el músculo vesical se hipertrofia, lo que luego hace que la vejiga tenga contracciones desinhibidas, lo que de nuevo exacerba el problema original.

G. **Trastornos en la frecuencia de la micción**
1. Hay dos formas de los trastornos de la frecuencia de la micción: micción demasiado frecuente o micción demasiado infrecuente. Estos problemas a menudo se resuelven por sí solos, pero pueden ser muy frustrantes para el niño y su familia. Ambos pueden relacionarse con un desencadenante psicológico, pero no en todos los casos puede identificarse alguno.
2. Vejiga perezosa (micción infrecuente): tiene una capacidad grande y se manifiesta por micción muy infrecuente. Con el tiempo, la contractilidad de la vejiga disminuye. Por lo general es resultado de la disfunción prolongada de la micción, aunque también puede verse en niños muy pequeños que orinan con relajación normal del esfínter externo, aunque con poca frecuencia. Los niños pueden orinar tan solo 1 a 3 veces en 24 h.
3. Polaquiuria urinaria benigna: los niños con síndrome de polaquiuria grave experimentan un inicio agudo de polaquiuria extraordinaria. Pueden sentir necesidad de orinar cada 5 a 15 min durante el día, pero la mayoría duerme toda la noche y permanece seca. Por lo general, los niños experimentan remisión espontánea en 3 meses, aunque es frecuente la recurrencia temporal.

H. **Incontinencia por risa**
1. La incontinencia por risa es una situación en la que un niño con continencia normal se vuelve incontinente sólo con la risa. Un hecho interesante es que este mismo niño *no* pierde la continencia con otras maniobras de

Valsalva, como la tos, estornudos o saltos. La incontinencia por risa es rara.

IV. EPIDEMIOLOGÍA

A. La mayoría de los niños por lo demás sanos pueden mantenerse secos durante el día al cumplir 4 años.

B. De todos los niños con un problema de incontinencia, sólo 10% tiene síntomas en el día, 75% sólo por la noche y 15% tanto en el día como por la noche.

C. Los estudios en niños que apenas comienzan la escuela (6 o 7 años de edad) mostraron que 3.1% de las niñas y 2.1% de los niños tuvieron un episodio de incontinencia diurna al menos una vez a la semana. La mayor parte de estos niños tenía urgencia urinaria (82% de las niñas y 74% de los niños). Por razones que no se comprenden, también hay una diferencia en la prevalencia entre los niños que viven en regiones más frías (2.5%) o más cálidas (1%).

D. **Tasa de curación espontánea**
   1. La tasa de curación espontánea de la incontinencia diurna es similar a la de la enuresis nocturna (alrededor de 14% de los niños mejora sin tratamiento cada año).

V. PROBLEMAS RELACIONADOS

A. **Bacteriuria/infección urinaria** (véase cap. 6).
   1. Existe una relación marcada entre la disfunción vesical e intestinal y la bacteriuria; sin embargo, no se sabe si las bacterias causan la disfunción vesical o viceversa. Es probable que ambos hechos sean verdaderos y esto a menudo genera un círculo vicioso.

B. **Disfunción intestinal** (véase cap. 10)
   1. Estreñimiento.
   2. Encopresis (incontinencia fecal).

C. **Enuresis nocturna**

D. **Causantes de estrés psicológico**
   1. Muchos estudios han notado trastornos psiquiátricos relacionados con la incontinencia; sin embargo, es difícil diferenciar si el factor psicológico o la presión social son la razón primaria del problema en la micción, o si la incontinencia da lugar a los problemas psicológicos. La ayuda psicosocial o psiquiátrica sólo debe ser el enfoque primario en los casos graves (p. ej., muerte de un miembro de la familia, abuso sexual).

E. **Reflujo vesicoureteral** (véase cap. 7).
   1. La disfunción vesical puede conducir al desarrollo, persistencia y, cuando se trata, resolución del reflujo vesicoureteral. Un niño con disfunción vesical e intestinal puede tener una obstrucción funcional y, por tanto, presiones intravesicales altas durante la micción. Es importante reconocer la disfunción vesical e intestinal en niños que se presentan con reflujo, ya que la corrección quirúrgica del reflujo a menudo no cambia los hábitos de micción y sólo se resuelve parte del problema.

VI. DIAGNÓSTICO

A. **Anamnesis**
   Aunque la anamnesis es difícil de diagnosticar en esta población, los antecedentes adecuados de la micción a menudo conducen al diagnóstico sin pruebas adicionales. Los siguientes son los hallazgos más frecuentes de la anamnesis en niños con las diversas causas de incontinencia.
   1. Disfunción de la micción.
      a. El "baile del baño" (fig. 8-2 A-C): el niño baila, se coloca en cuclillas, se sujeta o asume posturas para evitar la incontinencia. Se cree que esto se debe a la falla de la corteza cerebral para inhibir la contracción vesical refleja y, como respuesta, hay emisión involuntaria de orina o una

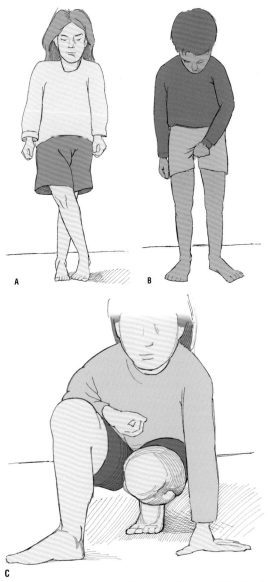

A

B

C

FIGURA 8-2. Ilustración de varias posiciones en niños con disfunción miccional. A: genuflexión de Vincent. B: retención urinaria. C: posición en cuclillas con el talón en el perineo.

contracción esfintérica de defensa (ayudada por la posición en cucli-llas) que previene la incontinencia por cierto tiempo.
- b. Infecciones urinarias.
- c. Estreñimiento/encopresis.
2. Vejiga desinhibida.
    - a. Polaquiuria.
    - b. Urgencia.
    - c. Baile del baño.
3. Trastornos frecuentes.
    - a. Vejiga perezosa.
        - (1) Micción infrecuente (1 a 3 veces al día).
        - (2) Pujo abdominal con la micción.
        - (3) Chorro de orina intermitente, cese súbito del chorro de orina o ambos.
        - (4) Falta de sensación de la necesidad de orinar por la mañana, al despertar.
    - b. Polaquiuria benigna.
        - (1) Inicio súbito de la micción con frecuencia de cada 5 a 15 min.
        - (2) El niño no despierta por la noche.
        - (3) El niño mantiene la continencia.
4. Micción vesicovaginal.
    - a. Se moja después de la micción, a menudo se describe como "fuga".
5. Incontinencia con la risa.

B. **Exploración física**
1. General: valoración de la autoestima. Inspección de la ropa interior para notar humedad o manchas fecales. También debe observarse con cuidado la marcha del niño.
2. Abdomen: poner atención especial en los riñones (hidronefrosis) y la vejiga, valorar si hay materia fecal retenida.
3. Región lumbosacra: deben descartarse un hemangioma, parche de pelo, hoyuelos asimétricos, agenesia del sacro o lipoma subcutáneo, ya que son signos de posibles lesiones neurológicas. Observar si hay debilidad muscular mientras el niño camina sobre las puntas de los pies y los talones.
4. Genitales externos: anatomía, exantema, fuga de orina (basal y con esfuerzo), sensibilidad perianal y tono anal. Valorar la vagina en busca de orina acumulada. Un examen rectal es muy útil, aunque casi nunca es bien tolerado. Es importante poner atención en las anomalías (p. ej., epispa-dias, ectopia ureteral o uretral).

C. **Análisis urinario**
1. El análisis de orina debe incluir medición de la densidad específica (para descartar un defecto en la concentración y, por tanto, volúmenes urinarios altos), tira reactiva para medir glucosa (diabetes y gasto urinario alto), pro-teína, examen microscópico y detección de infección mediante cultivo.

D. **Diario de micción**
1. Cuando no es posible identificar bien el patrón de micción en la anam-nesis, son necesarias medidas objetivas para documentar la situación. La menos invasiva de éstas (y la más útil) es el diario de micción (fig. 8-3). Un diario no sólo es útil para el médico, también demuestra el patrón de micción al niño y su familia. Casi todos los problemas de incontinencia pueden diagnosticarse con exactitud y luego tratarse con anamnesis ade-cuada, exploración física y diario de micción (fig. 8-4).
2. Durante al menos dos periodos de 24 h, el niño debe registrar y documen-tar la hora y la cantidad de cada micción, así como la magnitud de cual-quier incontinencia. La correlación y la evaluación del diario de micción

permiten distinguir y reconocer muchos problemas de micción disfuncional. Es importante tratar cualquier estreñimiento antes de realizar el diario de micción.

E. **Velocidad del flujo urinario**

1. La medición de la velocidad de flujo es una herramienta diagnóstica que puede aportar información objetiva adicional de la forma en que el niño vacía la vejiga. Esto puede hacerse con una máquina que proporciona una impresión objetiva, pero pude hacerse de manera casi igual de efectiva con la mera observación de la micción del niño.

   a. Micción en estacato: se trata de otro término para un chorro intermitente; por lo general hay un inicio tardío. A diferencia de la micción

Día 1

Hora:	Cantidad:	Cantidad de humedad en la ropa interior: Escala: 0 a 5 0 = seco, 5 = empapado	Comentarios:

Día 2

Hora:	Cantidad:	Cantidad de humedad en la ropa interior: Escala: 0 a 5 0 = seco, 5 = empapado	Comentarios:

FIGURA 8-3. A: diario de micción. B: instrucciones para completar el diario de micción.

Instrucciones para el diario de micción

1.) Completar el diario por 2 días cuando uno de los padres/tutores esté en casa con el niño (casi siempre en fin de semana). No es necesario que sean dos días consecutivos.

2.) Si se prescribió una limpieza intestinal, esperar para iniciar el diario al menos 2-6 semanas después de la limpieza y cuando se haya iniciado el medicamento de mantenimiento diario.

3.) La primera entrada inicia cuando el niño despierte por la mañana. El niño debe orinar al despertar.

4.) El niño debe orinar al menos cada 2 h mientras esté despierto esos días. Si necesita orinar con mayor frecuencia, está bien. Favor de registrar cada episodio de micción.

5.) Medir cada micción con un dispositivo de recolección apropiado (orinal para niños y "sombrero urinario" para niñas) y documentar el volumen en el diario.

6.) Justo antes de cada episodio de micción, verificar si la ropa interior está húmeda. Calificar la humedad con una escala de 0 a 5 y documentarla en el diario. Por ejemplo: 0 = seca, 1 = manchas ligeras en la ropa interior, 5 = empapada por completo hasta la parte superficial de la ropa.

7.) Asegurar que el niño asuma la posición correcta para orinar. Para las niñas, sentadas con las piernas bien separadas, inclinadas hacia delante con los pies sobre un soporte. Para los niños, puede ser de pie o sentados.

8.) Usar la sección de comentarios del diario de micción para documentar cualquier problema y el uso de fármacos. Por ejemplo: "orinó en la regadera, no se midió". O "se administró medicamento".

9.) Cuando esté completo, FAVOR DE NO OLVIDAR traer el diario a la consulta de seguimiento en la clínica de urología pediátrica. A veces es útil enviar el diario antes de la cita para estar seguro de no olvidarlo, por fax o correo electrónico a:
UCSF Beioff
Children´s Hospital
San Francisco y Oakland

FIGURA 8-3. *(cont.)*

normal, en la que se relaja el esfínter, el patrón en estacato se debe a descargas de actividad del piso pélvico durante la micción, lo que genera picos de presión en la vejiga y caídas en la velocidad de flujo. A menudo, la vejiga no se vacía por completo.

b. Micción fraccionada e incompleta: este patrón de micción se caracteriza por el uso del pujo abdominal para ayudar a la micción. El detrusor es hipoactivo, por lo que se usa la presión abdominal en un intento por vaciar la vejiga. Debido a la presión abdominal asistida, la actividad refleja de los músculos del piso pélvico hace que el flujo urinario sea muy irregular e interrumpido, con aumentos del flujo sincrónicos con la pausa respiratoria (la maniobra de Valsalva no puede realizarse durante la respiración). El tiempo de flujo es prolongado. A veces es difícil distinguir este patrón de flujo urinario de la micción en estacato típica.

F. **Ecograma**

1. Si el niño tiene antecedente de infección, es importante obtener imágenes ecográficas de las vías superiores. Es importante obtener imágenes de la vejiga después de la micción para valorar el volumen residual en forma no invasiva. También puede reconocerse el engrosamiento de la pared vesical (más de 5 mm). La mayoría de los niños con incontinencia urinaria tiene resultados normales en la ecografía renal y vesical. La ecografía puede ser muy tranquilizadora para la familia, así como para el médico, al confirmar que no pasa inadvertido algún problema más grave.

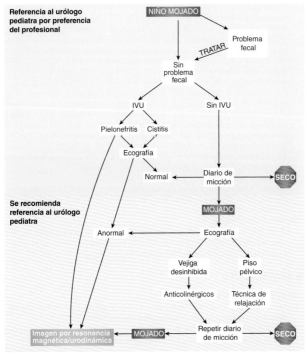

FIGURA 8-4. Algoritmo para incontinencia urinaria en el niño por lo demás sano.

G. Radiografías
   1. Puede obtenerse una radiografía para valorar la retención fecal, ya que la anamnesis y la exploración física no son suficientes.

H. Cistouretrograma por micción
   1. Se reserva para los niños con antecedente de IVU febriles. Un cistouretrograma de micción aporta información sobre la presencia de reflujo vesicoureteral y de orina residual después de la micción. También demuestra engrosamiento o anormalidad en la musculatura vesical. Sin embargo, cuando se realiza como estudio aislado, la función vesical puede valorarse sólo por inferencia. Es importante confirmar que el niño no tiene retención fecal significativa al momento de la prueba, ya que eso alteraría los resultados.
   2. Si existe la correlación morfológica y funcional adecuada con la disfunción de la micción e IVU recurrentes, es mucho más útil un estudio urodinámico por video.

I. Estudio urodinámico por video
   1. Es un estudio invasivo y se usa sólo en casos seleccionados (p. ej., niños con síntomas complejos, falla del tratamiento usual, inobservancia con los diarios de micción o antecedente de IVU febriles). El estudio urodinámico observa el fenómeno funcional del llenado vesical, sensación y proceso de la micción.

2. La cistometría del examen requiere la colocación de un catéter vesical especial con luz doble, casi siempre por vía transuretral. Para medir la actividad del esfínter externo, lo usual es la electromiografía perineal y se realiza con electrodos superficiales colocados alrededor del esfínter anal. Se coloca un catéter rectal para restar cualquier presión abdominal (llanto). La vejiga se llena a un ritmo moderado (1 a 2 mL/kg/min) con un líquido de contraste radiográfico a temperatura ambiente o tibio (37 °C), y se caracteriza la anatomía al mismo tiempo mediante fluoroscopia.

3. Los estudios en niños con disfunción de la micción e IVU recurrentes han demostrado una correlación adecuada entre la presencia de contracciones inestables del detrusor y los síntomas clínicos (urgencia/posición en cuclillas). Además, en presencia de reflujo vesicoureteral, hubo una correlación marcada con contracciones inestables del detrusor de presión muy alta (mayores de 70 cm H_2O).

4. Es preciso recordar que la mayoría de los niños con disfunción de la micción pueden valorarse con métodos menos invasivos.

J. **Cistoscopia**
1. Aunque era frecuente en el pasado, casi siempre con dilatación uretral o meatotomía, ahora la cistoscopia se considera no útil, potencialmente nociva y costosa.

K. **Radiografía espinal**
1. Si se sospecha disfunción neurógena significativa de la vejiga (defecto espinal, como médula espinal fijada), está indicada la resonancia magnética (RMN) espinal (además de valoración neurológica completa).

VII. TRATAMIENTO

A. **Tratar el estreñimiento** (véase cap. 10)
1. Es obligatorio diagnosticar y tratar el estreñimiento antes de avanzar a cualquier tratamiento de la incontinencia urinaria.

B. Después de tratar el estreñimiento, la decisión terapéutica dependerá del diagnóstico, que casi siempre se obtiene después de revisar el diario de micción.

C. **Micción programada**
1. La forma más sencilla y efectiva de tratamiento es la "micción programada". Como muchos de estos niños no reconocen o ignoran la urgencia para orinar, un simple programa de micción con horario a intervalos de 2 h puede ser muy efectivo. Esta intervención es provechosa en caso de vejiga desinhibida o perezosa (aunque es más fácil decir, que hacer con los niños). Es importante escribir una nota para la escuela del niño a fin de que el personal escolar establezca un programa de micción con horario mientras el niño permanece en la escuela. Tristemente, muchas escuelas usan sistemas de recompensas para *no* usar el baño durante las clases, lo que puede dar lugar a disfunción de la micción e incontinencia en niños.

D. **Modificación del comportamiento**
1. Se recomienda reservar la modificación del comportamiento hasta después de desarrollar un plan terapéutico exitoso. No se recompensa a los niños por mantenerse secos (pero sí por seguir el plan terapéutico recomendado. En las etapas iniciales, los niños no comprenden cómo permanecer secos (pero comprenden la recompensa por orinar a intervalos programados y tomar medicamentos). Tampoco se desea predestinar al niño al fracaso (recompensar al niño por un plan terapéutico que no funciona).

E. **Fármacos**
1. El uso de fármacos en el tratamiento de la incontinencia sólo es un auxiliar para otros regímenes terapéuticos vesicales. Es preciso recordar que todos los fármacos tienen efectos secundarios y que el médico y los padres deben llegar a una decisión conjunta de que los beneficios rebasan los

riesgos. Cuando se opta por los fármacos, es necesario subrayar que no hay una pastilla mágica, sino que deben combinarse con otros tratamientos, por ejemplo, la micción programada.

2. Fármacos anticolinérgicos.
   a. Esta categoría de fármacos se usa para la vejiga desinhibida y casi siempre tienen un efecto significativo.
   b. El fármaco anticolinérgico más efectivo es la oxibutinina. Tiene efecto anticolinérgico y antiespasmódico, y su perfil de seguridad es adecuado. Es el único anticolinérgico que se ha estudiado en niños y existe en forma líquida. Ahora se encuentra en una tableta de liberación programada, en gel y como parche; los tres tienen un perfil de efectos secundarios menor que las formas de liberación inmediata de los adultos.
   c. Los efectos secundarios son frecuentes e incluyen boca seca, estreñimiento y somnolencia ocasional (a menudo se resuelve después de la primera semana de uso). El fármaco también reduce la transpiración y debe tenerse cautela en climas cálidos, donde a menudo se observa rubor facial como primer síntoma del calentamiento excesivo. Por fortuna, la mayoría de estos efectos secundarios son transitorios, se reconocen pocos efectos colaterales significativos de largo plazo. Existen otros anticolinérgicos disponibles para pacientes que no pueden usar oxibutinina. El niño y su familia decidirán si el beneficio (mantenerse seco) justifica los efectos secundarios.
   d. Las formulaciones mencionadas de oxibutinina pueden estar limitadas en algunos pacientes por su tolerabilidad y eficacia. Los avances en el conocimiento de la fisiopatología de la vejiga hiperactiva y los blancos alternativos para el tratamiento farmacológico han permitido el desarrollo de nuevos fármacos para este trastorno, incluido entre otros, mirabegrón y la toxina botulínica. A fin de obtener una revisión de estos fármacos nuevos, véanse las referencias. Observe que la mayoría de estos fármacos nuevos no se ha estudiado en niños.

3. α-Bloqueador.
   a. Los α-bloqueadores se han utilizado en niños con dificultad para relajar el esfínter externo. Los estudios son limitados y este uso de los α-bloqueadores se considera aún experimental. Por lo general, la micción programada será suficiente en esta población de pacientes.

4. Metilfenidato.
   a. El metilfenidato se ha usado para tratar la incontinencia por risa; sin embargo, es experimental y por lo general el riesgo de efectos secundarios no rebasan el beneficio. En casos de incontinencia por risa grave que cause problemas sustanciales para la autoestima con consecuencias sociales, debe considerarse el fármaco.

5. Antidepresivos tricíclicos.
   a. La imipramina se usa en casos seleccionados, sobre todo para incontinencia nocturna. Tiene efectos anticolinérgicos y α-adrenérgicos ligeros. Sin embargo, no hay evidencia en estudios bien controlados de que este grupo de fármacos sea efectivo en niños con micción disfuncional. Además, la dosis elevada del fármaco necesaria para obtener efectos anticolinérgicos conlleva un riesgo significativo de efectos colaterales tóxicos (arritmias cardiacas). Debe usarse sólo raras veces para la disfunción de la micción.

6. Antibióticos profilácticos en dosis bajas.
   a. Si el problema de micción disfuncional se acompaña de IVU febril o no febril recurrente, o bacteriuria, es recomendable agregar antibióticos profilácticos en dosis bajas. Esto elimina la infección como causa de la disfunción de la micción y permite valorar la función de la micción basal. Se informa al niño y sus padres que la forma más importante de eliminar las bacterias es la micción frecuente.

F. Biorretroalimentación

1. El uso de la biorretroalimentación se ha vuelto muy popular para el tratamiento de la incontinencia urinaria; sin embargo, es más efectiva para la disfunción del piso pélvico como causa de la incontinencia, y en la mayoría de los casos, la micción programada tiene una efectividad semejante.

G. Cirugía

1. La cirugía es útil sólo en casos de anomalías congénitas (p. ej., ureteros ectópicos o epispadias) o hallazgos neurológicos (médula fijada).

H. Planes terapéuticos más frecuentes para varias causas de incontinencia

1. Disfunción vesical e intestinal.
   a. Tratar primero el estreñimiento.
   b. Micción programada.
   c. Micción con relajación.
   d. Posibles antibióticos profilácticos.
   e. Cateterización intermitente limpia: se usa rara vez y sólo en las formas más graves (y raras), como la vejiga neurógena no neurógena (síndrome de Hinman).

2. Vejiga desinhibida.
   a. Micción programada.
   b. Anticolinérgico con revaloración frecuente (los síntomas se agravan en momentos de estrés, pero mejoran en otras ocasiones; por lo tanto, es probable que el niño no siempre necesite el fármaco).

3. Incontinencia transitoria.
   a. En caso de incontinencia transitoria, es mejor enfocar la atención en el problema primario (infección, causa de estrés psicosocial).

4. Micción vaginal.
   a. Para niñas más pequeñas, la micción de espaldas o para niñas mayores, la micción con las piernas en abducción son curativas. Las niñas deben observar la caída de la orina al inodoro; esto asegura que las piernas estén lo bastante separadas. Esto limita el flujo retrógrado de la orina a la vagina.

5. Trastornos en la frecuencia de la micción.
   a. Vejiga perezosa.
      (1) Micción programada. En casos graves, cateterización intermitente, que casi siempre es temporal.
   b. Polaquiuria benigna.
      (1) Explicación tranquilizadora con seguimiento estrecho.
      (2) Casi siempre desaparece en forma espontánea en 3 a 6 meses.

LECTURAS RECOMENDADAS

Jayarajan J, Radomski S. Pharmacotherapy of overactive bladder in adults: a review of efficacy, tolerability, and quality of life. *Res Rep Urol* 2014;6:1-16.

Palmer L. Evaluation and targeted therapy of voiding dysfunction in children. *Urology* 2016;92:87-94.

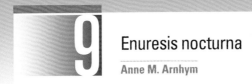

9 Enuresis nocturna

Anne M. Arnhym

I. INTRODUCCIÓN

La enuresis nocturna es un trastorno frecuente que afecta a los niños de todos los antecedentes étnicos. Puede ser resultado de un solo factor o de una combinación de factores en un niño determinado. En general, el tratamiento se considera directo y depende mucho de la motivación de la familia y el niño.

II. DEFINICIÓN

La enuresis nocturna se define como la persistencia de la liberación inadecuada de orina por la noche después de la edad en la que se anticipa el control.

A. Primaria y secundaria

Los niños con enuresis primaria nunca han tenido un periodo seco de 6 meses o más, mientras que los niños con enuresis secundaria han tenido un periodo seco de al menos ese tiempo antes de mojarse de nuevo. Alrededor de 20% de los niños con enuresis nocturna puede clasificarse como secundaria. La preocupación sobre la enuresis secundaria sugiere un estudio más extenso, aunque en la mayor parte de los casos puede tratarse en forma similar a la enuresis nocturna primaria.

III. INCIDENCIA

A. Entre 15% y 25% de los niños de 5 años de edad tiene enuresis nocturna.

B. La tasa de curación espontánea se aproxima a 15% cada año. Esto sugiere que en los niños con enuresis nocturna primaria tal vez haya un simple retraso en el proceso de desarrollo normal.

C. Alrededor de 2% a 3% de los adolescentes mayores y 1% a 2% de los adultos tiene enuresis nocturna.

D. La enuresis nocturna es más frecuente en niños que en niñas (con una proporción aproximada de 3:2).

IV. CAUSAS

Casi toda la evidencia sugiere que la causa de la enuresis nocturna es multifactorial. Las posibilidades incluyen lo siguiente:

A. Genética

La incidencia de enuresis nocturna es mayor en niños cuyos padres también tuvieron este trastorno.

1. La incidencia es de 77% (ambos padres), 44% (uno de los padres) y 15% (ninguno).

B. Retraso en la maduración

La maduración funcional tardía del sistema nervioso central puede reducir la capacidad del niño para inhibir el vaciamiento vesical por la noche.

   1. La vejiga del niño se llena, pero la señal sensitiva derivada de la expansión vesical no se percibe, o el mensaje no llega al cerebro por lo tanto, la contracción vesical no se inhibe.

   2. La capacidad vesical funcional durante el sueño es pequeña en algunos niños con enuresis nocturna.

C. Disfunción vesical e intestinal (DVI)

   1. Muchos niños con antecedente de enuresis también tienen evacuación diurna subóptima y urgencia o incontinencia urinaria diurna. En esta población es frecuente la retención fecal.

   2. La DVI a menudo es un factor limitante para los pacientes con enuresis nocturna. Este trastorno puede resolverse con el tratamiento de la disfunción del intestino y la vejiga. Si no se corrige, es menos probable que sean efectivas las modalidades terapéuticas específicas para la enuresis nocturna.

D. Trastornos del sueño

La mayoría de los padres de niños con enuresis informan que sus hijos tienen sueño profundo. Sin embargo, los hallazgos de estudios científicos de los patrones de sueño de los niños con y sin enuresis nocturna muestran grandes variaciones.

E. Obstrucción de la vía respiratoria superior

Existen datos contradictorios acerca de que el alivio quirúrgico de la obstrucción de la vía respiratoria con amigdalectomía, adenoidectomía o ambas se relaciona con la resolución de la enuresis nocturna.

F. Factores psicológicos

Alguna vez se pensó que la enuresis nocturna era un problema psicológico. En la mayor parte de los casos, ahora parece que los problemas psicológicos son resultados de la enuresis nocturna, más que la causa.

G. Infección de vías urinarias

La enuresis puede ser el único síntoma de infección urinaria en alrededor de 1% de los niños con enuresis nocturna.

H. Poliuria nocturna

   1. Los niños sin enuresis concentran la orina durante la noche. Esto se nota en la primera micción de la mañana, con densidad específica mayor de 1.015. En algunos niños con enuresis existe una tasa más alta de concentración deficiente en la primera orina de la mañana.

   2. Los niños sin enuresis nocturna muestran un ritmo circadiano en la liberación de hormona antidiurética que aumenta por la noche y se relaciona con menor gasto urinario nocturno.

   3. Está demostrado que los niños con enuresis nocturna tienen menores concentraciones de hormona antidiurética por la noche, menor osmolalidad urinaria y volumen urinario más alto. Aún no está claro si este cambio es primario o secundario al aumento en la ingestión de sal o líquido durante el día.

   4. Incluso si hay disfunción hipofisaria, esto no explica por qué los niños con enuresis no despiertan y orinan en el inodoro.

Resumen: a menudo no queda clara la causa exacta de la enuresis nocturna. Por lo general, el tratamiento se prescribe sin considerar una etiología específica.

V. VALORACIÓN

A. Anamnesis

   1. Documentación.

      a. ¿Cuántas noches húmedas hay en la semana?

      b. ¿Cuántas veces cada noche?

      c. ¿Es primaria o secundaria?

   2. Antecedentes de micción.

      a. ¿Frecuencia de micción diurna?

      b. ¿Hay urgencia diurna?

      c. ¿Pospone la micción durante el día?

3. Antecedentes de defecación.
   a. ¿Con qué frecuencia defeca el niño?
   b. ¿Las heces son blandas/delgadas o duras/gruesas?
   c. ¿Hay antecedente de machas fecales en la ropa o de pujo?
4. General.
   a. ¿Hay antecedente familiar de enuresis nocturna?
   b. ¿Antecedentes médicos generales?

B. **Exploración física**
1. General, incluido el abdomen (palpar presencia de heces, aunque no siempre son palpables).
2. Genitales externos.
   a. Ropa interior húmeda o erupción cutánea, sugestivas de incontinencia diurna.
   b. En las niñas, el abultamiento o humedad del introito puede indicar un uréter ectópico.
3. Neurológico.
   a. Lesión espinal (sacro palpable, hemangioma, parche piloso, hoyuelo profundo, lipoma).
   b. Marcha y movimiento.

C. **Análisis urinario /urocultivo**
1. Densidad específica, glucosa, proteína.
2. Urocultivo si se sospecha infección urinaria.

D. **Radiografía abdominal** (para descartar retención fecal)
1. A menudo hay retención fecal significativa a pesar del informe subjetivo de evacuaciones regulares y ausencia de heces palpables en la exploración abdominal.

E. **Ecografía renal y vesical**
1. En pacientes adolescentes con enuresis nocturna persistente a pesar del tratamiento, la ecografía puede ser tranquilizadora.

F. **Estudio urodinámico**
1. Para ayudar a descartar una causa neurológica de la enuresis nocturna (p. ej., médula fijada).
2. Muy rara vez está indicado o es útil en esta población.

VI. TRATAMIENTO

A. **Explicación tranquilizadora**
Esto puede ser lo único que se necesite para los niños pequeños y familias muy preocupadas sobre una posible enfermedad orgánica. El tratamiento de la enuresis es más efectivo en niños motivados para mantenerse secos y que están listos para cooperar con las recomendaciones.

B. **Ajustes en el estilo de vida**
1. Micción programada: intentar orinar al menos 5 veces al día sin posponer la micción.
2. Mayor hidratación durante la primera mitad del día para reducir la sed por la noche.
3. Recompensar al niño por lo que puede controlar (es decir, cooperar con el plan terapéutico, no por permanecer seco, que no pueden controlar).

C. **Tratamiento farmacológico**
1. Acetato de desmopresina.
   a. Tabletas de 0.2 a 0.6 mg antes de acostarse (la formulación intranasal ya no se considera segura).
   b. Reduce el gasto urinario.
   c. Reduce las noches húmedas en cerca de 60% a 70% de los niños, alta tasa de recidiva.
   d. Riesgo de hiponatremia (muy rara), pero *deben* limitarse los líquidos después de la cena.

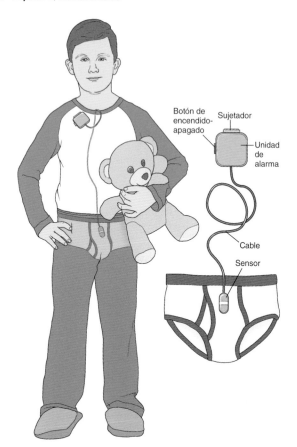

FIGURA 9-1. Alarma de enuresis que se activa cuando un sensor que se coloca en la ropa interior detecta humedad. El estímulo para despertar suele ser una alarma auditiva o vibratoria.

    e. Es bueno para campamentos o para pasar la noche fuera de casa, pero puede usarse con regularidad.

    f. Una opción para las familias que desean resultados más rápidos y menos interesadas en la resolución de largo plazo. También para las familias para las que una alarma de enuresis no es factible

    g. Pocos efectos colaterales.

2. Oxibutinina (anticolinérgico): no es efectiva, a menos que se considere que el niño tiene una vejiga funcional pequeña por la noche.

    a. Para obtener el máximo efecto, puede usarse junto con desmopresina por la noche.

    b. La dosis recomendada es 5 a 10 mg a la hora de acostarse.

3. Clorhidrato de imipramina (antidepresivo).*
   a. No se conoce el mecanismo de acción (ciclos de sueño alterados, efecto anticolinérgico leve).
   b. Para niños de 6 años o menos: iniciar con 10 a 25 mg a la hora de acostarse. Si la respuesta no es suficiente después de 1 semana, aumentar en 25 mg/día. Dosis diaria máxima: 2.5 mg/kg al día o 50 mg/día, lo que sea menor, si tiene entre 6 y 12 años de edad; 75 mg/día si es mayor de 12 años.
   c. La tasa de éxito es de 50% (tasa muy alta de recaída cuando se suspende el fármaco).
   d. Efectos secundarios: sedación diurna, ansiedad, insomnio, boca seca, náuseas y cambios adversos en la personalidad.
   e. La sobredosis puede causar arritmias cardiacas letales, hipotensión, dificultad respiratoria y convulsiones. Se recomienda reducir en forma gradual el fármaco para minimizar los síntomas por abstinencia.
   f. Debido al riesgo de efectos colaterales graves, no se considera un tratamiento farmacológico de primera línea para la enuresis nocturna.

D. **Alarma de enuresis (condicionamiento)** (fig. 9-1)
   1. Alarma ajustada a la ropa interior que se activa cuando la orina moja el sensor.
   2. Funciona en el paciente en edad escolar cuando él/ella y su familia están motivados. La mayoría de los niños sigue dormido a pesar de la alarma y *¡necesita que un adulto lo despierte!* El niño debe permanecer despierto por 10 a 15 min y recordar esto por la mañana. La alarma se activará cada vez con menor frecuencia.
   3. El efecto tarda 2 meses, en promedio.
   4. El mecanismo de acción no está claro (sensibilidad intensificada y despertar con la distensión vesical).
   5. Su empleo es difícil para las familias, pero la tasa de curación es mayor de 50% a 70% cuando se usa en forma apropiada. El tratamiento repetido a menudo tiene éxito en los pacientes con recidiva.
   6. El sistema de alarma promedio que se ajusta a la ropa interior (puede usarse un calzón entrenador sobre la ropa interior) cuesta alrededor de 40 dólares en línea.

E. **Hipnosis**
   Hay datos contradictorios que apoyan la eficacia de la hipnosis en los niños con enuresis. Es una opción razonable para las familias que desean una opción no farmacológica y distinta a la alarma de enuresis.

LECTURAS RECOMENDADAS

Glazener CM, Evans JH, Peto RE. Alarm interventions for nocturnal enuresis in children. *Cochrane Database Syst Rev* 2005;CD002911.

Hodges SJ, Anthony EY. Occult megarectum—a commonly unrecognized cause of enuresis. *Urology* 2012;79:421.

McGrath KH, Caldwell PH, Jones MP. The frequency of constipation in children with nocturnal enuresis: a comparison with parental reporting. *J Paediatr Child Health* 2008;44:19.

Neveus T, Eggert P, Evans J, *et al.* Evaluation of and treatment for monosymptomatic enuresis: a standardization document from the International Children's Continence Society. *J Urol* 2010;183:441.

---

* Nota del Editor: En la actualidad, en el contexto de la urología pediátrica, la imipramina no se considera como la mejor alternativa terapéutica.

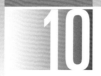

10 Estreñimiento y trastornos urológicos

Angelique M. Champeau y
Karla M. Giramonti

I. INTRODUCCIÓN

Existe una fuerte correlación entre el estreñimiento y los trastornos urológicos.
El estreñimiento debe considerarse en presencia de los siguientes problemas
urológicos.

A. **Infecciones de vías urinarias (IVU)**
   1. Alrededor de un tercio de los niños con IVU recurrentes tienen problemas
      intestinales relacionados. Las IVU recurrirán en la mayor parte de aque-
      llos en los que *no* se traten los problemas intestinales y en muchos menos
      de los que reciben tratamiento.
   2. Cerca de 10% de los niños estreñidos tiene IVU recurrentes.
B. **Vejiga desinhibida** (véase cap. 8)
   1. Los niños con IVU recurrentes y estreñimiento a menudo tienen contrac-
      ciones vesicales desinhibidas. Después del tratamiento del estreñimiento,
      en muchos se resuelve la vejiga hiperactiva y sus síntomas relacionados
      (incontinencia e infecciones recurrentes).
C. **Reflujo vesicoureteral**
   1. Es más probable que se resuelva el reflujo vesicoureteral si se trata el estre-
      ñimiento concurrente.
   2. Los niños estreñidos con reflujo vesicoureteral tienen mayor probabilidad
      de tener IVU intercurrentes y de tener complicaciones posoperatorias.
D. **Hallazgos ecográficos**
   1. Los niños estreñidos pueden tener un aumento significativo en el volumen
      residual posterior a la micción y dilatación de las vías urinarias superiores
      que aquellos sin estreñimiento.
E. **Incontinencia**
   1. Un tercio de los niños estreñidos también presenta incontinencia urinaria
      diurna. Si se trata el estreñimiento, la mayoría mejora en la incontinencia
      urinaria diurna.
   2. Un tercio de los niños con estreñimiento tiene incontinencia urinaria noc-
      turna. Si se tata el estreñimiento, la enuresis nocturna se resuelve en dos
      tercios de los casos.

II. DEFINICIÓN

A. El estreñimiento puede definirse como la evacuación infrecuente de heces
   duras y pequeñas, heces demasiado grandes, defecación difícil o dolorosa, o
   encopresis (manchado).

III. CAUSAS

A. La causa más frecuente del estreñimiento en el niño por lo demás sano es la
   "retención" de heces debido al entrenamiento para usar el inodoro, a baños

sucios o públicos, falta de privacidad, atención intensa en juegos, defecación dolorosa previa, cambios en la rutina o la dieta y enfermedad intercurrente. Algunos niños experimentan dolor por las heces grandes y luego las retienen aún más.

B. La acción de retener la materia fecal hace que el recto y el colon se distiendan para recibir la cantidad creciente de heces. Al final, la materia fecal aumenta de tamaño y conforme el cuerpo reabsorbe más agua, se volverá más dura. Conforme el recto se distiende, la urgencia normal para defecar disminuye. Al repetirse el ciclo, se acumulan mayores cantidades de heces en el intestino, y la motilidad, elasticidad rectal y sensibilidad se reducen cada vez más. Luego, algunos niños empiezan a tener encopresis porque las heces más blandas escapan alrededor de la impacción rectal o porque los músculos que se usan para retenerlas se fatigan.

C. No se encuentra una causa orgánica en 90% a 95% de los niños con estreñimiento.

IV. PRESENTACIÓN

A. Un niño, por lo general, no es "llevado" a una clínica urológica por estreñimiento. Lo más común es que acudan con síntomas urológicos como incontinencia o IVU recurrentes.

V. INCIDENCIA/EPIDEMIOLOGÍA

A. El estreñimiento causa 3% de las consultas pediátricas ambulatorias y 25% de las consultas al gastroenterólogo.

B. Existe encopresis en 1.5% de los niños al ingresar a la escuela.

C. Los niños padecen encopresis 3 a 6 veces más a menudo que las niñas. Se cree que esto se debe a la posición de pie, en lugar de la sentada, que usan los niños para orinar. Durante la micción, los músculos del piso pélvico se relajan, y cuando esto ocurre, puede haber expulsión de las heces que están en el recto. Como los niños permanecen de pie para orinar, cuando los músculos pélvicos se relajan con la micción, pueden ensuciar su ropa interior.

VI. DIAGNÓSTICO

A. **Anamnesis**
   1. Si se realiza una anamnesis precisa, por lo común puede establecerse el diagnóstico de estreñimiento. Por desgracia, a menudo es imposible obtener los antecedentes intestinales exactos en un niño en edad escolar.
   2. La referencia de estreñimiento de los padres puede ser incorrecta hasta en la mitad de los niños, sobre todo cuando ya no usan pañales. Los niños tampoco son buenos para referir sus propios hábitos intestinales/vesicales y casi nunca tienen un marco de referencia de los hábitos intestinales normales.
   3. Cuando se usa un diario de micción para documentar la función o disfunción vesical, el registro de las evacuaciones intestinales es un adjunto importante.
   4. La escala de clasificación de heces de Bristol es útil para padres e hijos en la descripción de la consistencia fecal (fig. 10-1).

B. **Exploración física**
   1. La exploración abdominal puede revelar heces duras en el abdomen.
   2. La exploración externa del ano y el recto puede revelar una gran cantidad de heces en el ano.
   3. Un examen neurológico breve debe valorar la sensibilidad perianal, tono anal y presencia de reflejo anal.
   4. Aunque es controversial, ya que puede ser traumático para algunos niños, algunos médicos incluyen un examen rectal formal. Esto permite determinar el tamaño del recto y la cantidad y consistencia de materia fecal.

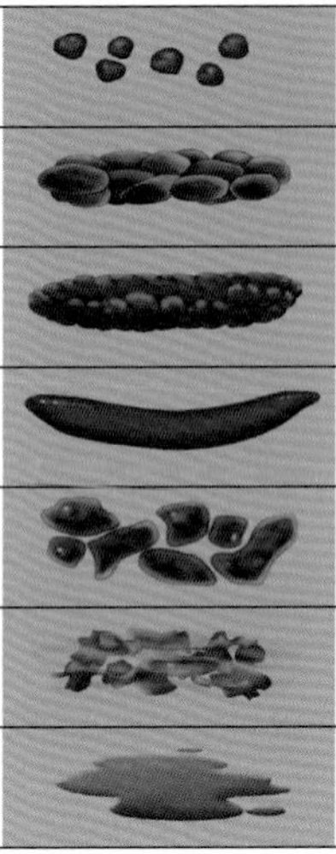

Tipo 1		Grumos duros separados, como nueces (difíciles de evacuar)
Tipo 2		Con forma de salchicha, pero grumosa
Tipo 3		Semejante a una salchicha, pero con grietas en la superficie
Tipo 4		Como salchicha o serpiente, lisa y blanda
Tipo 5		Masas blandas bien delimitadas
Tipo 6		Fragmentos esponjosos con márgenes deshilachados, heces blandas
Tipo 7		Acuosa, sin fragmentos sólidos, **líquida por completo**

FIGURA 10-1. Escala de clasificación de heces de Bristol, útil para informar posible estreñimiento.

C. Radiológico

1. La radiografía abdominal puede apoyar la sospecha de estreñimiento surgida en la anamnesis o la exploración física. Permite calcular la cantidad de heces y se han desarrollado sistemas de puntuación objetivos. Esta radiografía es útil, en especial en niños en quienes el examen digital puede ser difícil y traumático.

2. Debe considerarse la exposición a la radiación con las radiografías. Si los antecedentes son consistentes con estreñimiento, puede iniciarse el tratamiento sin las imágenes. En los niños que se someten a cistouretrograma por micción (CUGM) para valorar IVU, la radiografía exploratoria proporciona un excelente marco de referencia.

3. La ecografía parece prometedora para el diagnóstico de estreñimiento, pero aún no hay guías.

VII. TRATAMIENTO

El tratamiento incluye dos fases: (1) limpiar para tratar el estreñimiento, y (2) mantenimiento para prevenir el estreñimiento (tabla 10-1).

A. Fase de limpieza

El objetivo de la fase de limpieza es literalmente "limpiar" de materia fecal todo el intestino con fármacos; esto toma de 3 a 7 días, según la cantidad de heces retenidas.

1. Laxantes osmóticos.

   a. El polietilenglicol 3350 (Miralax®), un laxante osmótico, es la primera línea para la fase de limpieza por su tolerabilidad, efectividad y efectos secundarios limitados. No requiere de prescripción y mantiene su seguridad y efectividad. Aunque aún no tiene la aprobación de la FDA en niños, se considera seguro y efectivo.

   b. Suplementos de magnesio (citrato de magnesio, leche de magnesia), también son laxantes osmóticos. Están disponibles sin prescripción, son poco costosos y efectivos; pueden tener un sabor desagradable y son menos efectivos.

TABLA 10-1	Fármacos usados a menudo para tratamiento y prevención del estreñimiento		
Tipo	**Fármaco**	**Dosis usual**	**Posibles efectos secundarios**
Lubricantes	Aceite mineral	< 1 año de edad: no recomendado Desimpacción: 15-30 mL/año de edad, hasta 240 mL al día Mantenimiento: 1-3 mL/kg/día	Náusea, diarrea, cólicos, vómito, prurito anal, posible decremento en la absorción de vitaminas liposolubles, aspiración
Estimulantes	Senna	2 a 6 años: 2.5-7.5 mL/día 6 a 12 años: 5-15 mL/día Disponible como Senokot jarabe, 8.8 mg de senósidos/5 mL También disponible como gránulos y tabletas	Náusea, diarrea, cólicos, desequilibrio hidroelectrolítico
Osmóticos	Polietilenglicol 3350 (Miralax)	0.5-0.7 g/kg al día, máximo 17 g/día. No aprobado por la FDA, pero es fácil de usar	Náusea, plenitud gástrica, cólicos, diarrea, flatulencia
	Lactulosa	1-3 mL/kg al día en dosis divididas Disponible en solución al 70%	Flatulencia, cólicos abdominales, dolor, distensión, diarrea, náusea, vómito, hipernatremia, prurito perianal
	Leche de Magnesia	2 a 5 años: 0.4-1.2 g/día 6 a 11 años: 1.2 g/día > 12 años: 30-60 mL/día	Náusea, diarrea, cólicos, vómito, deshidratación, hipermagnesemia, hiperfosfatemia
	Citrato de magnesio	< 6 años: 1-3 mL/kg diario 6 a 12 años: 100-150 mL/día > 12 años: 150-300 mL/día en una o varias dosis Disponible como líquido, 16.17% de magnesio	Náusea, diarrea, cólicos, desequilibrio hidroelectrolítico

2. Lubricantes.
   a. El aceite mineral es poco costoso y no requiere prescripción. Los efectos secundarios son mínimos. Puede mejorarse su sabor si se mezcla con hielo y fruta o helado en una licuadora. Sin embargo, un problema con el aceite mineral es que cuando se usa como medicamento de limpieza hay tendencia a que "escurra" por el recto mucho después de completar la fase de limpieza.
3. Estimulantes.
   a. Los estimulantes (senósidos, Ex lax, Dulcolax) también pueden usarse en la fase de limpieza. El Ex lax de chocolate tiene buen sabor, es poco

costoso y muy efectivo cuando se usa junto con polietilenglicol para el niño con estreñimiento grave. Es mejor usar los estimulantes sólo por un corto periodo (fase de limpieza).

4. Ablandadores fecales.
   a. Los ablandadores fecales (Colace®) no suelen recomendarse para el estreñimiento infantil. Es mejor usarlos para tratar el estreñimiento en pacientes que necesitan evitar el pujo (p. ej., después de cirugía).
5. Enemas.
   a. Los enemas rara vez son necesarios en el niño estreñido, por lo demás sano (véase la Sección VIII. Circunstancias especiales).

B. Efectos secundarios
   1. Los efectos secundarios de todos los fármacos para estreñimiento incluyen manchado, flatulencia, náusea, vómito, dolor abdominal y diarrea.

C. Fase de mantenimiento
El objetivo de la fase de mantenimiento es "conservar" el intestino vacío mediante una o dos evacuaciones continentes y blandas al día. Esta fase incluye medicamentos al inicio, pero finalmente, se eliminará. Esta fase puede tardar 6 meses a 1 año. La fase de mantenimiento tiene tres pasos: fármacos, dieta/fibra y modificación del comportamiento (sentarse a diario en el inodoro).

1. Fármacos.
   a. Polietilenglicol 3350: la dosis debe ajustarse para asegurar una o dos evacuaciones blandas al día. Conforme el intestino empieza a recuperar su elasticidad y forma, con el tiempo debe reducirse la dosis.
   b. Aceite mineral: las dosis más pequeñas que se usan en la fase de mantenimiento no parecen causar manchado ni escurrimiento fecal, que ocurre cuando se usa el aceite mineral como agente de limpieza. Es importante que el niño tome el aceite entre las comidas, ya que reduce la absorción de vitaminas liposolubles.
   c. Lactulosa (Enulose): es necesario ajustar la dosis poco a poco hasta alcanzar el efecto deseado (1 a 2 evacuaciones blandas al día). El inicio con una dosis demasiado alta aumenta los síntomas de cólicos y flatulencia. Este fármaco está disponible sólo con prescripción.
2. Dieta/fibra.
   a. Agua.
      (1) Es importante aumentar la ingestión diaria de agua, esto ayudará a reblandecer las heces.
   b. Fibra.
      (1) A menudo se recomienda aumentar la fibra en el tratamiento del estreñimiento; sin embargo, no hay evidencia directa de que el aumento de la fibra *dietética* sea eficaz en el estreñimiento *infantil*.
      (2) La ingestión de fibra recomendada se calcula con la edad del niño más 5 gramos. La experiencia revela que muy pocos niños pueden ingerir esta cantidad de fibra; por tanto, se recomienda un suplemento de fibra.
      (3) Existen muchos tipos distintos de fibra complementaria. Para los niños más pequeños, la forma en polvo puede ser la mejor opción, ya que es fácil de mezclar con líquido. Para el niño mayor que puede deglutir píldoras, es probable que la forma en tableta o cápsula sea más sencilla. Para el niño entre estos dos casos, quizá la mejor opción sean las obleas.
   c. Es importante la proporción entre líquido y fibra; la falta de líquido suficiente con la fibra puede agravar el estreñimiento.
3. Sentarse a diario en el inodoro.
   a. Si el niño tiene encopresis, el que se siente a diario en el inodoro es un elemento crucial del programa de mantenimiento intestinal. El objetivo es que el niño tenga una evacuación intestinal en un horario

socialmente aceptable y en un sitio socialmente aceptable. Esto se hace al sentarlo en el inodoro 15 a 20 minutos después de una comida (debido al reflejo gastrocólico normal que estimula la peristalsis intestinal después de comer).

    b. Los niños cuyos pies no tocan el piso deben usar un banquito de soporte.

    c. El reforzamiento positivo y los sistemas de recompensas aumentan el éxito. Es preciso recompensar el cumplimiento con el programa, no el éxito, ya que éste tarda mucho tiempo.

D. Biorretroalimentación

La biorretroalimentación y la terapia física pueden ser seguras y efectivas para reentrenar los hábitos intestinales.

VIII. CIRCUNSTANCIAS ESPECIALES

A. Fármacos

Los fármacos que suelen usarse para tratamiento vesical, como los anticolinérgicos, a menudo causan o acentúan el estreñimiento.

B. Intestino neurógeno

El estreñimiento en el niño con trastornos neurológicos es diferente al de un niño por lo demás sano.

1. El intestino neurógeno carece de inervación debido a espina bífida, lesiones medulares, médula espinal trabada o traumatismo.

2. Los principales problemas del intestino neurógeno son el estreñimiento y la incontinencia fecal por siguientes razones.

    a. Falta de consciencia de que el recto está lleno con materia fecal.

    b. Motilidad lenta.

    c. Incapacidad para vaciar de manera efectiva el intestino por completo.

3. Los objetivos terapéuticos varían según la edad del niño y la cronicidad del estreñimiento.

    a. Lactantes y niños pequeños (edad anterior al entrenamiento sanitario): el objetivo terapéutico en este grupo de edad es evitar el estreñimiento. Los niños que nunca han tenido periodos prolongados de estreñimiento alcanzan la continencia a una edad más tardía con menos problemas que los que han tenido estreñimiento.

    b. Niño mayor (edad posterior al entrenamiento sanitario): el objetivo del programa intestinal en el niño mayor es "usar ropa interior". La duración del tratamiento dependerá mucho de la duración del estreñimiento. Si la familia o el niño no están listos para el compromiso con un programa intestinal, deben hacerse los esfuerzos necesarios para, por lo menos, mantener al niño sin estreñimiento hasta que el paciente y su familia estén listos para el programa de continencia.

4. El tratamiento en el paciente con daño neurológico incluye las mismas fases de limpieza y mantenimiento que en el niño por lo demás sano, con las siguientes adiciones.

    a. Limpieza: es probable que los medicamentos orales solos no sean suficientes para limpiar el intestino neurógeno en el niño mayor con estreñimiento grave. A menudo es necesario (y más exitoso) hospitalizar al niño para una limpieza con dosis altas de laxante osmótico por sonda nasogástrica. También es posible que se requieran enemas.

    b. Mantenimiento: las etapas de fármacos y fibra/dieta de la fase de mantenimiento serán las mismas que para el niño por lo demás sano. Sin embargo, a menudo no se alcanza el éxito con sólo sentarse a diario en el inodoro después de una comida. Casi siempre se agrega un enema o supositorio al momento de sentarse para asegurar la evacuación. En general, es mucho mejor que el niño con daño neurológico tenga un ligero estreñimiento y enfocarse en el vaciamiento intestinal desde abajo mediante la estimulación digital, supositorios o enemas para estimular el vaciamiento significativo.

c. En casos graves, el procedimiento de enema anterógrado continente permite hacer irrigaciones intestinales desde arriba, lo que ayuda a un vaciamiento adecuado, controlado, con independencia adecuada para el niño (véase cap. 11, fig. 11-4).

d. Peristeen®.

(1) Peristeen es un sistema de irrigación transanal para pacientes que sufren incontinencia fecal y estreñimiento.

(2) El sistema de irrigación anal Peristeen® está indicado para niños desde los 2 años de edad con disfunción intestinal neurógena.

(3) Aunque está indicado para disfunción intestinal neurógena, también se ha usado en niños con estreñimiento crónico significativo.

LECTURAS RECOMENDADAS

Burgers RE, Mugie SM, Chase J, *et al.* Management of functional constipation in children with lower urinary tract symptoms: report from the Standardization Committee of the International Children's Continence Society. *J Urol* 2013; 190(1):29-36.

Dohil R, Roberts E, Jones FK, Jenkins HR. Constipation and reversible urinary tract abnormalities. *Arch Dis Childhood* 1994;70:56-57.

Kelly MS, Dorgalli C, McLorie G, Khoury AE. Prospective evaluation of Peristeen® transanal irrigation system with the validated neurogenic bowel dysfunction score sheet in the pediatric population. *Neurourol Urodyn* 2017;(3):632-635.

Koff, SA, Wagner TT, Jayanthi VR. The relationship among dysfunctional elimination syndromes, primary vesicoureteral reflux and urinary tract infections in children. *J Urol* 1998;160:1019-1022.

Lewis SJ, Heaton KW. Stool form scale as a useful guide to intestinal transit time. *Scand J Gastroenterol* 1997;32(9):920-924.

Loening-Bauke V. Urinary incontinence and urinary tract infection and their resolution with treatment of chronic constipation of childhood. *Pediatrics* 1997;100:228-232.

Loening-Bauke V. Encopresis. *Curr Opin Pediatr* 2002;14:570-575.

Pashankar DS, Bishop WP. Efficacy and optimal dose of daily polyethylene glycol 3350 for treatment of constipation and encopresis in children. *J Pediatr* 2001;139(3):428-432.

Youseff NN, Di Lorenzo V. Childhood constipation—evaluation and treatment. *J Gastroenterol* 2001;33(3):199-205.

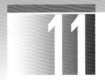

11 Espina bífida y vejiga neurógena

Ronald S. Sutherland

I. INTRODUCCIÓN

La disfunción vesical neurógena ocurre como consecuencia de anomalías del desarrollo, lesiones y enfermedades del sistema nervioso central (SNC). Los trastornos del desarrollo de la médula espinal, que en términos generales se conocen como disrafismo medular y que a menudo se conoce como espina bífida, ocasionan mielodisplasia. La forma más común es el mielomeningocele; en la tabla 11-1 se enumeran otras formas. La mielodisplasia es la causa primaria más común de disfunción vesical neurógena en niños, la cual afecta a casi 1 de cada 1 000 nacimientos en Estados Unidos. Casi 95% de los niños con mielodisplasia tiene inervación anormal de la vejiga y del esfínter. Otras causas de disfunción vesical neurógena incluyen lesión encefálica y de la médula espinal y enfermedades del SNC como síndrome de Guillain-Barré y tumores del SNC. Como consecuencia de la disfunción vesical estos pacientes se encuentran en riesgo de incontinencia urinaria y, de mayor importancia, daño renal por incremento de la presión vesical, reflujo vesicoureteral, obstrucción e infección. La identificación temprana de las anomalías neurovesicales permite la intervención temprana y suele prevenir el daño renal.

El disrafismo medular se origina de un defecto en la formación del tubo neural. Se desconoce su causa, pero diversos teratógenos como el alcohol y el cinc y algunos medicamentos como el ácido valproico se han implicado en este trastorno. El consumo materno deficiente de ácido fólico es un factor bien establecido que ocasiona el desarrollo de mielodisplasia; la administración de complementos de dicha vitamina reduce la posibilidad de sufrir tales defectos congénitos hasta en siete veces.

Las lesiones y enfermedades del SNC causan diferentes formas de disfunción vesical, lo que depende de la ubicación y grado de lesión/enfermedad. Dos regiones principales del SNC son esenciales para la función vesical normal: 1) el complejo de micción de la protuberancia anular (centro reflejo de la micción) y 2) la médula espinal al nivel sacro (centro reflejo de la micción bajo o espinal). Las lesiones al encéfalo (por arriba de la protuberancia), a la médula espinal entre la protuberancia y la médula espinal sacra y a la médula espinal sacra y más abajo producen formas muy diferentes de disfunción vesical. En consecuencia, el tratamiento para prevenir el riesgo de complicaciones adicionales es diferente y depende de la región lesionada.

Los objetivos urológicos que se consideran en la atención de niños con disfunción vesical neurógena son: 1) conservar la función renal; 2) guía urinaria y fecal (definida como la eliminación del uso de pañales a una edad de desarrollo apropiada) y 3) favorecer el desarrollo de una función sexual saludable, apropiada para la edad. Para lograr estos objetivos, estos pacientes tienen mayor probabilidad de desarrollar un sentido de autonomía y de permanecer saludables.

II. DIAGNÓSTICO DE MIELODISPLASIA

A. Valoración prenatal

1. α-fetoproteína (AFP): debe sospecharse espina bífida o anencefalia si en el suero materno hay elevación de α-fetoproteína en más de tres desviaciones estándar de lo considerado normal antes de la semana 24 de gestación.

2. Ecografía fetal: la ecografía fetal y la AFP sérica elevada en combinación son muy sensibles (80%) y específicas (99%) para el diagnóstico de mielodisplasia.

3. Método de nacimiento: aunque el parto vaginal es seguro, algunos estudios recientes han sugerido que la operación cesárea podría limitar la lesión neurológica.

B. Valoración del recién nacido

Después del nacimiento es importante contar con personal de apoyo y capacitado que consiste, aunque no se limita a, un neonatólogo, pediatra, neurocirujano, urólogo pediatra, cirujano ortopedista, enfermeras expertas, fisioterapeutas y personal de servicios sociales.

1. Intervención neuroquirúrgica: para defectos abiertos como el mielomeningocele con exposición de elementos neurales, se realiza una intervención neuroquirúrgica tan pronto como sea posible. Se obtiene una ecografía abdominal para valorar los riñones. No suele realizarse valoración funcional de la vejiga (estudio urodinámico [EUD]) antes del cierre en el periodo neonatal. Si se retrasa el cierre, el EUD puede proporcionar información útil. La mayor parte de los niños sometidos a cirugía de la médula espinal desarrollan "choque medular" que se acompaña de retención urinaria por varias semanas de forma que a menudo es necesario realizar una intervención urológica (como cateterismo intermitente limpio [CIL]) antes de llevar a cabo el EUD.

TABLA 11-1	Disrafismo medular: clasificación y características

Quístico: protrusión posterior de elementos de la médula espinal a través de un defecto vertebral	
Mielomeningocele	El quiste contiene meninges, médula espinal, raíces nerviosas o combinaciones de éstas, además de líquido cefalorraquídeo (LCR)
Meningocele	El quiste contiene meninges y LCR
Lipomeningocele	El quiste contiene meninges, LCR y grasa
Mielosquisis	Placa neural con abertura amplia o médula espinal hendida
Raquisquisis	Hendidura completa de los cuerpos vertebrales y médula espinal

No quístico: sin protrusión de elementos de la médula espinal; presencia de mechones de cabello, trayectos o muescas, cambios de coloración o lipoma como único signo	
Lipoma intradural	Infiltración adiposa de la médula espinal
Diastematomielia	Una espícula ósea o una banda fibrosa divide la médula espinal
Quiste/seno dermoide y epidermoide	Invaginación de la superficie de la epidermis
Tumor de la cola de caballo	Compresión medular
Meningocele sacro anterior	Herniación anterior de elementos de la médula espinal hacia la pelvis
Fijación de la médula espinal	
Primaria	Médula espinal ancha, engrosada, que evita la migración en dirección cefálica
Secundaria	Fijación o compresión de la médula espinal por adherencias posoperatorias, bandas fibrosas, lipoma y quistes
Siringomielia	Degeneración quística de la médula espinal

2. Valoración de disrafismo ocultó de la columna vertebral: aunque el disrafismo vertebral abierto es el tipo observado más a menudo, los defectos vertebrales cerrados (tabla 11-1) también ocurren con frecuencia. Signos sugestivos incluyen hoyuelos en la región sacra, placas pilosas, hemangiomas, deformación de la hendidura glútea, lipomas y laxitud del tono del esfínter anal. Los defectos vertebrales también se asocian con otras enfermedades que incluyen anomalías anorrectales, anomalías de la cloaca y extrofia de la cloaca.

III. CUIDADO DEL RECIÉN NACIDO

A. Valoración

1. Estudios urodinámicos: el objetivo del EUD es identificar la distensibilidad y contractilidad vesical y la función de la vía de vaciamiento vesical (cuello vesical y esfínter externo). Dichas pruebas valoran la presión vesical durante el llenado (almacenamiento) y el vaciamiento (citometría), la actividad del esfínter (electromiografía) y el aspecto radiográfico de las vías urinarias bajas (cistouretrografía fluoroscópica). Además, puede detectarse reflujo vesicoureteral en la fluoroscopia durante la valoración hemodinámica. Las pruebas hemodinámicas se realizan cuando el lactante puede ser colocado con seguridad en decúbito dorsal una vez que se ha superado la fase de choque medular. Algunos centros hospitalarios podrían preferir la "observación expectante" y vigilar al lactante con ecografía, difiriendo la valoración urodinámica hasta que se detecta hidronefrosis o se logra la continencia urinaria.

2. Ecografía: se realiza para detectar hidronefrosis, la cual puede ser consecuencia de reflujo vesicoureteral o de una vejiga no distensible y para vigilar el crecimiento renal.

3. Análisis de orina y urocultivo: se realizan sólo en niños sintomáticos en busca de infección de vías urinarias (IVU).

B. Tratamiento del recién nacido

1. El tratamiento se basa en el resultado de los estudios urodinámicos.
   a. Esfínter débil, vejiga normal: observación
   b. Flacidez vesical (vejiga arrefléxica): cateterismo limpio intermitente
   c. Vejiga no distensible, hiperrefléxica o ambas: cateterismo limpio intermitente más fármacos anticolinérgicos.

2. Cateterismo limpio intermitente: algunos centros hospitalarios inician este tipo de cateterismo en todos los recién nacidos, inmediatamente después del nacimiento, sin importar los resultados del EUD, aunque este estudio suele ser anormal en la mayor parte de los casos. Al final la mayor parte de los niños requerirá cateterismo limpio intermitente para lograr la continencia o para protección renal; en la experiencia de los autores, los niños mayores que inician con esta técnica como lactantes toleran mejor y tienen mayor apego terapéutico con que los niños que inician con el procedimiento en edades más avanzadas. Por ejemplo, si un bebé tiene esfínter débil en la lactancia y no hay razón médica para cateterismo (aunque se debe tener la certeza que la vejiga está completamente vacía). Sin embargo, más tarde el mismo niño tendrá incontinencia y será necesario que el urólogo tendrá que operar para "apretar" el esfínter. Este tipo de cirugía suele realizarse cerca de la edad de entrenamiento para control de los esfínteres o antes de entrar al jardín de niños. Por desgracia, el momento de la operación es una de las peores etapas del desarrollo para iniciar el programa de cateterismo limpio intermitente. El mejor método es educar a los padres con respecto a los resultados del EUD, la necesidad de cateterismo a futuro y los posibles problemas que se encontrarán si se elige retrasar el cateterismo limpio intermitente, de forma que puedan tomar una decisión informada.

   El inicio temprano del cateterismo limpio intermitente cada 3 horas se prefiere al empleo de la maniobra de Credé (compresión suprapúbica para favorecer la salida de orina), que no es fisiológico, causa incrementos notables en la presión vesical y no es apropiada para el tratamiento a largo plazo.

3. La adición de fármacos anticolinérgicos (véase más adelante) en el periodo neonatal es segura y bien tolerada. En lactantes con deterioro progresivo de las vías urinarias, pese a un tratamiento médico máximo, una cistostomía transitoria (derivación quirúrgica del flujo urinario hacia la pared abdominal inferior) ha demostrado eficacia.

4. Evitar productos que contengan látex (véase sección V, subsección H).

IV. ENFERMEDADES Y LESIONES NEUROLÓGICAS

A. Fisiopatología

1. Las lesiones encefálicas *por arriba* del centro de la micción de la protuberancia pueden ser causadas por traumatismos, apoplejías, accidente cerebrovascular y tumores que ocupan espacio. Puede considerarse a la corteza cerebral como con un efecto inhibidor global sobre la función vesical. Con los estímulos cerebrales superiores la vejiga desarrolla hiperactividad, lo que también se conoce como "vejiga hiperrefléxica" o "vejiga espástica"; sin embargo, en el periodo agudo después de una lesión o cirugía, los pacientes experimentan un "choque" del SNC acompañado por flacidez de la función vesical que da origen a retención urinaria. Después de 4 a 6 semanas la vejiga se recupera de la fase de choque y se torna hiperrefléxica. Como los dos centros del SNC que coordinan la micción (centro de la micción de la protuberancia y la médula espinal sacra) se encuentran intactos, ocurre micción y función esfintérica coordinadas. El paciente puede presentar incontinencia por hiperactividad vesical.

2. Las lesiones *por debajo* de la protuberancia incluyen lesiones de la médula espinal, causas autoinmunitarias, infarto, discopatía y otras. Después de las lesiones agudas es de esperarse un periodo de choque medular por 4 a 6 semanas con flacidez resultante, al igual que con las lesiones superiores. Sin embargo, una vez superado este periodo se da esperarse hiperreflexia vesical y pérdida de la coordinación del esfínter (también conocida como disfunción del detrusor-esfínter estriado o DDEE). Sin el estímulo inhibidor encefálico, la vejiga se torna hiperactiva y se pierde la coordinación con el centro de micción de la protuberancia, por lo que el paciente no puede controlar la relajación del esfínter. Estos pacientes se encuentran en alto riesgo de incremento de la presión vesical y daño a los riñones.

   Los pacientes con lesión de la médula espinal por arriba de T1 se encuentran en riesgo de desarrollar hiperreflexia autonómica. Esto es ocasionado por descarga no regulada de los nervios simpáticos en respuesta a la estimulación baja no identificada como la distensión vesical excesiva o lesiones. Los pacientes pueden desarrollar hipertensión grave, cefalea, diaforesis, bradicardia y apoplejía. El tratamiento requiere la eliminación del estímulo (vaciamiento vesical) y controlar la hipertensión que pone en riesgo la vida.

3. Las lesiones de la médula ósea sacra ocurren con traumatismos o enfermedades en las vértebras lumbares. El extremo terminal de la médula espinal, la cola de caballo, termina al nivel vertebral L1-L2. La médula al nivel S2 a S4 coordina la función de la micción y las raíces nerviosas de S2 a S4 surgen al nivel de las vértebras T12 a L2.

V. TRATAMIENTO A LARGO PLAZO

A. Función vesical

1. Cateterismo limpio intermitente (CLI): la implementación temprana de CLI ayuda a prevenir el deterioro renal y puede conservar alguna función vesical (disminuyendo la necesidad de cirugía vesical mayor en el futuro). El cateterismo realizado por el propio paciente no es un procedimiento estéril y los catéteres de vinilo son reusables. Se enseña a los padres e hijos a realizar limpieza con agua y jabón, alcohol diluido o peróxido. Los catéteres se secan y se reutilizan por un mes. Los estudios no han mostrado

diferencias en las tasas de infección entre los catéteres nuevos y reutilizados. Los catéteres deben utilizarse con el mayor diámetro posible para la edad, de forma que pueda ocurrir un vaciamiento rápido y completo. La mayoría de los niños con mielodisplasia y lesión de la médula espinal no tienen sensibilidad normal con el cateterismo.

2. CIL más fármacos anticolinérgicos: el incremento de la presión vesical y la capacidad inadecuada pueden manifestarse como incontinencia, hidronefrosis, IVU y molestias suprapúbicas. El tratamiento médico con fármacos anticolinérgicos (como oxibutinina, 0.1 mg/kg tres veces por día), aunado a cateterismo intermitente, suele ser suficiente para lograr una presión vesical baja y continencia vesical. En algunos niños, dosis más elevadas pueden ocasionar relajación adicional del músculo detrusor con mayor continencia. Si los efectos secundarios anticolinérgicos (p. ej., rubor facial, visión borrosa, resequedad de boca, estreñimiento) se vuelven intolerables, puede utilizarse instilación intravesical. En niños mayores, un fármaco anticolinérgico más selectivo, en una formulación de liberación sostenida, por ejemplo, tolterodina de acción prolongada o parches transdérmicos pueden proporcionar igual eficacia con menos efectos secundarios.

3. Cirugía

   a. Aumento vesical: cuando fracasa el tratamiento médico para lograr una capacidad adecuada con baja presión, la cirugía de aumento vesical puede lograrse con incremento de origen intestinal (fig. 11-1). Por las posibles complicaciones, este procedimiento debe ser realizado sólo cuando han fracasado otras opciones terapéuticas. Los cirujanos utilizan principalmente el íleon (20 a 40 cm) por su proximidad con la vejiga y su irrigación, pero también se utilizan otros segmentos, lo que incluye colon y estómago. Las complicaciones incluyen trastornos acidobásicos y electrolíticos (acidosis crónica), producción crónica de moco y problemas que resultan de cirugía intestinal abierta (peritonitis de obstrucción intestinal). Los pacientes con aumento vesical tienen mayor riesgo de infecciones de vías urinarias y de cálculos vesicales. El uso de estómago para el aumento se ha vuelto poco común por el problema de ácido en la orina.

   b. Inyección endoscópica de toxina botulínica: con el fin de eliminar las complicaciones relacionadas con la enterocistoplastia se han propuesto varias alternativas quirúrgicas. La ureterocistoplastia (utilizando un uréter dilatado), segmentos intestinales sin mucosa, autoaumento vesical (creando un divertículo vesical de baja presión) no han sido métodos ampliamente adoptados. En fecha reciente, investigadores han reportado el tratamiento de mala distensibilidad vesical y de hiperactividad del detrusor secundaria a disfunción vesical neuropática mediante la inyección cistoscópica de toxina botulínica A. La inyección se realiza como procedimiento ambulatorio o de consultorio. Es necesario repetir las inyecciones cada 6 meses. Se requieren estudios a largo plazo para determinar si la inyección endoscópica de toxina botulínica A en intervalos de 6 meses evitará y no sólo retrasará la realización de una cistoplastia de aumento.

   c. Vigilancia de los pacientes después de la cirugía de aumento

      (1) Valoración metabólica: estos pacientes se encuentran en riesgo de trastornos metabólicos por la absorción o secreción de electrolitos a través de segmentos intestinales. Con el íleon y colon, el trastorno más común es la acidosis metabólica hiperclorémica; con el empleo del estómago puede ocurrir alcalosis metabólica hiperclorémica, hiperpotasémica. La acidosis crónica altera el metabolismo del calcio y por tanto el desarrollo óseo. Así que deben verificarse cada año, o según sea necesario, los electrolitos séricos (incluido el bicarbonato), calcio, fósforo y magnesio.

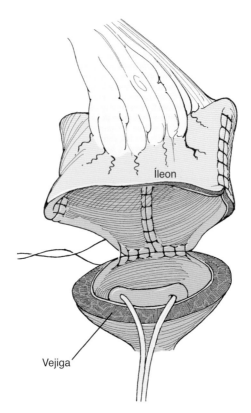

Íleon

Vejiga

FIGURA 11-1. Cirugía de aumento vesical, realizada utilizando un segmento de íleon como parche para incrementar la capacidad y disminuir la presión vesical.

(2) Función renal: valoración de la creatinina sérica y electrolitos al menos una vez al año.

(3) Estudio microscópico de la orina: en niños que realizan cateterismo ellos mismos, probablemente la orina estará colonizada con bacterias y podría tener unos cuantos leucocitos y eritrocitos. Después de un aumento vesical con un segmento de intestino, la orina casi siempre tendrá moco y bacterias. A menos que el niño se encuentre sintomático o tenga reflujo vesicoureteral, no debe iniciarse tratamiento con antibióticos.

(4) Estomas continentes para cateterismo: después del aumento de la vejiga, el cateterismo casi siempre requiere un drenaje completo. En pacientes en silla de ruedas o que sufren escoliosis/lordosis grave el cateterismo puede ser técnicamente difícil. Otros pueden ser capaces de observar o alcanzar la uretra. En estos individuos,

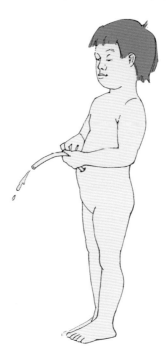

FIGURA 11-2. El niño insertó un catéter en su conducto continente a través de la cicatriz umbilical hacia la vejiga.

puede crearse un estoma continente, a través del cual puede realizarse el cateterismo para proporcionar un acceso fácil para el vaciamiento de la vejiga (fig. 11-2). Esto puede crearse a partir del apéndice cecal, íleon o colon. Los niños con sensibilidad ureteral intacta, en quienes el cateterismo por el propio paciente podría no ser tolerado, también podrían beneficiarse de un estoma abdominal para cateterismo.

B. **Continencia (función del esfínter)**
   1. Fármacos: la incontinencia urinaria tiene relación con una resistencia inadecuada al nivel del esfínter más que con el almacenamiento inadecuado que podría mejorar con fármacos α-adrenérgicos (pseudoefedrina), pero más a menudo la función del esfínter mejorará sólo mediante corrección quirúrgica.
   2. Tratamiento con inyección periuretral: la inyección con agentes formadores de volumen como colágeno o derivados de hialuronato alrededor del cuello vesical pueden ocasionar mejoría en la continencia a corto plazo. La ventaja de esta técnica sobre la reconstrucción quirúrgica abierta para mejorar la resistencia del cuello vesical es la naturaleza mínimamente invasiva de este procedimiento endoscópico. Por desgracia, la tasa de éxito a largo plazo es baja.

3. Suspensión y reconstrucción del cuello vesical: la suspensión del cuello vesical y la uretra proximal al pubis utilizando material de sutura o compresión por un "cabestrillo" de aponeurosis del músculo recto puede acompañarse de reconstrucción del cuello vesical. Se reportan tasas de éxito para lograr la continencia de hasta 80%. Los pacientes que experimentan sólo mejoría parcial pueden recibir tratamiento adicional con inyecciones endoscópicas de sustancias formadoras de volumen. Todos los pacientes sometidos a reconstrucción del cuello vesical con o sin cabestrillo necesitarán cateterismo a través de la uretra o utilizando un estoma abdominal continente.

4. Esfínter urinario artificial: la colocación de un manguito inflable alrededor del cuello vesical ofrece mejoría en la continencia de hasta 90% tanto en varones como en niñas (fig. 11-3). Aunque es un procedimiento altamente exitoso, las complicaciones incluyen fracaso del dispositivo (en casi 12% de los casos) por erosión del manguito. La colocación de un esfínter artificial debe realizarse sólo en pacientes con capacidad y distensibilidad vesicales normales por el riesgo de que se detecte una vejiga no distensible después de la oclusión del cuello vesical (lo que se observa hasta en 30% de los pacientes).

C. **Reflujo vesicoureteral**

Entre 40% y 65% de los pacientes con espina bífida padecerán reflujo vesicoureteral (RVU) esto quizá se deba a incremento de la presión intravesical ocasionada por disinergia entre el esfínter y el músculo detrusor o una vejiga poco distensible. El tratamiento se dirige a mejorar el almacenamiento urinario (disminución de la presión vesical) y la micción al administrar fármacos anticolinérgicos y con el empleo de CIL. El reflujo persistente debe tratarse en forma individual. Suele administrarse profilaxis con antibióticos a dosis bajas a todos los niños con reflujo. Puede ofrecerse sólo vigilancia en niños con reflujo de baja intensidad que no tienen infecciones urinarias sintomáticas o cicatrización renal y que se apegan al tratamiento vesical. Las intervenciones quirúrgicas podrían hacerse necesarias por la presencia de infecciones interrecurrentes o deterioro de la hidronefrosis, en cuyo caso procedimientos antirreflujo endoscópicos (inyección ureteral de compuestos con hialuronato) podría ser una primera opción razonable si la vejiga muestra distensibilidad; sin embargo, el método ideal es la reimplantación ureteral quirúrgica. Si se realiza la intervención quirúrgica para mejorar la capacidad o la continencia, es prudente considerar la reimplantación en ese momento.

D. **Bacteriuria**

La bacteriuria se encuentra en muchos niños con disrafismo de la columna vertebral, en especial en aquellos que realizan CIL y se denomina "bacteriuria asintomática". Estos pacientes no requieren antibioticoterapia o supresión profiláctica a menos que exista reflujo vesicoureteral documentado o síntomas como fiebre, disuria o incontinencia de inicio reciente. En ausencia de reflujo vesicoureteral, existe poco riesgo de cicatrización renal.

E. **Función renal**

El incremento de las presiones del detrusor y las IVU recurrentes son los principales factores de riesgo para deterioro renal, lo cual puede prevenirse con cuidado apropiado de las vías urinarias bajas. Como las concentraciones séricas de creatinina y la ecografía renal podrían no proporcionar una medición consistente de la lesión renal temprana, puede obtenerse una medición más precisa con una gammagrafía renal (tecnecio-ácido dimercaptosuccínico [DMSA] o tecnecio-mercaptoacetilglicina [MAG-3]). Es recomendable obtener una gammagrafía renal basal en niños que no han sido valorados en el periodo neonatal y que se encuentran en riesgo de daño renal por infecciones recurrentes. Se recomiendan las ecografías renales y la realización de exámenes de orina cada tres meses durante el primer año de vida, cada 12 meses en lo sucesivo y con cualquier cambio en el estado urinario (incontinencia, infección o problemas con el cateterismo).

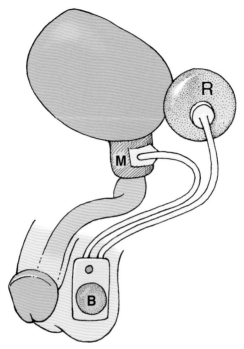

FIGURA 11-3. Diagrama de un esfínter urinario artificial que consiste de tres partes. El manguito (M) se coloca alrededor del cuello vesical o de la uretra prostática (en varones) y se conecta a una bomba (B) en el escroto o en el labio mayor y se implanta un reservorio de líquido (R) por debajo del músculo recto del abdomen. El líquido se bombea desde el manguito hacia el reservorio, el cual llena de forma pasiva el manguito en 60 a 90 s. En el niño que realiza cateterismo intermitente limpio se abre el manguito de la bomba y se realiza con facilidad el cateterismo.

F. Tratamiento del intestino

El tratamiento de la evacuación de heces puede ser un reto significativo para pacientes y cuidadores. Todos los pacientes requieren un programa para la atención de las evacuaciones, lo que incluye modificaciones dietéticas, catárticos o enemas y tal vez la estimulación y manipulación digitales. Para pacientes en los cuales fracasa el tratamiento conservador, la creación de un conducto abdominal continente hacia el ciego puede permitir la aplicación de un enema de grandes volúmenes por vía anterógrada para eliminar el contenido intestinal (procedimiento de Malone); fig. 11-4). El apéndice cecal es ideal para su uso como conducto, pero si está ausente, puede utilizarse otro segmento intestinal o bien, puede colocarse una sonda de cecostomía percutánea por medio de radiografía intervencionista. En la experiencia de los autores, se ha detectado que los niños con tratamiento intensivo por estreñimiento desde etapas tempranas (del nacimiento los 3 años de edad) tienen mayor éxito para el entrenamiento con la continencia fecal. Por tanto,

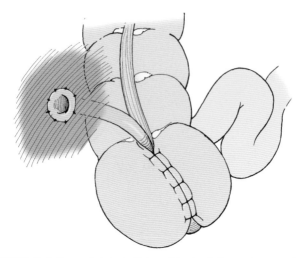

FIGURA 11-4. El procedimiento de Malone utiliza el apéndice cecal como conducto continente susceptible de cateterismo para suministrar un bolo de líquido (p. ej., agua de la llave) para ayudar a "lavar" el contenido colónico en pacientes con estreñimiento neuropático resistente al tratamiento.

todos los pacientes con estreñimiento deben ser tratados de forma intensiva en esta población de pacientes, pese a la edad o el deseo de continencia fecal.

G. **Función sexual y fertilidad**

La mayor parte de los adultos con espina bífida reportan vida sexual activa. Sin embargo, los adolescentes tienen más problemas de los habituales sobre el desarrollo de una identidad sexual deseable cuando tienen preocupación sobre la continencia fecal o intestinal que persiste hacia la adolescencia. Por esta razón, se recomienda tomar medidas para mejorar la continencia antes del inicio de la pubertad, lo cual se presenta a menudo de manera más temprana en mujeres con espina bífida. Los cuidadores deben poner atención a esta área que por lo común se pasa por alto. Por lo general, estos pacientes no tienen un modelo para asumir dicho rol y necesitan diálogo abierto para apoyar su crecimiento e independencia.

La fertilidad en varones con espina bífida es menos probable que en la población general por una función eréctil inadecuada, calidad del semen y factores relacionados con la socialización. Sin embargo, cada paciente varón debe valorarse desde el punto de vista individual con el objetivo de llevar al máximo su función disponible y brindar asesoría con respecto a la posibilidad de paternidad. Los tratamientos modernos de disfunción eréctil e infertilidad pueden mejorar en gran medida la posibilidad de estos pacientes. Todos estos pacientes deben recibir asesoramiento apropiado con respecto a las enfermedades de trasmisión sexual del embarazo. Las mujeres y varones deben recibir información sobre cómo obtener condones no elaborados con látex.

H. **Precauciones con el látex**

En la era de entornos hospitalarios sin látex, es menos probable la exposición de niños con vejiga neurógena al látex, lo que significa que son extremadamente poco comunes las reacciones anafilácticas atribuibles a látex que ponen en riesgo la vida. Los productos que contienen látex como guantes, catéteres ureterales, torniquetes, accesos IV, bolsas para ventilación en anestesia, manguitos para medición de la presión arterial y cinta adhesiva siempre deben ser evitados en este grupo de pacientes.

VI. DISRAFISMO OCULTO DE LA COLUMNA VERTEBRAL

Véase tabla 11-1.

A. Signos

En ocasiones quizá no sean evidentes los defectos de la médula espinal durante la exploración física, los cuales pueden hacerse manifiestos sólo después del inicio de problemas urológicos, neurológicos u ortopédicos. En ocasiones el único indicio es la presencia de un hoyuelo en la región sacra o un trayecto fistuloso o bien, un mechón de pelo, una zona de pigmentación prominente o la presencia de un lipoma. Cualquiera de estos signos es indicación para valoración más amplia. Los signos y síntomas de presentación a menudo son insidiosos. La incontinencia urinaria de inicio reciente, los cambios en los patrones de micción o las infecciones de vías urinarias en un niño que previamente orinaba de forma normal o con diagnóstico conocido de espina bífida sugieren un posible problema. Suele haber fijación de la médula espinal que se caracteriza por un filum terminal de corto, engrosado, que evita el ascenso del cono medular durante el desarrollo.

B. Estudio diagnóstico

1. Ecografía de la columna vertebral: en el recién nacido o lactante la ecografía de la columna vertebral puede revelar con fiabilidad un cono medular en posición baja, no fijo, de aspecto bulboso, la ubicación dorsal de la médula espinal en el conducto óseo, la presencia de tumoraciones sólidas o quísticas en el conducto distal o tejidos blandos que se extienden hacia el conducto, el saco tecal distal abierto y un filum terminal grueso. Este estudio sólo es posible en lactantes.

2. Resonancia magnética nuclear (RMN): la RMN identifica con mayor precisión la afección de la médula espinal. Es el procedimiento diagnóstico preferido en niños mayores y en los cuales la maduración ósea impide la realización de una ecografía precisa.

C. Intervención

Es motivo de controversia si la intervención neuroquirúrgica temprana mejora o no la disfunción miccional al aliviar la compresión de la médula espinal. Si se detecta en lactantes, el deterioro neurológico puede prevenirse en la mayor parte de los casos y mejorar en muchos de los que se presentan con disfunción. Con la liberación de la fijación de la médula espinal es de esperarse una mejoría de 50% en los síntomas miccionales y resolución de más de 50% de los casos de hiperreflexia del detrusor. Los pacientes mayores que acuden con cambios neurológicos tienen menos probabilidad de mejorar. En términos generales, los pacientes con vejiga neuropática por lesiones ocultas deben tratarse en la misma forma que aquellos con disrafismo evidente de la columna vertebral.

VII. INTERVENCIÓN PRENATAL PARA EL MIELOMENINGOCELE

Como se mencionó, las complicaciones urológicas son la principal causa de morbilidad en pacientes con disrafismo de la columna vertebral. Estudios en fetos de animales han demostrado que la exposición prolongada de la médula espinal abierta ocasiona desarrollo defectuoso de los nervios y que el cierre en la etapa fetal reduce la morbilidad. Esto llevó al estudio clínico reciente *Management of Myelomeningocele Study* (MOMS), un estudio clínico prospectivo con asignación al azar en el cual se realizó reparación *in utero* o a través de una histerotomía pequeña. Este estudio demostró que la intervención en la etapa fetal es beneficiosa para reducir la necesidad de derivación ventrículo peritoneal, menor incidencia de malformación de Chiari y mejoría en los resultados musculoesqueléticos. Por desgracia, el defecto del cierre de la espalda fetal sobre la función miccional no tiene el mismo éxito.

Por último, algunos autores han argumentado que el parto vaginal por sí mismo puede causar traumatismo a la médula espinal; sin embargo, esto no se ha estudiado en ensayos clínicos con asignación al azar, prospectivos. No obstante, la mayor parte de los centros hospitalarios recomienda la interrupción del embarazo por cesárea en la mayor parte de los casos.

VIII. CONCLUSIONES

La atención lógica de pacientes con disrafismo de la columna vertebral se enfoca en la conservación de la función renal, lograr la continencia urinaria y fecal, favorecer el desarrollo de la sexualidad normal y comprometerse con la realización de un mínimo de intervenciones quirúrgicas. Las intervenciones tempranas (tanto diagnósticas como terapéuticas) y la educación del paciente ayudan a garantizar la mayor parte de resultados exitosos. El cateterismo intermitente con vigilancia clínica estrecha debe iniciarse en etapas tempranas para prevenir, más que para tratar, las complicaciones de la disfunción neurógena de la vejiga.

LECTURAS RECOMENDADAS

Adzick NC, Thom EA, Spong CY, *et al.* A randomized trial of prenatal versus postnatal repair of myelomeningocele. *N Engl J Med* 2011;364(11):993-1004.

MacLellan DL, Bauer SB. Neuropathic dysfunction of the lower urinary tract. In: *Campbell-Walsh urology: Pediatric urology*, 10th ed. Elsevier-Saunders: New York; 2015.

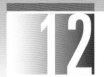

12 Diagnóstico urológico prenatal y asesoramiento materno

Barry A. Kogan

I. INTRODUCCION

Con el advenimiento del uso amplio de la ecografía prenatal en la práctica clínica, las enfermedades urológicas se han diagnosticado en muchos recién nacidos antes del nacimiento. Como la ecografía se realiza con bastante frecuencia, el impacto de estos diagnósticos es considerable. Sin embargo, permanece poco claro si el diagnóstico temprano beneficiará al recién nacido o simplemente incrementará la ansiedad para la realización de pruebas. En la mayor parte de los casos puede tranquilizarse a los padres de que la valoración posnatal será lo único que se requiera y que en términos generales, los recién nacidos tendrán buen pronóstico.

II. INCIDENCIA

Las anomalías urológicas se encuentran en casi 0.4% de los embarazos. De éstos, se encuentra hidronefrosis en casi 50% de los casos (cap. 13).

III. DATOS CLÍNICOS

Los hallazgos urológicos varían entre hidronefrosis leve, que suele ser un rasgo común, hasta nefrosis significativa como resultado de algún tipo de uropatía obstructiva (véase capítulo 13, figuras 13-1, 13-2 y 13-3). En casos poco frecuentes, se observan tumores renales o anomalías congénitas como extrofia y epispadias.

IV. TRATAMIENTO GENERAL

Después del diagnóstico inicial, se realiza una ecografía más amplia para confirmar el diagnóstico, para buscar hallazgos asociados y, en el caso de anomalías renales, vigilar la cantidad de líquido amniótico. En casos poco comunes está indicada alguna intervención *in utero*, por ejemplo, la aspiración de un quiste enorme o en casos raros, la colocación de una derivación vesicoamniótica. Rara vez está indicado interrumpir el embarazo en etapas tempranas. En la mayor parte de los casos no se requiere ninguna intervención hasta el momento del nacimiento; se recomienda la valoración posnatal. Sin embargo, aún no se han demostrado los beneficios generales del diagnóstico prenatal para trastornos genitourinarios.

V. DIAGNÓSTICOS ESPECÍFICOS

A. Hidronefrosis

El diagnóstico *in utero* es sencillo. Los siguientes parámetros son importantes.
1. La cantidad de líquido amniótico (se correlaciona con la función renal).
2. Enfermedad unilateral o bilateral (la enfermedad unilateral causa menos preocupación a causa de un riñón contralateral normal).
3. Valorar la intensidad de la hidronefrosis (que por lo general puede cuantificarse con el diámetro anteroposterior [AP] de la pelvis renal). Un diámetro AP >10 mm de la pelvis renal en el tercer trimestre es indicación de valoración posnatal (véase más adelante).

4. Cantidad de parénquima renal.
5. Diferenciación corticomedular (cuando está presente sugiere una buena función renal).
6. Ecogenicidad (cuando está presente sugiere displasia renal).
7. Quistes corticales (cuando está presente sugiere displasia renal).
8. Dilatación ureteral (sugiere un diagnóstico a nivel vesical o ureteral) y requiere valoración posnatal.
9. Distensión vesical (sugiere un diagnóstico a nivel ureteral).
10. Género (los varones pueden tener válvulas uretrales posteriores).

En la etapa posnatal, los pacientes con hidronefrosis prenatal significativa, definida como un diámetro AP > 10 mm en el tercer trimestre o dilatación ureteral deben ser sometidos a ecografía y debe considerarse un cistouretrograma miccional (incidencia de 33% de reflujo, en especial si existe dilatación ureteral) después de varias semanas de nacimiento.

En algunos centros hospitalarios se recomienda la administración profiláctica de antibióticos (amoxicilina o cefalexina) hasta que se demuestra que no existe reflujo. Esto es particularmente cierto si hay dilatación ureteral.

Como corolario, el diagnóstico prenatal de hidronefrosis con un diámetro AP <10 mm en el tercer trimestre rara vez da resultados significativos en la clínica en el periodo posnatal como pérdida de la función renal, dolor o hidronefrosis progresiva. Estos pacientes tienen un riñón funcional ligeramente dilatado pero normal. No se requiere valoración posnatal a menos que exista sospecha clínica de infección de vías urinarias, hematuria o dolor.

La circuncisión es apropiada para niños con hidronefrosis prenatal significativa; en algunos casos puede recomendarse ya que reduce la tasa de infección de vías urinarias.

En general los pacientes con hidronefrosis prenatal tienen un pronóstico excelente.

B. Válvulas uretrales

Este diagnóstico se establece por la presencia de hidronefrosis, distensión vesical y "signo de la cerradura" en la ecografía. Los mismos datos mencionadas antes son importantes, pero tiene particular importancia los cambios en el líquido amniótico y en el parénquima renal. Si el líquido amniótico es normal y no hay datos de displasia renal en la ecografía renal, el tratamiento más apropiado es diferir las medidas terapéuticas hasta después del nacimiento. Para esa fecha, el recién nacido debe ser sometido a drenaje con catéter, cistouretrograma miccional y resección de las válvulas si son lo suficientemente grandes (en casos poco comunes puede considerarse una vesicostomía para evitar el bloqueo). En algunos casos se considera la intervención fetal (véase más adelante). El pronóstico depende del grado de displasia renal y en general se determina después del nacimiento si el líquido amniótico es normal.

C. Displasia renal multiquística

Este trastorno se diagnostica con facilidad *in utero*. El principal dato es una configuración renal caótica, con múltiples quistes sin comunicación y parénquima renal mínimo e incluso su ausencia. Esto en general se asocia con un riñón contralateral normal y líquido amniótico normal. En el periodo posnatal, se recomienda la ecografía para confirmar el diagnóstico. Si existen dudas del diagnóstico, una gammagrafía confirmará la ausencia de función renal. Aunque los autores acostumbran obtener cistouretrograma miccional con todos los casos (25% de los niños tienen reflujo contralateral en un riñón solitario) ya no lo recomiendan, ya que estos niños rara vez tienen problemas clínicos. Existen casos poco comunes de hipertensión que requieren nefrectomía, pero en la mayor parte de los casos, una vez que se ha confirmado el diagnóstico, estos niños no necesitan vigilancia urológica (el médico de atención primaria puede verificar la presencia de hipertensión). La enfermedad renal multiquística puede sufrir involución sin secuelas clínicas. El asesoramiento es similar al de cualquier paciente con riñón solitario.

D. Duplicaciones, uréteres ectópicos y ureteroceles

Estos trastornos a menudo se diagnostican *in utero* por la presencia de hidronefrosis de uno de los polos renales (típicamente el polo superior), por la presencia de dilatación ureteral y una configuración clásica de ureterocele en la vejiga. Si el líquido amniótico es normal, no se requiere tratamiento adicional *in utero*. Es apropiado administrar antibióticos profilácticos y realizar ecografía posnatal (véase cap. 14 para tratamiento).

VI. TRATAMIENTO PRENATAL Y ASESORAMIENTO

A. Obstrucción de vías urinarias

La intervención prenatal es apropiada sólo en casos urológicos excepcionales. La circunstancia más común es en el caso de hidronefrosis grave bilateral con disminución del líquido amniótico al inicio del segundo trimestre del embarazo. En estos casos, la revisión fetal cuidadosa (para descartar otras anomalías) y la amniocentesis (para análisis cromosómicos) son esenciales antes de considerar la intervención. El siguiente paso es el análisis del grado de lesión renal, lo que se realiza primero por ecografía. En términos generales, una función renal aceptable se asocia con líquido amniótico normal; sin embargo, cuando se reduce el líquido se requieren otros métodos de valoración. Puede valorarse la cantidad de parénquima renal con facilidad. De manera más específica mediante la ausencia de la diferenciación corticomedular y la presencia de aumento de la ecogenicidad y la presencia de quistes corticales, ambos trastornos relacionados con displasia renal. Si los riñones son aceptables por ecografía, se obtienen muestras de orina fetal (algunos autores consideran que es mejor drenar la vejiga por tres días para obtener orina fresca). Aunque se han propuesto varias pruebas, las bajas concentraciones de sodio y baja osmolalidad (lo que indica suficiente función tubular renal para reabsorber orina) se asocian con función renal recuperable. En pacientes muy selectos, después de asesorar a la madre sobre los riesgos fetales, debe considerarse la intervención *in utero*. Aunque existen reportes de tratamiento con cistoscopia fetal, la intervención más común es la derivación de la cavidad vesicoamniótica fetal (por lo general, a través de catéter percutáneo). Esto se realiza bajo anestesia local con sedación materna, vigilancia cuidadosa y administración de medicamentos para reducir el riesgo de parto prematuro. Pese a esto, muchos de estos productos nacen en forma prematura. Los resultados a largo plazo son mixtos. Hay beneficios al prevenir la hipoplasia pulmonar (y, por tanto, incrementar la supervivencia neonatal), pero es poco claro si se logra mejoría de la función renal. Esto trae a colación aspectos éticos de que estos niños podrían sobrevivir a causa del tratamiento, con el riesgo de insuficiencia renal neonatal con todos los problemas que conlleva.

B. Mielodisplasia

El diagnóstico prenatal de este trastorno se está incrementando a causa del mayor uso de detección materna con α-fetoproteína. Con base en esto, la histerotomía quirúrgica abierta prenatal y la reparación del mielomeningocele fetal se han realizado en varios centros hospitalarios como parte de un estudio multicéntrico patrocinado por los National Institutes of Health (NIH). Los resultados sugieren que la tasa de derivación ventrículo peritoneal se reduce en estos pacientes, pero la disfunción vesical neurógena aún es un problema. Se requiere vigilancia a largo plazo.

VII. RESUMEN

El diagnóstico fetal de anomalías urológicas es común. Aunque los beneficios no se han demostrado por completo, la prevalencia de la ecografía prenatal significa que muchos niños pueden ser diagnosticados. En la mayor parte de los casos debe hacerse énfasis en la educación de los padres sobre el excelente pronóstico y la necesidad de valoración posnatal no urgente. En casos poco comunes, puede estar indicada la intervención fetal.

LECTURAS RECOMENDADAS

Adzick NS, Thom EA, Spong CY, *et al.* A randomized trial of prenatal versus post-natal repair of myelomeningocele. *N Engl J Med* 2011;364:993-1004.

Dighe M, Moshiri M, Phillips G, *et al.* Fetal genitourinary anomalies. A pictorial review with postnatal correlation. *Ultrasound Q* 2011;27:7-21.

Nef S, Neuhaus TJ, Sparta G, *et al.* Outcome after prenatal diagnosis of congenital anomalies of the kidney and urinary tract. *Eur J Pediatr* 2016;175:667-676.

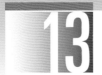

Hidronefrosis neonatal

Barry A. Kogan

I. DIAGNÓSTICO

El diagnóstico de hidronefrosis neonatal se establece más a menudo con base en un hallazgo incidental detectado en la ecografía prenatal, realizada por otra razón. En ocasiones, un recién nacido puede ser llevado al médico con una tumoración en el flanco, infección de vías urinarias (IVU) o rara vez, con hematuria. Los niños mayores por lo general, presentan dolor intermitente y vómito.

A. Incidencia

La incidencia de hidronefrosis varía dependiendo del límite de referencia establecido para el diámetro anteroposterior de la pelvis renal utilizado durante la valoración ecográfica prenatal. Por la elevada tasa de resultados positivos falsos, el diámetro de la pelvis renal por debajo de < 10 mm en el tercer trimestre del embarazo por lo general no se considera significativo.

Aunque la incidencia de aumento de tamaño de los riñones en la ecografía prenatal es de 1% a 1.4%, la mayor parte de los casos se resuelve después del nacimiento y la incidencia de enfermedad significativa de las vías urinarias es de 0.2% a 0.4%.

B. Diagnóstico diferencial de la dilatación prenatal de las vías urinarias

Véase la figura 13-1.

1. Obstrucción de la unión ureteropélvica (UP) (aproximadamente 66% de los casos) (fig. 13-2 A).
2. Reflujo vesicoureteral (casi 25% de los casos).
3. Obstrucción de la unión ureterovesical (con dilatación del uréter) (fig. 13-2 B).
4. Enfermedad displásica multiquística (múltiples quistes renales que no se conectan uno con otro).
5. Válvulas uretrales posteriores (también se observa vejiga notablemente anormal).
6. Otras enfermedades como el síndrome de vientre en ciruela o nefropatía poliquística (poco común).

C. Causas de la obstrucción de la unión ureteropélvica (UUP)

La causa exacta es motivo de debate, pero un segmento cicatrizado o adinámico del uréter proximal ocasiona a menudo doblamiento al nivel de la UUP, lo que podría causar la obstrucción. Las causas menos comunes incluyen los pliegues congénitos de la mucosa o pólipos en la porción superior del uréter. En niños mayores, en especial en niñas, una obstrucción extrínseca por una arteria en trayecto transversal hacia el polo renal inferior es la causa más común.

II. VALORACIÓN DE LA HIDRONEFROSIS NEONATAL

A. Ecografía

1. A menos que exista hidronefrosis bilateral grave, dilatación del uréter o dilatación de la uretra posterior en la ecografía prenatal, la ecografía posnatal debe posponerse hasta que se resuelva la deshidratación fisiológica del recién nacido (por lo general después de 72 h).
2. Se ha utilizado el sistema de gradación de la Society of Fetal Urology y es una referencia común en la bibliografía (fig. 13-3 y tabla 13-1); fue

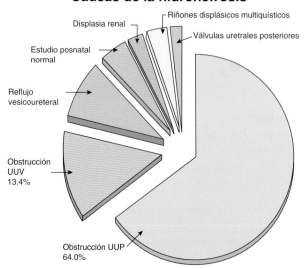

Causas de la hidronefrosis

- Riñones displásicos multiquísticos
- Válvulas uretrales posteriores
- Displasia renal
- Estudio posnatal normal
- Reflujo vesicoureteral
- Obstrucción UUV 13.4%
- Obstrucción UUP 64.0%

FIGURA 13-1. Causas de la hidronefrosis neonatal. UUP, unión ureteropélvica; UUV, unión ureterovesical.

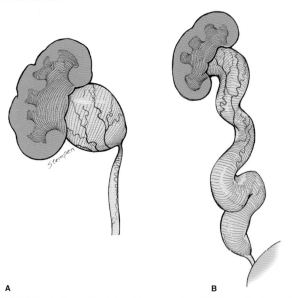

A

B

FIGURA 13-2. A. Obstrucción de la unión ureteropélvica. B. Obstrucción de la unión ureterovesical/megauréter.

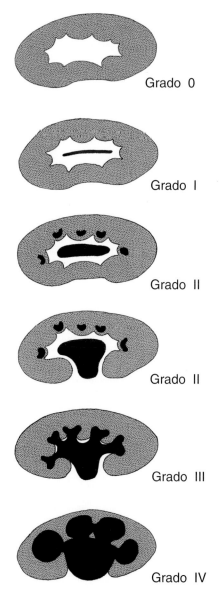

FIGURA 13-3. Sistema de gradación de la Society of Fetal Urology.

TABLA 13-1	Sistema de gradación ecográfica para la hidronefrosis	
Grado de hidronefrosis	**Complejo renal central**	**Grosor del parénquima renal**
0	Intacto	Normal
1	Ligeramente dividido	Normal
2	Evidentemente dividido Complejo confinado en el borde renal	Normal
3	Pelvis renal con división amplia Dilatación fuera de los cálices y del borde renal	Normal
4	Dilatación uniforme Dilatación adicional de la pelvis renal y cálices	Delgada

actualizado en fecha reciente, pero es poco claro cómo se ha aceptado la actualización. Un método relativamente universal consiste en definir la hidronefrosis como la medición de la dimensión más grande de la pelvis renal. Como se mencionó antes, los diámetros de la pelvis renal > 10 mm en el tercer trimestre deben considerarse clínicamente relevantes y debe realizarse valoración adicional. Se requiere precaución porque la cuantificación de la hidronefrosis depende de la persona que realiza la ecografía, del estado de hidratación y la posición del paciente. El estado de la vejiga también puede afectar el grado de hidronefrosis (cuando es posible, la hidronefrosis debe valorarse con la vejiga llena y vacía).

B. **Cistouretrograma miccional**

Con anterioridad la mayor parte de los médicos recomendaba un cistouretrograma miccional en todo recién nacido con hidronefrosis neonatal, porque la ecografía no era un buen indicador de reflujo vesicoureteral y 25% a 33% de estos niños tenían reflujo. Otros autores han argumentado que este reflujo no es clínicamente significativo y que no es necesario realizar cistouretrograma miccional. A la fecha, los autores no recomiendan realizar dicho estudio a menos que se observe distensión vesical o dilatación de uréter o en casos de hidronefrosis grave.

C. **Gammagrafía**

No todas las dilataciones de las vías urinarias son un signo de obstrucción significativa. Aunque el tamaño de la pelvis renal es de cierta utilidad, no es definitiva. Para ayudar a diferenciar la obstrucción renal de aquellos con simple dilatación, la prueba más común es la renografía con diuréticos. Esta prueba calcula la función renal relativa de los dos riñones y proporciona una estimación de la eliminación de los radioisótopos del riñón. Tal eliminación se correlaciona en forma limitada con el grado de obstrucción (aunque el tamaño de la pelvis renal y la cantidad de diuresis son factores importantes para determinar la rapidez de la eliminación). La prueba requiere hidratación y la inyección de un radioisótopo que se excreta en orina, así como un catéter para drenar la vejiga en niños pequeños. A continuación, se mencionan las dos elecciones principales:

1. Ácido 99m-Tecnecio dietilentriamina penta acético (DTPA): el DTPA se elimina por filtración glomerular y no se reabsorbe ni se excreta por los túbulos renales. Por tanto, proporciona una buena medición de la tasa de filtración glomerular.

2. 99m-Tecnecio-mercaptoacetiltriglicina (MAG-3): MAG-3 es el fármaco preferido en niños con mala función renal, porque se elimina sobre todo

por excreción tubular. Es un buen indicador de flujo plasmático renal eficaz.

Es importante conocer la técnica y los errores relacionados. Después de la administración del radiofármaco (DTPA o MAG-3) y tomar imágenes seriadas con gammacámara, se definen las regiones de interés sobre ambos riñones y sobre el área de fondo. Se calcula la cantidad de radioisótopos excretados en la orina (el número de recuentos en cada región de interés) con el paso del tiempo y después se restan la actividad de fondo de los recuentos sobre los riñones. Se administra furosemida cuando la pelvis se encuentra llena (por lo general, 20 a 30 min después de la inyección del radioisótopo para desarrollar la curva de tiempo de actividad con el lavado (cap. 14, fig. 14-2). La rapidez del lavado se correlaciona con el grado de obstrucción. Algunos autores han intentado utilizar la semivida de eliminación del radioisótopo del sistema colector como indicador de la obstrucción (semivida > 20 min, obstrucción; semivida de 10 a 20 min, indeterminado; semivida < 10 min, sin obstrucción), pero no es una medida tan objetiva como la quisiera el médico, ya que podría verse afectada por lo siguiente:

a. El grado de obstrucción (la obstrucción grave puede ocasionar retraso en la actividad renal máxima con reducción de la presión de filtración renal).

b. La distensión de la pelvis renal (una pelvis muy dilatada o distensible podría no responder bien a los diuréticos).

c. La dosis, tiempo de administración y respuesta a la furosemida (los riñones con mala función podrían no responder).

d. El grado de hidratación (la deshidratación puede retrasar la excreción).

e. Drenaje vesical (una vejiga llena puede retrasar la eliminación renal).

f. La posición del paciente (algunos riñones drenan mejor en decúbito ventral).

En resumen, los datos obtenidos en la gammagrafía con radionúclidos pueden interpretarse dependiendo no sólo del análisis computarizado, sino también del estado clínico del paciente. La edad de 4 a 6 semanas suele ser apropiada para realizar la prueba, pero en caso de que sea necesaria una valoración más temprana, debe elegirse MAG-3 como radioisótopo.

Aunque no es útil para determinar el grado de obstrucción, el 99m-tecnecio-ácido dimercaptosuccínico (DMSA) es la técnica más fiable para demostrar la función renal relativa (permanece unido a las células del túbulo proximal).

III. TRATAMIENTO DE LA OBSTRUCCIÓN UUP EN RECIÉN NACIDOS

A. Evolución natural de la obstrucción de la UUP (tratamiento conservador)

Por desgracia, no existe un método actualmente disponible para predecir qué riñón se deteriorará o permanecerá sin afección en niños con hidronefrosis. De hecho, muchos de estos recién nacidos evolucionan bien por periodos prolongados cuando se ofrece tratamiento conservador. El objetivo final del tratamiento es preservar la función renal antes de que ocurra hipertrofia compensadora del riñón contralateral y para determinar qué riñón se beneficiará realmente de la cirugía. Los hechos son los siguientes:

1. La tasa de conversión a cirugía en un grupo en observación de riñones de alto riesgo es cercana al 25%. Los riñones con diámetro de la pelvis renal > 50 mm tienen mayor probabilidad de deterioro: por tanto, parece que la reparación temprana es la mejor opción para este grupo.

2. Los riñones con pelvis renal con diámetro < 20 mm, incluso con un patrón obstructivo en la renografía pueden continuarse de ecografía seriada y renografía con diuréticos.

3. Cuando un riñón hidronefrótico tiene una función inferior a 40% o tiene pérdida de la función de 10% en gammagrafías seriadas, se recomienda la cirugía.

4. Las infecciones de vías urinarias deben documentarse cuidadosamente porque no existen síntomas específicos en este grupo de edad. Las infecciones interrecurrentes pueden causar deterioro renal rápido; por tanto, también se recomienda la cirugía en tales casos. El uso de antibióticos profilácticos es motivo de controversia en casos de hidronefrosis aislada y sin dilatación ureteral o reflujo vesicoureteral.

5. La formación de cálculos renales también es indicación para la cirugía.

El diagnóstico de obstrucción bilateral de la UUP debe establecerse con precaución y sólo después de haber descartado otras posibilidades como válvulas uretrales posteriores o reflujo vesicoureteral, en los cuales hay dilatación de los uréteres y la vejiga también suele verse afectada. La función renal relativa no es de utilidad en la obstrucción bilateral porque ambos riñones se encuentran afectados en el mismo grado.

B. **Cirugía**

La pieloplastia de Anderson-Hynes es el método ideal para la reparación de la UUP con una tasa general de éxito de más de 95%.

La endopielotomía (con cauterio con globo o con bisturí) no se usa sistemáticamente en la población pediátrica. No es de utilidad cuando se presenta un factor extrínseco (vaso sanguíneo aberrantes) o un cálculo renal.

La pieloplastia laparoscópica (por lo general asistida con robots quirúrgicos) se ha vuelto una alternativa común a la cirugía abierta en la población pediátrica. La estancia hospitalaria y el tiempo de recuperación suele ser similares, pero el aspecto estético de múltiples incisiones pequeñas en comparación con una cicatriz en el flanco suele considerarse un mejor resultado.

RIÑONES DISPLÁSICOS MULTIQUÍSTICOS (RDMQ)

Existe una forma grave de displasia renal en la cual los riñones prácticamente carecen de función. En la ecografía se observa un parénquima renal muy delgado y anormal, rodeado por múltiples quistes de diversos tamaños sin conexión entre ellos ni con la pelvis renal.

I. DIAGNÓSTICO

La mayor parte de los casos de RDMQ se diagnostica de forma incidental durante una ecografía prenatal. En los casos más inusuales, puede diagnosticarse después de descubrir una tumoración palpable o visible en los recién nacidos. Este trastorno debe diferenciarse de la hidronefrosis causada por obstrucción de la UUP, ya que esta última puede ser reparable. El diagnóstico puede establecerse por ecografía con buena fiabilidad. La presencia de conexiones infundibulares entre los cálices y la pelvis renal es buena evidencia de hidronefrosis y no de riñones displásicos multiquísticos (fig. 13-4).

II. VALORACIÓN

A. **Gammagrafía renal**

Existe aumento de la evidencia de obstrucción de la UUP (3% a 12% en el riñón contralateral (riñón solitario funcional). Se recomienda la gammagrafía si existen dudas de que una posible obstrucción de la UUP afecte al riñón. En la hidronefrosis se observa un borde de parénquima funcional. En los riñones displásicos multiquísticos existe poca o ninguna captación de radionúclidos.

B. **Cistouretrograma miccional**

Existe una alta tasa de reflujo en el riñón contralateral (riñón solitario funcional) (18% a 43%), en el pasado se recomendaba realizar un cistouretrograma miccional. Como es muy poco común que el reflujo contralateral tenga alguna secuela clínica, rara vez se realiza a menos que exista dilatación ureteral.

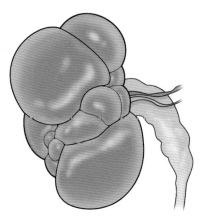

FIGURA 13-4. Esquema de un riñón displásico multiquístico.

III. EVOLUCIÓN

Cuando ocurren riñones multiquísticos en forma bilateral, esto no es compatible con la vida y estos niños fallecen poco después de nacer, por hipoplasia pulmonar. La mayor parte de los casos son unilaterales y prácticamente se tornan más pequeños con el paso del tiempo. Cuando ocurre involución, desaparece el líquido del quiste y las células displásicas permanecen en su sitio. Sin embargo, en la mayor parte de los casos la involución es tan grave que podría no existir tejido identificable en la ecografía. Es altamente probable que esto ocurra en la mayor parte de los casos con el paso del tiempo, ya que la enfermedad es extremadamente poco común en adultos.

La hipertensión ocurre en casos poco comunes, de forma que debe verificarse la presión arterial del recién nacido en forma periódica. Cuando se ha reportado hipertensión, la nefrectomía ha sido curativa.

La presencia de células displásicas ha llevado a la teoría de que estos niños tienen incremento en el riesgo de malignidad. De hecho, el desarrollo de tumor de Wilms en estos pacientes es muy poco común. La ecografía anual probablemente sea insuficiente para la detección temprana de un tumor poco común. Aunque algunos autores recomiendan la nefrectomía para prevenir esta complicación, la mayor parte de los médicos evitan cualquier intervención por esta enfermedad benigna.

IV. TRATAMIENTO

Cuando se detecta en la etapa prenatal, el riñón multiquístico unilateral puede vigilarse con métodos poco invasivos. A menos que su tamaño masivo afecte la función pulmonar, no existe necesidad de realizar cambios en el tratamiento prenatal rutinario o en el modo de nacimiento.

Después del parto, debe obtenerse una ecografía para confirmar el diagnóstico. Una vez que éste se ha confirmado no se requieren intervenciones. Sólo se requieren verificaciones sistemáticas de la presión arterial sin vigilancia adicional. Algunos autores sugieren que la observación es apropiada hasta que ocurre involución renal o se observe hipertrofia contralateral compensadora.

En una era en la cual es esencial realizar medicina rentable, la ecografía anual sistemática es costosa y ofrece mínimos beneficios.

Los familiares deben recibir asesoría con respecto al riesgo de un riñón solitario. Las recomendaciones actuales de la American Academy of Pediatrics (AAP) son que debe evitarse el contacto deportivo por la posibilidad de una lesión al riñón solitario. Por otra parte, las lesiones deportivas que terminan en nefrectomía son muy poco comunes (cap. 28).

LECTURAS RECOMENDADAS

Cardona-Grau D, Kogan BA. Update on multicystic dysplastic kidney. *Curr Urol Rep* 2015;16:67.

Nguyen HT, Benson CB, Bromley B, *et al*. Multidisciplinary consensus on the classification of prenatal and postnatal urinary tract dilation (UTD) classification system. *J Pediatr Urol* 2014;10:982-998.

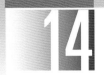

Hidroureteronefrosis: ureteroceles, duplicaciones y ectopia ureteral

Laurence S. Baskin

I. DEFINICIONES

A. **Hidronefrosis:** entidad anatómica que describe el aumento de tamaño o dilatación de cualquier porción del sistema colector renal.

B. **Pelviectasia:** dilatación sólo de la pelvis renal.

C. **Caliectasia:** dilatación sólo de los cálices renales.

D. **Pelvocaliectasia:** dilatación de la pelvis y cálices renales.

E. **Pielocaliectasia:** equivalente a caliectasias.

F. **Hidroureteronefrosis:** incluyen la dilatación de cualquier porción del aparato colector renal más la dilatación del uréter.

G. **Ureteroectasia o ureteronefrosis:** dilatación sólo del uréter.

H. **Obstrucción:** restricción al flujo de orina. Una obstrucción completa ocasionará daño renal. La obstrucción incompleta puede ser fisiológica (es decir, normal y sin afectar la función renal) o *patológica* (anormal y que ocasiona lesión renal). La obstrucción e hidronefrosis no son sinónimos. *Un paciente puede tener dilatación del aparato colector renal sin obstrucción patológica.*

II. INCIDENCIA

La hidronefrosis se presenta hasta en 1.4% de los fetos y persiste en la etapa posnatal en la mitad de los casos (0.7%).

III. IMPORTANCIA

Debe diferenciarse si la hidronefrosis o ureteronefrosis es secundaria a obstrucción continua (en cuyo caso podría haber deterioro renal progresivo) o secundaria a un evento obstructivo previo que ocurrió y se resolvió en la etapa prenatal (en cuyo caso no se observará daño renal). En la primera, si la obstrucción es grave, podría ser necesario el tratamiento quirúrgico para corregir la obstrucción a fin de preservar la función renal; en la última, el tratamiento quirúrgico es innecesario.

IV. CAUSAS

Antes de discutir si un niño con hidronefrosis requiere tratamiento quirúrgico, debe establecerse la causa de la hidronefrosis. En ocasiones la causa se identifica con facilidad (p. ej., válvulas uretrales posteriores, ureterocele) y de esta forma las opciones terapéuticas son claras (alivio de la obstrucción). Sin embargo, en la mayor parte de los casos la hidronefrosis es secundaria a obstrucción de la unión ureteropélvica (64%) o ureterovesical (13%). En tales casos, las opciones terapéuticas son menos claras. Muchos de estos pacientes no tienen una obstrucción patológica real y la hidronefrosis o ureteronefrosis puede ser transitoria, y se resolverá con el paso del tiempo o persistirá sin consecuencias clínicas; así, la intervención quirúrgica no está indicada ni es necesaria.

El reflujo vesicoureteral y las válvulas uretrales posteriores se revisan en los capítulos 7 y 15. La hidronefrosis neonatal se revisa el capítulo 13.

A. Obstrucción de la unión ureteropélvica (UUP)

1. Incidencia: la UUP es el sitio más común de obstrucción en las vías urinarias altas (fig. 14-1). Casi 64% del 0.7 % de los niños nacidos con hidronefrosis padecerán obstrucción de la UUP.

2. Fisiopatología: la conducción exitosa de la orina desde la pelvis renal hasta el uréter requiere una UUP permeable, así como una transmisión sin alteraciones de las contracciones peristálticas en el uréter proximal. Así, la obstrucción de la UUP puede ser consecuencia de una anomalía anatómica o de un trastorno de la conducción por peristalsis (fig. 14-1 A). La anomalía puede ser *extrínseca* o *intrínseca*. La obstrucción intrínseca secundaria a un segmento estrecho con pérdida de la continuidad muscular es la causa más común. Las causas extrínsecas incluyen vasos sanguíneos aberrantes, torceduras o inserción alta del uréter en la pelvis renal. También pueden observarse combinaciones de obstrucción intrínseca y extrínseca, por ejemplo, una obstrucción ureteral intrínseca que ocasiona dilatación de la pelvis renal que a su vez ocasiona doblamiento del uréter (extrínsecos). Rara vez puede crecer un pólipo ureteral justo por debajo de la UUP y ocasionar obstrucción intermitente al flujo de orina por un mecanismo de válvula.

3. Presentación clínica.
   a. Lactantes: la mayor parte de los casos de obstrucción UUP se diagnostican *in utero* (cap. 13). Si no se detecta *in utero*, los lactantes presentarán tumoración abdominal, hematuria, infección de vías urinarias o molestias gastrointestinales. De todas las tumoraciones abdominales

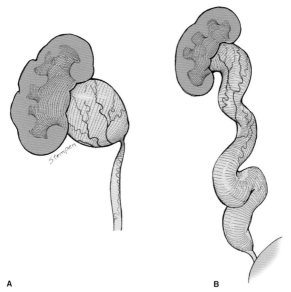

A   **B**

FIGURA 14-1. Obstrucción de la unión ureteropélvica (A) a diferencia del megauréter congénito (B).

en lactantes menores de 1 año, 50% son de origen renal y 40% son ocasionadas por obstrucción UUP.

b. Niños mayores: los niños mayores presentarán dolor abdominal o en el flanco, náusea crónica o hematuria. Esto puede ocurrir después de hidratación excesiva o de traumatismos leves o infecciones de vías urinarias. Los niños pequeños tienden a tener dolor abdominal bajo más generalizado y los niños mayores tendrán dolor en el flanco más convencional (crisis de Dietl). El dolor en el flanco puede empeorar con la diuresis (p. ej., después del consumo de bebidas con cafeína). Cualquier niño con hematuria macroscópica después de un traumatismo menor debe ser valorado en busca de obstrucción de la UUP, al igual que cualquier niño con infección franca de vías urinarias.

4. Anomalías asociadas: los pacientes con ano imperforado, enfermedad renal multiquística contralateral, cardiopatías congénitas, síndrome VACTERL (defectos vertebrales, atresia anal, defectos cardiacos, fístula traqueoesofágica, anomalías renales y anomalías de las extremidades inferiores) o atresia esofágica deben ser sometidos a detección con ecografía renal para descartar hidronefrosis. Un 10% de los pacientes con obstrucción UUP tienen reflujo ureterovesical ipsilateral.

5. Estudio diagnóstico.
   a. Hidronefrosis detectada antes del nacimiento: véase capítulo 13.
   b. En niños mayores:
      (1) Ecografía: aunque la ecografía debe realizarse como prueba de detección para niños mayores con sospecha de obstrucción de la UUP, no siempre muestra hidronefrosis. Si no se detecta hidronefrosis, debe repetirse el estudio cuando el paciente tenga dolor. Si se realiza la ecografía durante un episodio de dolor, casi siempre se observa la hidronefrosis si existe obstrucción en la UUP.
      (2) Renografía con diuréticos: la renografía con furosemida y MAG-3 se realiza si la ecografía muestra hidronefrosis significativa (grado 3 o 4 de la Society of Fetal Urology). Esto documentará la función del riñón normal y afectado y en ocasiones provocar dolor (secundario a la diuresis inducida por furosemida) si la obstrucción es intermitente (fig. 14-2).
      (3) Cistouretrograma miccional: históricamente, todo paciente con sospecha de obstrucción de la UUP es sometido a cistouretrograma miccional. Sin evidencia de dilatación del uréter en la ecografía, es poca la probabilidad de detectar reflujo clínicamente significativo en cualquiera de los riñones afectados o en el riñón contralateral; por tanto, en un niño entrenado para utilizar el retrete, no está indicado realizar cistouretrograma miccional sistemático.
      (4) Tomografía computarizada (TC): con la disponibilidad de la TC en los servicios de urgencias, la obstrucción de la UUP puede diagnosticarse durante el estudio diagnóstico de dolor abdominal agudo. La monitorización ecográfica con la renografía con diuréticos puede ser casi normal una vez que se resolvió la obstrucción y el dolor, lo que es compatible con la naturaleza intermitente de la obstrucción de la UUP.
      (5) Urorresonancia: esta es otra técnica para diagnosticar obstrucción de la UUP. La resolución anatómica y la capacidad para realizar reconstrucciones tridimensionales pueden ubicar el sitio preciso de la obstrucción y documentar la presencia de cualquier vaso transverso que causa obstrucción.

6. Tratamiento.
   a. Evolución y selección de pacientes.
      (1) Sintomático: un niño mayor con obstrucción de la UUP puede tener *dolor intermitente en el abdomen o en el flanco* que en ocasiones se asocia con náusea y vómito. Los niños pequeños tienden a tener

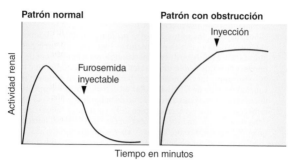

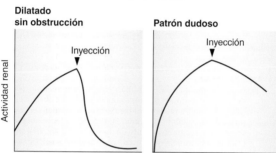

FIGURA 14-2. Curvas de eliminación en la renografía con diurético en sistemas obstruidos y no obstruidos.

dolor abdominal bajo más generalizado y los niños mayores suelen tener dolor en el flanco convencional. El dolor puede empeorar durante periodos de diuresis aumentada (después del consumo de cafeína o alcohol). Si el dolor es intermitente debe realizarse ecografía durante una crisis de dolor. Si la ecografía revela datos de obstrucción en la UUP, está indicada la cirugía para aliviar la obstrucción y el dolor.

Los pacientes con obstrucción de la UUP pueden presentarse con *pielonefritis*; ellos al inicio se tratan con antibióticos y con reparación quirúrgica de la obstrucción una vez que se ha resuelto la infección. Si la pielonefritis es aguda y no responde al tratamiento con antibióticos, debe realizarse pielotomía percutánea con colocación de catéter para el alivio temporal de la obstrucción hasta que se resuelva la infección y puede realizarse la pieloplastia.

En algunos casos pueden desarrollarse cálculos renales en la pelvis obstruida. En esta situación, sea sintomática o no, debe realizarse pielolitotomía al mismo tiempo que la pieloplastia.

En todos los casos, se realiza ecografía renal de vigilancia casi 4 a 6 semanas después de la cirugía. Si la ecografía muestra mejoría de la hidronefrosis, puede monitorizarse al paciente con ecografías. Los estudios de vigilancia con MAG-3 se reservan para hidronefrosis posoperatoria persistente. La mayor parte de los pacientes (hasta 95%) tendrá mejoría definida en la renografía y resolución de sus síntomas después de la cirugía.

(2) Asintomático: los niños asintomáticos con obstrucción incidental de la UUP imponen cierto dilema terapéutico. Por una parte, algunos pacientes con obstrucción aparente de la UUP experimentarán resolución parcial o completa de la hidronefrosis sin intervención quirúrgica (hidronefrosis fisiológica transitoria), mientras que otros sufrirían deterioro hasta el punto de sufrir reducción significativa de la función renal (obstrucción patológica). La cirugía para aliviar la obstrucción es necesaria sólo en este último grupo. Por desgracia, no existe una prueba diagnóstica única que pronostique qué riñones mejorarán y cuáles no; sin embargo, utilizando las pruebas disponibles hoy en día, se han desarrollado protocolos de observación y tratamiento que reducen la cantidad de cirugías innecesarias realizadas y el número de pacientes que sufrirá deterioro renal. Existen guías generales y a cada paciente debe realizarse gammagrafía renal, ecografía y valoración cuidadosa sobre las condiciones generales antes de tomar decisiones.

Observación segura: hidronefrosis significativa en la ecografía mientras la gammagrafía renal revela función > 40% en el riñón obstruido, incluso si hay retraso en la eliminación de radiomarcadores.

Operar si: se detecta hidronefrosis significativa en la ecografía y si la gammagrafía renal revela función < 40% en el riñón obstruido, en especial si hay retraso en la eliminación de los radiomarcadores

b. Protocolo de observación: ecografía renal anual y renografía con diurético, las cuales deben realizarse hasta tener la certeza que la función renal se ha estabilizado en el "riñón obstruido". Pueden realizarse ecografía y renografía con mayor frecuencia si la función renal del paciente se encuentra en el límite o si se presenta hidronefrosis significativa.

c. Cirugía: la tasa de éxito para la pieloplastia abierta es de 90 a 95%. Se obtiene una ecografía de vigilancia casi 4 a 6 semanas después de la cirugía. Si la ecografía muestra mejoría en la hidronefrosis, entonces el paciente puede ser vigilado con seguridad con ecografía a intervalos crecientes (cada año al inicio y después cada 2 a 3 años). Si la ecografía posoperatoria no ha mejorado, está indicado realizar una renografía con furosemida de vigilancia para descartar obstrucción continua. La reparación quirúrgica abierta continúa como una opción: sin embargo, la pieloplastia laparoscópica asistida con robots se emplea hoy en día de manera sistemática en pacientes de todas las edades (cap. 26).

La endopielotomía se ha utilizado con éxito en pacientes adultos y en edad pediátrica con UUP. A la fecha se reserva para procedimientos de revisión.

B. **Otras causas de hidronefrosis**

1. Megauréter congénito.

   a. Definición: la presencia del uréter aumentado de tamaño (> 7 mm de diámetro) con o sin dilatación concomitante del sistema colector superior (fig. 14-1 B).

   b. Tipos: obstrucción sin reflujo; reflujo sin obstrucción; con obstrucción y reflujo; sin obstrucción y sin reflujo.

   c. Patología: el megauréter con obstrucción sin reflujo parece ser causado por anomalías en el músculo ureteral distal que causa un segmento sin peristalsis; esto ocasiona obstrucción parcial que podría o no ser significativa. En algunos casos también se observarán anomalías del conducto ureterovesical y reflujo de orina hacia el uréter, pero con incapacidad de regresar (obstrucción con reflujo). En otros casos, la orina presentará reflujo y drenará libremente (reflujo sin obstrucción, véase cap. 7). La mayor parte de los pacientes no tendrá reflujo ni obstrucción, pero persistirá con dilatación ureteral (sin reflujo, sin obstrucción).

d. Presentación: el megauréter representa un 20% de los casos de hidronefrosis en recién nacidos, en segundo lugar, sólo la obstrucción de la UUP como la causa más común de hidronefrosis en recién nacidos. La mayoría de los casos son ocasionados por reflujo no obstructivo (cap. 7). El trastorno se encuentra de manera incidental en la ecografía prenatal y típicamente la exploración física es normal, al igual que el examen de orina y la creatinina sérica. Si el paciente no es detectado en etapas tempranas en la ecografía prenatal, se presenta principalmente más tarde en la vida con infección de vías urinarias (IVU), hematuria, dolor abdominal, tumoración o uremia. Es importante identificar la causa del megauréter una vez que se ha descubierto, ya que muchos requerirán tratamiento.

e. Valoración: el principal objetivo es determinar qué pacientes tienen obstrucción, cuáles tienen reflujo y cuáles ambos trastornos. Las opciones terapéuticas serán muy diferentes dependiendo del diagnóstico final. El paciente debe tener una ecografía que confirme la dilatación del uréter (> 7 mm de diámetro). Se realiza un cistouretrograma miccional para descartar reflujo y para tener la certeza de que no hay datos de obstrucción ureteral. Si hay reflujo y grave, con drenaje inadecuado, debe considerarse el megauréter con *reflujo y obstrucción*. Si no hay reflujo, entonces el paciente padecerá *obstrucción sin reflujo* o megauréter *sin obstrucción ni reflujo*. En tal caso, se obtiene una renografía con diuréticos para ayudar a diferenciar entre las dos variantes.

f. Tratamiento: el tratamiento del megauréter con reflujo primario se revisa en el capítulo 7. El tratamiento del megauréter con y sin obstrucción se revisa más adelante; los dos se diferencian principalmente con base en la sintomatología.

   (1) Si hay síntomas: los signos y síntomas de presentación suelen ser los determinantes más importantes para identificar si será necesaria la corrección quirúrgica. Si el niño se presenta con infección de vías urinarias recurrentes, pielonefritis, dolor persistente en el flanco o hematuria y se detecta megauréter, está indicada la corrección quirúrgica.

   (2) Si no hay síntomas: si se descubre el megauréter de forma incidental y el paciente no tiene síntomas, está indicado el tratamiento no quirúrgico en tanto no se vea afectada la función renal y ésta sea normal. Esto consiste de una vigilancia programada con ecografía anual. Está indicada la gammagrafía con diuréticos para documentar la función renal basal. Si la función renal es normal (función renal dividida de alrededor de 50% en el riñón afectado y un 50% en el riñón contralateral normal), se considera que estos pacientes cursan *sin obstrucción*. Se espera que con el paso del tiempo se resuelvan en forma espontánea el crecimiento longitudinal, el megauréter sin obstrucción y sin reflujo. Si en la ecografía se observa incremento inesperado de la hidronefrosis, está indicado repetir la gammagrafía para documentar la pérdida de la función renal. Está indicada la cirugía si se deteriora la función renal.

g. Cirugía: si es necesario, el megauréter con obstrucción primaria puede tratarse quirúrgicamente con ablación del segmento distal obstruido, adelgazamiento del uréter dilatado y reimplantación en la vejiga con una técnica, prevención del reflujo. La tasa de éxito es más elevada en niños mayores, con mayor riesgo de complicaciones en lactantes pequeños. En el posoperatorio estos pacientes se vigilan con ecografía renal para documentar la mejoría de la hidronefrosis.

2. Ureterocele.

   a. Definición: dilatación quística del segmento intravesical terminal del uréter (fig. 14-3).

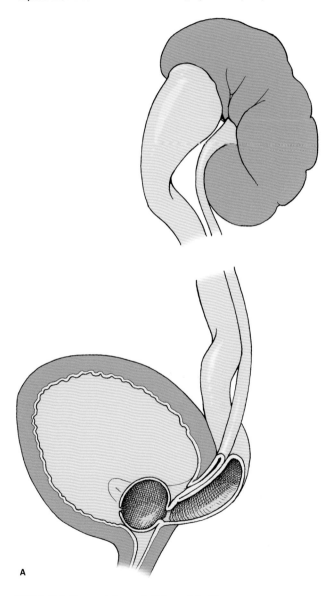

A

FIGURA 14-3. Ureterocele intravesical (A) y ectópico (B).

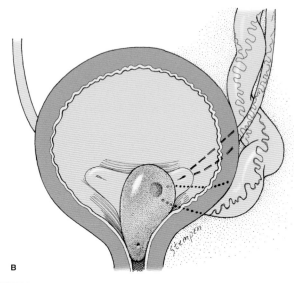

B

FIGURA 14-3. *(continúa.)*

b. Incidencia: ocurre con frecuencia de 1 caso en 500 autopsias. Ocurre 4 a 7 veces con mayor frecuencia en mujeres y es más común en pacientes caucásicos. Los ureteroceles son bilaterales en 10% de los casos; en 80% de los casos se asocian con duplicación del sistema colector del polo superior renal y 60% tienen un orificio ubicado ectópicamente en la uretra.

c. Clasificación: los ureteroceles se clasifican como *intravesicales* (en el interior de la vejiga; fig. 14-3 A) o *ectópicos* (una porción se extiende más allá del cuello de la vejiga, fig. 14-3 B). Otros términos encontrados a menudo incluyen *estenótico* (intravesical con un orificio pequeño), *esfintérico* (ectópico con el orificio en el esfínter de la uretra), *esfinteroestenótico* (igual que el esfintérico con un orificio estenótico) y *cecoureterocele* (algunas partes se extienden más allá del cuello vesical, pero el orificio se encuentra en la vejiga).

d. Presentación: la presentación clínica más común es la infección de vías urinarias en los primeros meses de vida. La mayor parte de los casos se detectan de manera incidental en la ecografía prenatal. Algunos pacientes pueden tener tumoración abdominal palpable secundaria a obstrucción renal. Aunque es poco común la obstrucción ureteral, la causa más común de obstrucción ureteral en niñas es el prolapso de uretra o el ureterocele.

e. Estudio diagnóstico
   (1) En primer lugar, debe realizarse una ecografía abdominal, la cual suele revelar una tumoración intravesical quística bien definida en la porción posterior de la vejiga. También puede observarse un uréter proximal dilatado. Más a menudo se observará una duplicación renal ipsolateral y el polo superior puede estar displásico.
   (2) Se utiliza gammagrafía renal para determinar la función relativa de todos los segmentos renales.

(3) En todo paciente debe realizarse un cistouretrograma miccional. Hasta 50% de los polos inferiores ipsolaterales y 25% de las unidades renales contralaterales presentarán reflujo vesicoureteral. También suele observarse un ureterocele como un defecto de llenado redondeado en la vejiga en las radiografías iniciales.

f. Tratamiento: el tipo de tratamiento depende del tipo de ureterocele y el modo de presentación. La mayor parte de los pacientes requieren cirugía que va desde la punción endoscópica hasta la reconstrucción abierta completa. Si el paciente se presenta con proceso infeccioso secundario a obstrucción, es necesario el drenaje inmediato del riñón. A menudo el primer paso es la punción endoscópica del ureterocele, que es un procedimiento definitivo en 90% de los casos de ureterocele intravesical en un 25% de los ureteroceles ectópicos. Si fracasan la punción endoscópica (infección de vías urinarias con reflujo persistente), se requiere la reconstrucción abierta. Si no hay función del polo superior, entonces se realiza la nefrectomía del polo superior, por lo general por acceso laparoscópico.

3. Uréter ectópico.

a. Definición: cuando el orificio del uréter yace en posición caudal a la inserción normal del uréter en el trígono vesical, se dice que es un *uréter ectópico* (fig. 14-4).

b. Ubicación del orificio: el orificio ectópico siempre se encuentra sobre el trayecto de desarrollo normal del sistema mesonéfrico. Así, en los varones el orificio puede encontrarse en el cuello vesical, la próstata (al nivel del orificio de los conductos eyaculadores) o incluso sobre el trayecto del aparato reproductor masculino, incluido el epidídimo (fig. 14-4 A). En las mujeres, el orificio puede ubicarse en el cuello vesical, uretra, vagina o rara vez en el cuello uterino y útero (fig. 14-4B).

c. Incidencia: los uréteres ectópicos son mucho más comunes en mujeres que en varones (proporción 6:1). Un 70% de los uréteres ectópicos se asocian con duplicación ureteral completa. Los varones tienen mayor probabilidad que las mujeres de tener ectopia única. Hay una elevada incidencia de displasia asociada del parénquima renal en el segmento drenado por el uréter ectópico. La incidencia de duplicación contralateral es de hasta 80%.

d. Presentación

(1) En varones: suele descubrirse durante una valoración por IVU. Es posible la orquiepididimitis si el uréter entra al conducto genital. Los varones nunca se presentan con incontinencia ya que el uréter ectópico siempre se coloca en posición cefálica con respecto al esfínter externo de la uretra (fig. 14-4 A). Los varones también pueden presentarse con hidronefrosis prenatal en la ecografía si el orificio del uréter se encuentra obstruido (p. ej., se ubica en el interior del epidídimo).

(2) En mujeres: durante la lactancia, las niñas suelen presentarse con IVU; sin embargo, las niñas mayores a menudo muestran incontinencia. Los padres suelen describir que el niño siempre se encuentra mojado incluso aunque tenga hábitos de micción normales o bien, que la paciente se moja al sentarse en el regazo de los padres (acumulación de orina en el uréter dilatado o en la vagina). Algunos pacientes pueden presentarse con pionefrosis si el uréter se encuentra extraureteral y el riñón está displásicos. Las mujeres también se presentan con hidronefrosis prenatal en la ecografía si el orificio del uréter está obstruido (p. ej., se encuentra en el esfínter).

e. Estudio diagnóstico.

(1) La ecografía abdominal debe ser la prueba inicial de detección. Más a menudo el uréter está dilatado en posición distal a su

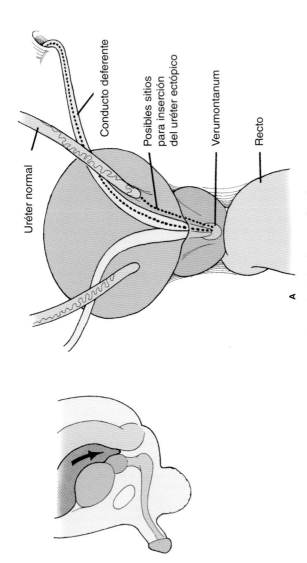

FIGURA 14-4. Sitios potenciales de inserción de un orificio ureteral ectópico. A: varones. B: mujeres.

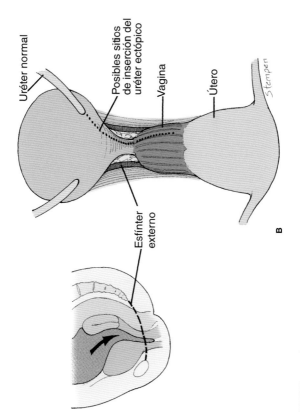

FIGURA 14-4. *(continúa).*

Uréter normal

Posibles sitios de inserción del uréter ectópico

Vagina

Útero

Esfínter externo

Stempen

B

posición anormal baja. Puede seguirse en sentido proximal hacia un segmento superior normal o duplicado. En una ectopia, el riñón puede estar displásico y su visualización quizá sea difícil.

(2) La TC o la resonancia magnética nuclear (RMN) del abdomen y pelvis con medio de contraste son estudios útiles si el uréter no está dilatado (p. ej., en niñas mayores en las cuales el uréter drena hacia la vagina). La TC o RMN pueden señalar la ubicación del uréter ectópico.

(3) El cistouretrograma miccional debe ser parte de la valoración en casos de sospecha de uréter ectópico. El reflujo puede ocurrir en un segmento de posición anormalmente alta en un sistema duplicado.

(4) Si no se establece el diagnóstico con los estudios, pueden utilizarse pruebas con colorantes. La vejiga se llena con un colorante y se introduce una bola de algodón en el interior de la vagina. Se pide a la paciente que camine y se verifica el algodón en busca de manchas de colorante.

(5) La renografía con diurético es importante para valorar la función renal y la porción del riñón asociada con el uréter ectópico. También puede mostrarse la ubicación de un riñón pélvico no sospechado con un uréter ectópico.

(6) La cistoscopia no suele establecer el diagnóstico como único método, pero puede ser de utilidad para identificar el orificio del uréter en la uretra. Si el orificio se encuentra en la vagina, es muy difícil ubicarlo con cistoscopia.

f. Tratamiento.

(1) Uréter ectópico en un sistema duplicado: como la mayor parte de los casos se asocian con segmentos displásicos del polo renal superior con mínima función, la ablación del segmento junto con el uréter del polo superior suele ser un tratamiento curativo. Esto puede realizarse por acceso laparoscópico. Un método alternativo es realizar una ureterostomía reconstructiva del uréter ectópico en el polo inferior al anastomosarlo con el polo inferior del uréter normal. Esto típicamente se realiza a través de una incisión transversa baja o con un acceso laparoscópico o robótico.

(2) Uréter ectópico en un sistema único: en mujeres, el riñón asociado con uréter ectópico suele ser pequeño y con poca función. Como el uréter se inserta afuera de la vejiga existe un hemitrígono con un orificio ureteral normal contralateral. Si el riñón es funcional con base en la gammagrafía, el tratamiento consiste en la ablación del uréter ectópico distal y la reimplantación del uréter. De otra forma se realiza nefroureterectomía laparoscópica.

LECTURAS RECOMENDADAS

Baskin LS. Ectopic ureter. Dec. 2017.

Baskin LS. Ureterocele. Dec. 2017.

Peters CA, Mendelsohn C. Ectopic ureter, ureterocele, and ureteral anomalies. In Wein AJ, Kavoussi LR, Partin AW, Peters CA, eds. *Campbell-Walsh Urology*, 11th ed. Philadelphia, PA: Elsevier; 2016:3075-3101.

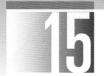

Válvulas uretrales posteriores

Laurence S. Baskin

I. INTRODUCCIÓN

Las válvulas uretrales posteriores son la causa congénita más común de obstrucción vesical, que ocasiona un espectro de daños a la totalidad del aparato urinario. Las válvulas son membranas que causan obstrucción ubicadas en la luz de la uretra y se extienden desde el verumontanum en sentido distal. Ocurren sólo en varones (fig. 15-1 y 15-2). Son la principal causa de insuficiencia renal y trasplante renal en población pediátrica.

II. EPIDEMIOLOGÍA

A. La incidencia de válvulas uretrales posteriores se ha calculado en casi un caso por 5 000 a 8 000 recién nacidos varones, aunque estudios recientes reportan que puede ser tan común como un caso en 1 250 ecografías septales.
B. No parece existir una predisposición familiar o étnica para el desarrollo de las válvulas.

III. PRESENTACIÓN CLÍNICA

La presentación de los pacientes con válvulas uretrales posteriores muestra una amplia variedad de síntomas dependiendo del grado de obstrucción *in utero*. Puede valorarse el paciente antes o después del nacimiento.

A. **Presentación prenatal**
   La aplicación moderna de la ecografía prenatal es la causa de la detección en la mayor parte de los casos de válvulas uretrales posteriores.
   1. Características ecográficas prenatales.
      a. Vejiga fetal distendida, con engrosamiento de la pared y uretra posterior dilatada (signo de la cerradura).
      b. Hidronefrosis: ésta puede deberse a obstrucción del cuello vesical, a la presencia de reflujo vesicoureteral o ambos.
      c. Oligohidramnios: la valoración del volumen de líquido amniótico es un indicador pronóstico importante. Como la mayor parte del volumen de líquido amniótico depende de la producción de orina fetal después de las 16 semanas, el oligohidramnios es una indicación de mala función renal fetal o de obstrucción renal bilateral. El oligohidramnios grave predispone al producto a síndrome de Potter e hipoplasia pulmonar. El momento de aparición y grado de oligohidramnios desempeñan una función importante en la gravedad del estado posnatal. Los pacientes diagnosticados con válvulas uretrales posteriores y oligohidramnios antes de las 24 semanas de gestación tienen mal pronóstico.
   2. Intervención prenatal: el diagnóstico prenatal de las válvulas uretrales posteriores ha permitido que los pediatras y urólogos pediatras tengan

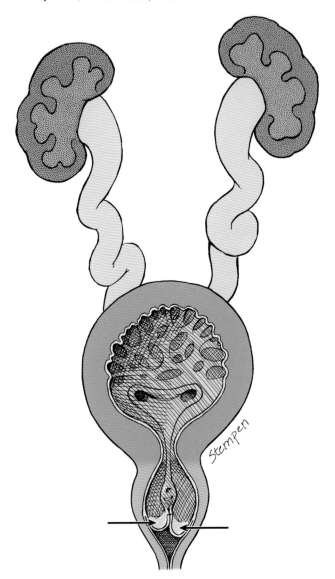

FIGURA 15-1. Esquema de válvulas uretrales posteriores. Se observa la válvula que causa obstrucción en la uretra posterior dilatada, en la región inferior de la imagen (flechas negras). Observe el engrosamiento vesical y la hidroureteronefrosis bilateral.

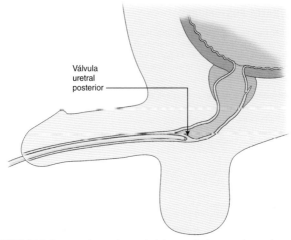

FIGURA 15-2. Esquema de una vista sagital de una válvula ureteral posterior con el catéter colocado al nivel de la válvula que ocasiona la obstrucción (flecha negra).

la oportunidad de planificar e iniciar el tratamiento poco después del nacimiento. Aunque algunos autores han expresado entusiasmo inicial con el tratamiento *in utero* de las válvulas mediante la colocación de una derivación vesicular amniótica o con cirugía fetal abierta, existe poca evidencia que sugiera una razón de riesgo/beneficio favorable en términos de conservación de la función renal o vesical. De manera similar, el parto temprano no ha mostrado beneficios significativos.

B. **Diagnóstico posnatal**

El diagnóstico posnatal puede ocurrir inmediatamente después del nacimiento o puede retrasarse varios años como consecuencia de la amplia variedad de enfermedades y sus manifestaciones.

1. Insuficiencia respiratoria: los lactantes con oligohidramnios grave suelen presentarse de inmediato en el periodo posnatal a causa de las consecuencias de la hipoplasia pulmonar que ponen en riesgo la vida.

2. Septicemia y azoemia: los recién nacidos con afección más grave pueden presentarse en el periodo neonatal con septicemia fulminante y azoemia, a causa de la obstrucción de larga evolución y displasia renal.

3. Distensión abdominal: en el periodo neonatal, la presencia de válvulas se sospecha por la presencia de vejiga distendida, palpable. La presencia de ascitis urinaria o de distensión notable de las vías urinarias también puede ocasionar distensión abdominal.

4. Disfunción miccional: algunos recién nacidos pueden tener dificultad para generar un chorro urinario normal o no miccional durante las primeras 24 horas de vida. En casos poco comunes, los pacientes con afección menos grave pueden presentarse durante etapas tempranas de la infancia con incontinencia o infecciones recurrentes. Las anomalías en la dinámica de la micción y en la distensibilidad vesical ocasionan la persistencia de lo que se ha denominado "síndrome de válvulas vesicales" una enfermedad que se manifiesta por disfunción vesical y renal en diversos grados.

IV. TRATAMIENTO INICIAL DE LAS VÁLVULAS URETRALES POSTERIORES

Una vez que se sospecha el diagnóstico de válvulas uretrales posteriores, el primer paso en el tratamiento a menudo consiste en la estabilización de la enfermedad aguda (fig. 15-3). El paciente debe ser estabilizado utilizando tratamiento médico tanto como sea posible antes de proceder a la valoración y tratamiento urológicos.

A. Enfermedades agudas asociadas con válvulas uretrales posteriores
 1. Insuficiencia respiratoria.
 2. Septicemia.
 3. Deshidratación.
 4. Anomalías electrolíticas.

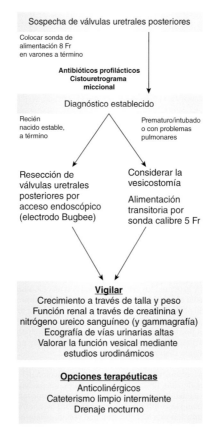

FIGURA 15-3. Algoritmo terapéutico para pacientes con válvulas uretrales posteriores.

B. El alivio urológico inmediato de la obstrucción de las válvulas puede acompañarse de drenaje temporal de las vías urinarias acompañado de la colocación de una sonda de alimentación pediátrica a través de la uretra y hacia la vejiga. No deben utilizarse catéteres de Foley en recién nacidos porque los globos pueden causar espasmo vesical significativo y obstrucción de los orificios de uréteres y de las vías urinarias proximales. Si es difícil hacer avanzar un catéter a través de la uretra por válvulas uretrales posteriores dilatadas, el médico debe intentar el paso de un catéter de Coude (catéter con punta curva), que puede pasar con mayor facilidad a través de un cuello vesical alto.

C. **Valoración radiológica de las válvulas uretrales posteriores**

Hasta que pueda realizarse la valoración del reflujo vesicoureteral, el recién nacido debe mantenerse con antibióticos profilácticos.

1. Cistouretrograma miccional: el diagnóstico de válvulas uretrales posteriores no puede hacerse con fiabilidad por cistoscopia. El cistouretrograma miccional se considera el examen ideal para el diagnóstico de válvulas uretrales posteriores. Los hallazgos característicos en el cistouretrograma miccional incluyen:

   a. Vejiga trabeculada, dilatada, de paredes engrosadas.

   b. Uretra prostática dilatada, alargada, con cuello vesical relativamente estrecho.

   c. Podría ser posible observar pliegues ondulados de las válvulas como defectos de llenado que surgen del verumontanum en la uretra prostática.

2. Anomalías asociadas: el cistouretrograma miccional permite la identificación de numerosas anomalías a menudo relacionadas con las válvulas.

   a. Reflujo vesicoureteral: se ha observado reflujo en todos los pacientes con válvulas.

   b. Síndrome de válvulas uretrales, reflujo unilateral y displasia renal: denota reflujo unilateral masivo hacia la unidad renal displásica no funcional.

   c. Manifestaciones de incremento de la presión intravesical como:

      (1) Divertículo vesical.

      (2) Mala distensibilidad (presión elevada/vejiga trabeculada).

      (3) Rotura de los cálices renales que da origen a ascitis urinaria.

   d. Falsa orina residual: los pacientes con válvulas uretrales posteriores tienen a menudo dilatación de las vías urinarias proximales (a causa del reflujo vesicoureteral o del incremento del flujo urinario) que mantiene una cantidad significativa de orina. Esta orina llena la vejiga después que el paciente orina, lo que da el aspecto de persistencia de orina residual pese a un vaciamiento completo.

D. **Alivio quirúrgico de la obstrucción**

Una vez que se ha establecido el diagnóstico de válvulas uretrales posteriores con cistouretrograma miccional y que se han establecido todos los problemas médicos agudos, debe realizarse el alivio de la obstrucción por las válvulas.

1. Ablación primaria de la válvula: con esta técnica se hace avanzar con gran cuidado un cistoscopio pediátrico en la uretra del recién nacido y se identifican visualmente las válvulas que causan la obstrucción, se procede la ablación de éstas, utilizando un asa de alambre o un electrodo pequeño. La mayor parte de los urólogos pediatras recomiendan este método para recién nacidos a término, de tamaño normal.

2. Vesicostomía cutánea y ablación tardía de las válvulas: en ocasiones se presenta un recién nacido prematuro con válvulas uretrales posteriores y a causa del pequeño calibre de la uretra, debe evitarse la manipulación endoscópica. En tal caso se realiza una vesicostomía mediante la creación de un estoma incontinente desde el domo de la vejiga hacia la pared abdominal. Esto permite que la orina drene libremente hacia el pañal del recién nacido cuando se incrementa la presión vesical. Cuando el recién nacido ha crecido lo suficiente para permitir el paso de un cistoscopio pediátrico hacia la uretra, puede realizarse ablación endoscópica de las válvulas sin

traumatismo ureteral excesivo. También puede realizarse la ablación de las válvulas por un acceso anterógrado a través de la vesicostomía. A fin de prevenir la estenosis de uretra e incrementar el potencial vesical reciclado, la vesicostomía debe cerrarse al momento de la ablación de la válvula.

3. Desviación transitoria de las vías urinarias proximales: después de la ablación adecuada de las válvulas o de la creación de la vesicostomía, podría continuar la dilatación vesical y de los uréteres con peristalsis y vaciamiento inadecuados, lo que predispone al recién nacido a estasis urinaria, infección y deterioro de la función renal. Un proceso infeccioso que empeora con la azoemia sugiere un drenaje inadecuado de las vías urinarias proximales. En casos poco comunes, algunos autores recomiendan el drenaje transitorio de las vías urinarias proximales al realizar una ureterostomía cutánea en asa. Se ha argumentado que la desviación del flujo de las vías urinarias altas evita el funcionamiento normal de la vejiga, lo que puede contribuir a una futura disfunción miccional. Además, estos recién nacidos por lo general tienen enfermedad renal significativa, requieren diálisis peritoneal y trasplante tempranos. La mayoría tiene reflujo grave y el cierre de las ureterostomías y procedimientos de reconstrucción antes del trasplante es un reto importante, por tanto, debe llevarse a cabo la desviación del flujo urinario proximal sólo con un análisis adecuado. Otro método consiste en el drenaje transitorio a través de sondas de nefrostomía bilateral, las cuales pueden retirarse con facilidad si no hay mejora inmediata. A la fecha, no existe evidencia clara que la desviación del flujo de vías urinarias altas mejore los resultados a largo plazo.

V. TRATAMIENTO A LARGO PLAZO DE LAS VÁLVULAS URETRALES POSTERIORES

Muchos pacientes con válvulas continuarán con efectos residuales por la obstrucción vesical incluso después de la ablación definitiva de las válvulas. Diversas manifestaciones de disfunción vesical en conjunto constituyen lo que más a menudo se conoce como "síndrome de válvulas vesicales". Se calcula que hasta un tercio de los pacientes con válvulas tendrán disfunción significativa de las vías urinarias bajas que más a menudo se manifiestan con incontinencia urinaria. En un número pequeño pero significativo de pacientes, la disfunción vesical puede ser tan grave que podría ocasionar deterioro de la función renal. Los pacientes con válvulas pueden tener incapacidad progresiva para concentrar la orina lo que ocasiona poliuria ligada, que a su vez empeora la incontinencia.

A. Objetivos deseables en el tratamiento vesical

1. Preservación de la función renal: deben realizarse de manera regular medición de creatinina sérica y ecografía renal y vesical.

2. Almacenamiento de orina en una vejiga distensible, con baja presión: deben realizarse estudios urodinámicos en pacientes con falla clínica (alteración de las pruebas de función renal, infección, aumento de la hidronefrosis en la ecografía o incontinencia). Si es necesario, pueden utilizarse fármacos anticolinérgicos o cateterismo limpio intermitente para mejorar la función vesical.

   El drenaje nocturno con catéter también es una técnica útil para drenar de manera eficaz la vejiga y las vías urinarias altas.

3. Evitación de la infección: debe estarse atento por la presencia de fiebre, dolor en el flanco o cambios en el hábito de la micción. Algunos pacientes requieren antibióticos profilácticos, en especial en casos de reflujo vesicoureteral.

4. Continencia urinaria socialmente aceptable: esto puede llevarse a cabo con hábitos miccionales programados y puede ser necesario complementar con cateterismo limpio intermitente y menos a menudo con cirugía.

B. Vigilancia radiológica

Se monitoriza a los pacientes con ecografía seriada para documentar el crecimiento renal apropiado y vigilar la hidronefrosis. Se recomienda que todos los pacientes sean vigilados con cistouretrograma miccional 2 a 3 meses después de la ablación de las válvulas para asegurar que no existe obstrucción ureteral residual. Además, los pacientes con reflujo vesicoureteral típicamente se mantienen con antibióticos profilácticos y se vigilan con cistouretrograma miccional según sea necesario hasta que se demuestre la resolución del reflujo o después de la documentación de entrenamiento en el uso del retrete con función vesical normal. Un 50% de los pacientes que al inicio presentaba reflujo tendrán resolución espontánea del mismo después del alivio de la obstrucción. Otro 50% puede ser mantenido con seguridad con quimioprofilaxis para permitir que los uréteres disminuyen de calibre con el paso del tiempo. En ocasiones, los pacientes pueden tener complicaciones repetidas de reflujo (infección, disminución del crecimiento renal, deterioro de la función renal) y se requiere una intervención más intensiva, lo que incluye, en algunos casos, la reimplantación.

C. **Valoración urodinámica**

Es de importancia crítica definir con precisión la naturaleza de la disfunción vesical al realizar valoración hemodinámica de todos los pacientes con válvulas que no evolucionan bien desde el punto de vista clínico. El tratamiento a largo plazo de los pacientes con válvulas uretrales dependerá del tipo de disfunción vesical que muestren en la valoración urodinámica.

D. **Tratamiento médico**

1. Micción en horarios programados: el vaciamiento vesical inadecuado puede tratarse con un régimen de micción con horario para reducir la orina residual y la estasis.

2. Pueden iniciarse fármacos anticolinérgicos para el tratamiento de estos pacientes que manifiestan vejigas hiperrefléxicas, de baja capacidad en la valoración urodinámica. La vigilancia estrecha de la diuresis y de la orina residual posmiccional son necesarias para aquellos que reciben anticolinérgicos, a fin de evitar la retención urinaria ya que estos pacientes pueden ser extremadamente sensibles a los fármacos anticolinérgicos. Si se sospecha retención de orina, el paciente debe ser tratado con cateterismo limpio intermitente según sea necesario para mantener un almacenamiento de orina de baja presión.

3. Podría ser necesario el cateterismo limpio intermitente para asegurar un vaciamiento vesical completo.

4. Drenaje nocturno: a causa de los altos gastos urinarios, algunos pacientes requerirán utilizar catéteres a permanencia por la noche para permitir un drenaje máximo, continuo, de baja presión durante el sueño.

5. Profilaxis con antibióticos: la persistencia del reflujo vesicoureteral debe tratarse con profilaxis con antibióticos. La decisión para corregir el reflujo vesicoureteral por medios quirúrgicos debe considerarse cuidadosamente como consecuencia de la elevada tasa de complicaciones en estos pacientes. Si las elevadas presiones vesicales no se tratan en forma simultánea, es probable la recurrencia del reflujo después de la cirugía.

6. Tratamiento de la insuficiencia renal: algunos niños con válvulas uretrales posteriores continúan con deterioro de la función renal, culminando en insuficiencia renal crónica. Esto puede ocasionar diversas anomalías metabólicas y retraso del crecimiento.

   a. Poliuria: disminución progresiva de la capacidad de concentración de los túbulos colectores, lo que contribuye a la poliuria y que a su vez predispone al niño a deshidratación y desequilibrio electrolítico, en especial ante pérdidas gastrointestinales o fiebre. Las elevadas tasas de flujo urinario también pueden ocasionar dilatación persistente de los uréteres y puede amplificar la presión vesical en reposo promedio. El tratamiento de la poliuria consiste de micción programada en combinación con dietas con baja carga de solutos renales. No es eficaz el tratamiento con hormona antidiurética para el tratamiento de este tipo de poliuria, ya que los túbulos colectores se encuentran lesionados y no responderán a la administración de dicha hormona.

b. Nefropatía perdedora de sal: los efectos a largo plazo de la obstrucción de los túbulos renales, puede ocasionar defectos en la concentración tubular y pérdida de sal. Los complementos dietéticos de sodio parecen ser beneficiosos en estos pacientes.

c. Acidosis metabólica: la acidosis metabólica incrementa la pérdida de calcio desde los huesos y contribuye a retraso en el crecimiento. La complementación dietética con sales de bicarbonato debe utilizarse para corregir la acidosis metabólica.

d. Osteodistrofia renal: los niños con insuficiencia renal crónica pueden requerir restricción dietética de fosfatos o la adición de fijadores de fosfato como bicarbonato de calcio, con el fin de prevenir la desmineralización ósea. El carbonato de calcio también proporciona calcio dietético complementario.

e. Retraso en el crecimiento: el tratamiento incluye la corrección del consumo dietético inadecuado y las anomalías metabólicas antes mencionadas. La hormona de crecimiento humana recombinante está disponible para el tratamiento de los niños con afección grave.

E. Tratamiento quirúrgico de los problemas vesicales relacionados con válvulas uretrales

1. Reflujo vesicoureteral: al inicio se ofrece tratamiento conservador con observación durante un periodo significativo y en muchos casos ocurrirá resolución espontánea. Sin embargo, en algunos casos, como en niños con pielonefritis recurrente, debe considerarse la corrección quirúrgica del reflujo. Hasta que se lleve a cabo la resolución del reflujo, el niño debe permanecer con antibióticos profilácticos. Antes de la corrección del reflujo vesicoureteral, debe tenerse cuidado de asegurar que el paciente orina de forma regular y por completo, porque la corrección del reflujo comprometerá una vejiga con presión elevada. En presencia de presiones elevadas en la vejiga, podría ocurrir que el uréter actúe como válvula de escape, lo que comprometería aún más el mecanismo antirreflujo.

2. Aumento vesical: en casos con niños con reducción grave de la capacidad vesical que no responde al tratamiento médico máximo, podría ser necesario el aumento quirúrgico para lograr una capacidad vesical apropiada una buena continencia urinaria y para preservar la función renal. La cirugía de aumento vesical suele realizarse utilizando un segmento del íleon destubularizado como parche sobre el vértice de la vejiga. Los pacientes con cirugía de aumento vesical requieren a menudo cateterismo limpio intermitente para el vaciamiento vesical. Se encuentran en riesgo por la presencia de moco en la orina, lo que puede ocasionar infecciones urinarias y cálculos vesicales. También se encuentran en riesgo de perforación vesical que puede ser letal como consecuencia de una infección no reconocida. A largo plazo, puede haber incremento en el riesgo de cáncer por lo que es necesaria la vigilancia a largo plazo en estos pacientes. Esta cirugía de aumento vesical está propensa a complicaciones adicionales y no debe tomarse a la ligera la decisión de proceder a una cirugía de aumento vesical en estos pacientes.

VI. RESUMEN

Las válvulas uretrales posteriores son la urgencia perinatal urológica más común. La supervivencia inmediata del recién nacido depende del reconocimiento temprano y la estabilización de las anomalías metabólicas agudas. Después del alivio de una lesión con obstrucción, los pacientes con válvulas uretrales posteriores a menudo continúan manifestando diversas disfunciones urológicas relacionadas con disfunción vesical anormal y deben ser vigilados estrechamente durante toda la infancia. Los estudios urodinámicos precisos y el tratamiento cuidadoso de la disfunción vesical son aspectos fundamentales para el pronóstico a largo plazo en estos pacientes.

LECTURAS RECOMENDADAS

McAninch J. Disorders of the penis and urethra. In: Jack McAninch and Tom Lue *Smith and Tanagho's GeneralUrology*, 18th ed. New York: McGraw Hill; 2013.

Shula A. Posterior urethral valves and urethral anomalies. In: Kavoussi LR, Novick AC, Partin AW, Peters CA, Wein AJ, eds. *Campbell-Walsh Urology*, 11th ed. Philadelphia, PA: W.B. Saunders; 2016:540.

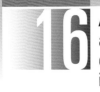

16 Anomalías congénitas: anomalías del uraco, complejo extrofia-epispadias, ano imperforado, cloaca y síndrome de abdomen en ciruela

Joseph Borer

I. ANOMALÍAS DEL URACO

Véase la figura 16-1.

A. Antecedentes

El uraco es una banda de tejido fibroso que va desde el domo de la vejiga al ombligo como remanente del conducto alantoico. Por lo general, este tracto se oblitera al final del primer trimestre, pero raras veces permanece permeable, parcial o completamente.

B. Presentación

La falta completa de obliteración del uraco puede generar una comunicación persistente entre la vejiga y el ombligo, con fuga intermitente o constante de orina o moco. Aunque esto puede ser resultado de obstrucción de la salida vesical, como en presencia de válvulas uretrales posteriores, lo más frecuente es que no haya anomalías relacionadas. La presentación usual es en el recién nacido con humedad/drenaje constante o intermitente por el ombligo que en ocasiones se agrava durante el llanto o el pujo. Si la permeabilidad de la luz del uraco es parcial, puede manifestarse más tarde en la infancia con crecimiento por acumulación de productos descamados o por infección. Los signos y síntomas incluyen dolor, fiebre, una tumoración, drenaje umbilical y, en algunos casos, signos de infección de vías urinarias (IVU) como polaquiuria, urgencia y disuria. En el diagnóstico diferencial se incluyen quiste del uraco infectado, seno del uraco o divertículo del uraco, quiste vitelino, hernia umbilical y quiste ovárico. A menudo existe una IVU relacionada si el remanente del uraco se comunica con la vejiga.

C. Estudio

Si se sospecha una anomalía del uraco por los datos con la anamnesis o la exploración física, la ecografía abdominal, con atención especial en la pared abdominal, puede mostrar el diagnóstico. Otras formas de anomalías del uraco requieren la colocación de una sonda en el tracto del uraco o instilación de medio de contraste para obtener un fistulograma fluoroscópico. En ocasiones, el cistouretrograma por micción (CUGM) delinea la comunicación. Sin embargo, casi siempre es más útil el CUGM para buscar las posibles anomalías de las vías urinarias inferiores relacionadas.

D. Tratamiento

En la mayoría de los casos está indicada la ablación extraperitoneal completa de la malformación del uraco. En ocasiones, los quistes infectados mejoran con el drenaje percutáneo y tratamiento antibiótico en la fase aguda. Sin embargo, el tratamiento definitivo requiere ablación por la elevada probabilidad de recurrencia. Aunque el adenocarcinoma del uraco es poco común,

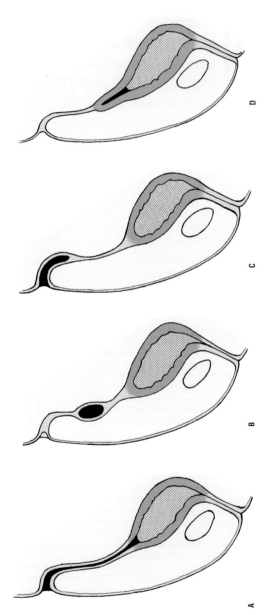

FIGURA 16-1. Anomalías del uraco. A: uraco permeable. B: quiste del uraco. C: seno del uraco. D: divertículo del uraco.

se ha informado su desarrollo en pacientes con antecedente de quistes infectados. Por esta razón, se recomienda resecar un "manguito" del tejido vesical circundante durante la ablación de cualquier anormalidad del uraco.

II. COMPLEJO EXTROFIA-EPISPADIAS

A. Antecedentes

El complejo extrofia-epispadias es un espectro de anomalías con muchas similitudes, pero diversos grados de gravedad (fig. 16-2). En este espectro, la gravedad y complejidad aumentan desde epispadias a la extrofia vesical y hasta la extrofia cloacal. La extrofia vesical se observa entre 30 000 a 40 000

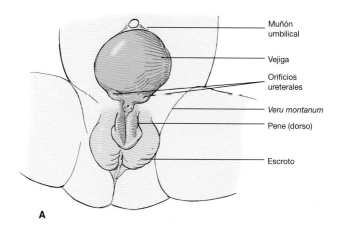

Muñón umbilical

Vejiga

Orificios ureterales

Veru montanum

Pene (dorso)

Escroto

A

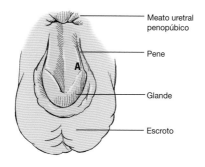

Meato uretral penopúbico

Pene

Glande

Escroto

B

FIGURA 16-2.   A: complejo extrofia-epispadias. B: epispadias penopúbico (varón). C: extrofia vesical (mujer). D: extrofia cloacal (varón).

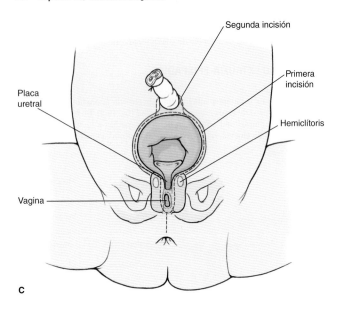

C

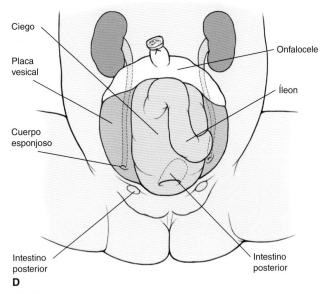

D

FIGURA 16-2. *(continúa)*

recién nacidos y es más frecuente en varones. En el espectro extrofia-epispadias, la extrofia vesical ocurre en 60% de los pacientes, el epispadias (todas las formas) en 30% y la extrofia cloacal y otras variantes en 10%.

B. **Embriogénesis**

La teoría más aceptada sugiere el subdesarrollo de una estructura normal conocida como membrana cloacal, que está presente durante el desarrollo fetal temprano, pero persiste de manera anormal después de la cuarta semana de gestación, lo que impide que el mesodermo lateral migre en sentido medial. Una vez que la membrana desaparece hacia la novena semana, la superficie interna de la vejiga queda expuesta en la pared abdominal inferior, con el ombligo en una posición demasiado baja, adyacente al vértice cefálico de la vejiga. Tampoco se produce la tubularización uretral normal. En la forma más grave, la extrofia cloacal, una membrana cloacal demasiado grande se perfora antes de la división de la cloaca misma por el tabique urorrectal. Esto causa la extrofia de las mitades vesicales, separadas por un segmento de intestino ileocecal exteriorizado interpuesto.

C. **Anatomía**

En personas con extrofia vesical, la superficie interna de la vejiga urinaria está abierta y expuesta en la pared abdominal inferior. La vejiga no está cubierta en forma normal por el músculo de la pared abdominal, fascia y piel; en lugar de eso, está invertida, con la superficie interna expuesta. Por lo general, este trastorno afecta varios sistemas orgánicos: la vía urinaria, el tracto reproductivo, el sistema digestivo, músculos y piel de la pared abdominal inferior, y los músculos y huesos de la pelvis. Además, el recubrimiento interior de la uretra también queda expuesto en la superficie dorsal del pene en los niños o entre las mitades derecha e izquierda separadas del clítoris en las niñas. La falta de cierre normal de la uretra y su exposición en la superficie se llama epispadias. El epispadias es un componente constante de la extrofia vesical, aunque también puede presentarse en forma aislada (uretra abierta expuesta con la vejiga cerrada). En ausencia de cierre normal de la vejiga y la uretra, la vejiga es incapaz de almacenar orina y ésta gotea en forma constante sobre la superficie vesical interna expuesta y la piel circundante.

La extrofia vesical y la extrofia cloacal pueden ser diagnosticadas antes del nacimiento por un ecografista experimentado, o al nacer, ya que la vejiga y uretra expuestas (y el intestino en la extrofia cloacal) son malformaciones evidentes. El tamaño de la placa vesical varía desde una pequeña estructura vestigial hasta una de 6 a 7 cm de diámetro. En todos los casos existe separación del hueso púbico en la línea media anterior (diastasis púbica). Las vías urinarias superiores suelen ser normales, salvo en pacientes con extrofia cloacal, ya que dos tercios de ellos tienen anomalías como ectopia, displasia o agenesia renales. La exposición de la vejiga permite la colonización bacteriana y puede causar metaplasia epidermoide en el borde de la vejiga próximo a la piel. Una vez que la vejiga se cierra, persiste reflujo vesicoureteral (RVU) en la mayor parte de los pacientes por la inserción anormal de los ureteros, la falta de respaldo muscular y por consiguiente, la falta de un mecanismo antirreflujo normal con una válvula de charnela. Las hernias inguinales son frecuentes, sobre todo en varones. Los testículos descienden de manera normal en la mayoría de los casos. Pocas veces hay prolapso rectal por la debilidad del piso perineal y de la parte anterior del complejo del músculo elevador.

D. **Tratamiento y valoración iniciales**

1. Poco después de la oclusión del cordón umbilical con una pinza plástica en el nacimiento, la pinza debe cambiarse por una "cinta umbilical" de tela suave o una ligadura de seda para limitar el traumatismo a la superficie

mucosa expuesta de la vejiga. La vejiga y uretra pueden cubrirse con un vendaje adhesivo transparente que se adhiere a la piel intacta y de inmediato rodea la vejiga expuesta, pero se desliza y protege la mucosa expuesta. Esto permite la salida libre de orina desde los orificios ureterales hacia la superficie vesical con su paso ulterior en dirección caudal por los genitales hacia el pañal. Debe evitarse el contacto con la mucosa vesical y su posible abrasión.

2. La valoración inicial incluye una biometría hemática completa, electrolitos séricos, nitrógeno ureico sanguíneo y creatinina plasmática. En general, los pacientes con epispadias o extrofia vesical tienen riñones normales y función renal normal, mientras que las anomalías en el número, posición y función renales son frecuentes en la extrofia cloacal. Los estudios de imágenes incluyen ecografía renal para detectar cualquier anomalía congénita de los riñones o las vías urinarias. La radiografía abdominal ayuda a medir el grado de diastasis púbica.

E. **Tratamiento quirúrgico inicial**

Hay varias opciones distintas para la reparación inicial en el niño o la niña con extrofia vesical. Puede haber variaciones en el tratamiento según la institución y el cirujano respecto al momento y la técnica de las reparaciones inicial y definitiva de la extrofia vesical. Respecto al momento en que se realiza, la cirugía reconstructiva inicial puede realizarse en los primeros 2 o 3 días de edad (inmediata) o alrededor de las 6 a 8 semanas de edad (tardía). Algunos urólogos pediatras prefieren el retraso del cierre inicial con base en su práctica o en la anatomía específica del paciente individual. Los ejemplos de esto incluyen el retraso de la cirugía inicial cuando la vejiga o los genitales son demasiado pequeños para una reparación segura o cuando el lactante es prematuro. Respecto a la variación en la técnica para la reparación inicial de la extrofia vesical hay varias opciones: (1) reparación de la extrofia moderna por etapas (REME), (2)reparación primaria completa de la extrofia vesical (RPCE), (3) reconstrucción de tejido blando y (4) derivación urinaria.

1. Reparación de la extrofia moderna por etapas.

Etapa 1: cierre inicial. Durante esta primera etapa, la vejiga, la parte proximal de la uretra (en el niño) y la pared abdominal se cierran; el ombligo se reconstruye y a veces se realiza una incisión en los huesos pélvicos (osteotomía) para ayudar a la reparación. Si el paciente requerirá o no la osteotomía depende de qué tan pronto después del nacimiento se realice el cierre, el grado de diastasis púbica y la flexibilidad de los huesos púbicos. La mayoría incluye osteotomías con cierre para un lactante mayor de 72 h de edad.

Después de la cirugía del lactante, se le aplica una férula/tracción a la parte inferior del abdomen, pelvis y piernas para estabilizar la pelvis y reparar, como auxiliar a la cicatrización. Los pacientes pueden permanecer en el hospital por 1 a 4 semanas, durante las cuales se mantienen bajo observación cuidadosa. Se administran antibióticos durante y después de la cirugía para reducir el riesgo de infección. La vejiga se drena en forma continua con una sonda de cistostomía suprapúbica, la cual se retira alrededor de cuatro semanas después de la cirugía, siempre que el uretrocistograma por micción (CUGM) y la eficiencia de micción sean satisfactorios.

Etapa 2: reparación de epispadias. El epispadias es un defecto congénito en el que la uretra no se cierra. Acompaña siempre a la extrofia vesical. En los niños, que de manera intencional la parte distal expuesta de la uretra no se repara en la primera etapa, se repara en la segunda etapa de la REME. En las niñas, la uretra casi siempre se cierra en toda su extensión en la primera etapa de la REME, desde la vejiga hasta la superficie del introito entre los labios para terminar en su posición normal. El procedimiento quirúrgico usado para corregir el epispadias en los niños busca completar la reconstrucción de la uretra con el meato uretral en el glande y restaurar la apariencia normal de los genitales externos. Esta reparación se realiza alrededor de los seis meses de edad.

Etapa 3: reconstrucción del cuello vesical. La reconstrucción del cuello vesical (RCV) es la tercera y última etapa de la técnica moderna en etapas. La reimplantación ureteral bilateral casi siempre se practica antes de la RCV. Su realización en esta etapa de la REME depende del crecimiento suficiente de la vejiga, juzgada por la capacidad vesical. La RCV casi siempre se realiza entre los 4 y 8 años de edad.

2. Reparación primaria completa de la extrofia vesical (RPCE): con los avances en la técnica quirúrgica, la cirugía inicial para niños con extrofia vesical puede combinar las primeras dos etapas de la REME; es decir, el cierre de la vejiga y la reparación del epispadias en la misma ocasión: la RPCE. Esta técnica combina los objetivos de las primeras dos etapas de la reconstrucción escalonada en un solo procedimiento para crear un ambiente que permita que la función vesical más normal (ciclos) comience antes, lo que optimiza el crecimiento y desarrollo de la vejiga. En algunos niños, y más a menudo en las niñas, la RPCE permite eliminar la necesidad de la RCV más tarde.

   La cirugía consiste en el cierre e interiorización de la vejiga, cierre de la uretra (reparación de epispadias), reparación de genitales externos y reparación/aproximación de los músculos de la pared abdominal inferior y la piel. Algunos recién nacidos requieren osteotomía para aproximar los huesos pélvicos. Esta técnica logra la continencia urinaria adecuada en algunos pacientes, lo que vuelve innecesaria la RCV para tratar la incontinencia. Al margen del resultado de la continencia, casi todos los niños y niñas con extrofia vesical necesitarán cirugía para tratar el reflujo vesicoureteral, que se presenta casi en todos los lactantes con extrofia de la vejiga. Todos estos lactantes requieren tracción para estabilizar la reparación y optimizar la curación después de la reparación inicial.

   La reparación primaria completa puede posponerse y realizarse alrededor de las 6 a 8 semanas de edad, con la adición de una osteotomía pélvica bilateral. Algunos consideran que el retraso de la RPCE después de los primeros 2 a 3 días de edad tiene varias ventajas para el niño y la familia. Presenta una oportunidad para crear el vínculo normal entre el lactante y sus padres antes de la primera cirugía reconstructiva y el largo periodo de recuperación que le sigue. Este tiempo entre el nacimiento y la reparación inicial permitirá el crecimiento, desarrollo y maduración adicional de algunos órganos y sistemas antes de la compleja cirugía, y hará que la anestesia y la cirugía sean más seguras.

3. Reconstrucción de tejido blando: la técnica de reconstrucción/movilización del tejido blando implica dos etapas. El cierre vesical inicial similar al de la primera etapa de la REME se realiza en el recién nacido con o sin osteotomía. La segunda etapa es la reimplantación ureteral bilateral, la reconstrucción/tubularización del cuello de la vejiga, reparación de epispadias y liberación del paquete neurovascular proximal al pedículo pudendo. La disección bajo el periostio proporciona un plano delicado, pero seguro, para que el cirujano experimentado libere el paquete neurovascular y se considera que mejora la longitud del falo.

4. Derivación urinaria: esta estrategia terapéutica, aplicada en algunas instituciones, incluye la creación de una conexión intencionada y funcional entre las vías urinarias y el intestino. Aunque existen diversas variaciones, la base es que la orina se desvía de la vejiga urinaria hacia el intestino (intestino grueso/colon) para su almacenamiento temporal, con vaciamiento intermitente por el recto con las heces. La evacuación a intervalos regulares está bajo el control del niño. La vejiga y la uretra se cierran, pero

permanecen "secas" y no se exponen a la orina ni son necesarias como conducto de la misma.

F. Epispadias

El epispadias es el cierre incompleto aislado de la uretra, y es más raro que la extrofia vesical. La forma más frecuente de epispadias es la penopúbica, en la que el sitio de la abertura uretral está en la base dorsal del pene. Puede haber variaciones más infrecuentes en los niños, incluidas la abertura de la uretra en el cuerpo del pene y la forma más rara, el epispadias glandular (en el glande). En general, mientras más proximal sea el meato, más probable es la diastasis del pubis, así como el desarrollo anómalo del esfínter uretral externo y el mecanismo de continencia del cuello vesical. La reparación del epispadias se realiza como se describe para el cierre de la extrofia vesical y puede hacerse en el recién nacido o en los primeros meses de edad. En algunos niños con epispadias penopúbico, diastasis amplia del pubis y cuello vesical abierto, la corrección quirúrgica de la incontinencia puede hacerse al momento de la reparación del epispadias.

G. Extrofia cloacal

Antes, los pacientes con esta forma más grave y rara (incidencia de 1 en 200 000 a 400 000 nacidos vivos) del complejo extrofia-epispadias casi siempre recibían sólo atención de apoyo. Las anomalías relacionadas incluyen onfalocele, muchas anomalías gastrointestinales como malrotación, duplicación, atresia duodenal, síndrome de intestino corto y divertículo de Meckel, y anomalías genitourinarias significativas que incluyen mitades vesicales separadas y genitales bífidos. Debe consultarse a especialistas en urología, ortopedia, neurocirugía y anestesia, además de los servicios sociales. Antes, en algunos casos los recién nacidos masculinos se cambiaban de género a niñas por el desarrollo inadecuado de los genitales y el mal pronóstico para el desarrollo de un fenotipo masculino normal. La conversión de género es infrecuente en el tratamiento actual de la extrofia cloacal. Las niñas con este defecto a menudo tienen anomalías paramesonéfricas, como duplicación de los órganos genitales internos femeninos.

Con las técnicas quirúrgicas modernas y la atención multidisciplinaria, los niños con este complejo trastorno pueden alcanzar estilos de vida aceptables con su sexo genético. Después de la valoración y estabilización iniciales del recién nacido, el tratamiento quirúrgico a menudo es una estrategia por etapas, la primera cirugía se realiza en el recién nacido y se enfoca en la seguridad y funcionalidad. La placa cecal y el íleon prolapsado interpuesto entre las mitades de la vejiga se separan de la placa y la vía urinaria. El íleon prolapsado se reduce, la placa cecal se tubulariza y el intestino posterior (parte distal del colon) se exterioriza hacia la piel en el cuadrante inferior izquierdo del abdomen como una colostomía terminal funcional. Los bordes mediales de cada hemivejiga se reaproximan en la línea media. Este cierre de sólo la pared posterior de la vejiga expuesta convierte la extrofia cloacal en una extrofia vesical típica. En un procedimiento ulterior, con la ayuda de los estomas, la extrofia vesical puede repararse con una técnica completa o por etapas. En algunos casos es posible realizar la reparación completa en el recién nacido.

III. ANO IMPERFORADO

A. Antecedentes

El ano imperforado representa un espectro de anomalías anorrectales que van desde una fístula anal simple hasta malformaciones complejas que afectan múltiples sistemas orgánicos (fig. 16-3).

1. Se observan anomalías relacionadas hasta en 50% de los casos y hay compromiso urológico en 26% a 50%. Por lo general, mientras más grave sea

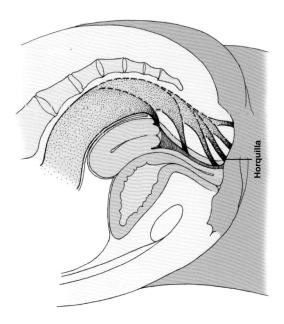

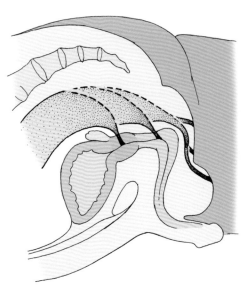

FIGURA 16-3. Ano imperforado. A: niños, B: niñas.

el defecto (es decir, mientras más alta sea la comunicación rectouretral o rectovaginal), mayor será la incidencia de anomalías relacionadas.

   a. Relación VACTERL: antes se conocía como VATER (anomalías *v*erte-brales, *a*norrectales, fístula *t*raqueo-*e*sofágica, *r*adiales); la terminología se actualizó para incluir anomalías *c*ardiacas, *r*enales y de extremida-des (*limb*). Las anomalías espinales incluyen hemivértebras, agenesia o deformación sacra y disrafismo espinal (espina bífida).

   b. Anomalías genitourinarias: las malformaciones mayores incluyen agenesia renal (20%), reflujo vesicoureteral (23%), hidrouretero (12%), vejiga neurógena (6%), riñones quísticos o displásicos (5%), ectopia renal (5%), ectopia ureteral (4%) y obstrucción de la unión ureteropél-vica (3%). Las malformaciones menores incluyen criptorquidia (4%), duplicación ureteral (3%), hipospadias (3%) y malrotación renal (2%).

2. **Embriología.** Hacia la octava semana de gestación, el intestino primitivo posterior se separa en el recto y el seno urogenital mediante el descenso del tabique urorrectal. La migración incompleta del tabique con persis-tencia de la membrana cloacal puede dar lugar a la comunicación (fístula) entre el recto y la vía urinaria, así como malformaciones en la musculatura pélvica (esfínter).

3. **Clasificación.** Las anomalías anorrectales pueden dividirse en defectos altos, intermedios y bajos con base en el nivel de la fístula entre el recto y la vía urinaria o el nivel de la agenesia rectal.

4. **Morbilidad.** Los factores que contribuyen a la morbilidad en estos pacien-tes se relacionan sobre todo con anomalías genitourinarias (GU), anoma-lías espinales (sobre todo sacras), otras malformaciones y la calidad de los esfínteres intestinal y urinario. Los factores GU incluyen infección, acido-sis metabólica hiperclorémica por absorción (por los electrólitos urinarios absorbidos por la mucosa intestinal), cicatrización pielonefrítica progre-siva exacerbada por el reflujo vesicoureteral, disfunción neurológica de la vejiga y obstrucción uretral.

B. Diagnóstico prenatal

Aunque es un hallazgo sutil en la ecografía, un segmento intestinal distal dilatado puede ser un signo sugestivo. En ocasiones existe calcificación intraluminal, que es resultado de la orina y meconio mezclados estancados.

C. Diagnóstico y tratamiento

1. **Inspección perineal.** La valoración inicial del perineo aporta mucha infor-mación sobre la gravedad del defecto y el tipo de intervención necesaria para el lactante. En los varones, la adición de un análisis urinario en busca de meconio determinará si es necesaria una colostomía. Si existe alguna duda sobre el diagnóstico, debe obtenerse una radiografía lateral a tra-vés de la mesa con el paciente inclinado con la cabeza hacia abajo y un marcador en la piel al nivel del ano (o donde debería estar) (invertograma).

2. **Tratamiento quirúrgico:** la mayor parte de los pacientes con lesiones altas requiere una colostomía para desviar el flujo fecal de forma temporal, hasta que se realice una reparación más definitiva. Esta última se lleva a cabo más a menudo con anorrectoplastia sagital posterior (ARPSP) y reparación/cierre de la fístula rectourinaria. La técnica posterior es pro-vechosa para conservar la musculatura esfintérica, incluida la parte del cabestrillo puborrectal de los músculos elevadores. En las lesiones inferio-res o menores, la anorrectoplastia puede lograr el objetivo sin necesidad de derivación fecal temporal con una colostomía.

3. **Urodinámica.** La valoración urodinámica es una parte importante del tra-tamiento por la posibilidad de disrafismo espinal o agenesia sacra y lesión quirúrgica a la vejiga o la inervación del colon.

4. Intervenciones urológicas.
   a. Profilaxis antibiótica. Hasta que se descarten o reconstruyan anomalías de la vía urinaria inferior, todos los pacientes deben recibir antibióticos profilácticos para reducir el riesgo de IVU.
   b. Dificultades para la cateterización. En algunos niños, la reparación de la fístula causa estrechamiento, cicatrización o quizá un divertículo en la uretra, todo lo cual dificulta la cateterización. El uso de un catéter con punta curva (acodada) puede ser de utilidad. Si no es posible atravesar la uretra con un catéter y se requiere cateterización intermitente, una alternativa adecuada es la colocación de un canal continente cateterizable en la vejiga (Mitrofanoff/apendicovesicostomía).
   c. Cistoplastia de aumento. Si se requieren segmentos intestinales para aumentar la capacidad de la vejiga, debe evitarse el uso del colon sigmoides para no afectar la vascularización del intestino distal. También debe conservarse la válvula ileocecal para evitar la exacerbación de incontinencia fecal en presencia de función esfintérica marginal.

IV. CLOACA

A. Antecedentes

La cloaca es una malformación en la mujer en la que los tractos urinario, genital e intestinal salen del cuerpo como una sola abertura (conducto común) (fig. 16-4). También se refiere como malformación cloacal o cloaca persistente; ésta ocurre en cerca de 1 por cada 50 000 recién nacidas vivas. Las deformidades abarcan una amplia variedad de defectos que afectan múltiples sistemas orgánicos. Los efectos más pronunciados se encuentran en el intestino y el aparato genitourinario, causan preocupación sobre el control urinario, control intestinal y función sexual. Las pacientes a menudo se agrupan con base en el nivel de la confluencia de los aparatos urinario, reproductivo y digestivo. Una "confluencia alta" se refiere a la unión de estos tres sistemas en un plano relativamente profundo respecto a la superficie, con un largo conducto común que termina en una sola abertura en la superficie perineal (fig. 16-4A). Una "confluencia baja" se refiere a una confluencia más bien superficial y un conducto cloacal común corto (fig. 16-4B).

B. Anomalías relacionadas

Existen anomalías relacionadas hasta en 50% de los casos. En general, mientras más grave sea el defecto, más profunda es la confluencia y, por tanto, más largo el conducto común y mayor la incidencia de anomalías relacionadas. Con frecuencia, se relaciona con fístula traqueoesofágica y la atresia esofágica. Son frecuentes las anomalías de la columna vertebral, los huesos de la pelvis, parte baja de la columna o sacro; éstas incluyen hemivértebras, agenesia o deformación del sacro y disrafismo espinal. Se encuentran anomalías en la médula espinal en alrededor de un tercio de los pacientes. Los defectos abiertos de la médula espinal, como los observados en la población con espina bífida son poco frecuentes. En los casos más complejos, la cloaca puede ser el componente anorrectal de la asociación VACTERL (véase la sección III, Ano imperforado). Dichas pacientes requieren valoración y atención multidisciplinarias.

C. Embriología

La cloaca es el ensanchamiento transitorio del intestino primitivo posterior. Se divide durante la embriogénesis, de manera que los tractos digestivo y urinario de los mamíferos placentados salgan del cuerpo por puntos separados. El desarrollo anormal de la cloaca causa malformaciones urogenitales y anorrectales que están entre las formas más frecuentes de defectos congénitos humanos. Sin embargo, a pesar de la extensa investigación, el proceso

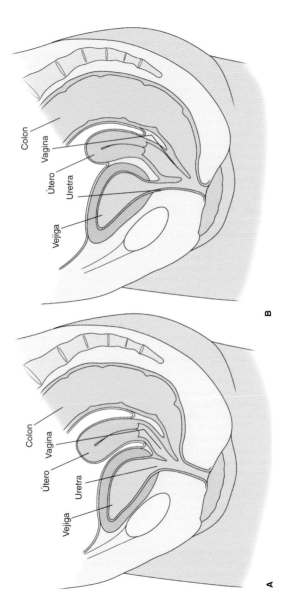

FIGURA 16-4. Cloaca. (A) Confluencia alta, alejada de la piel; (B) confluencia baja, más próxima a la piel.

de la morfogénesis cloacal de los mamíferos todavía es tema de controversia y especulación.

D. Pruebas y diagnóstico

En la mayor parte de los casos, las deformidades cloacales pueden diagnosticarse antes del nacimiento mediante la ecografía prenatal, y pueden confirmarse con imágenes por resonancia magnética (RMN). Al nacer, el diagnóstico se confirma o se establece con la exploración física, en la que se observan las características de los genitales femeninos externos normales y una sola abertura en el perineo. Está indicada una valoración cuidadosa de las estructuras urinarias superiores y del sacro, así como de la anatomía perineal y pélvica, mediante la combinación de ecografía, inyección de contraste con fluoroscopia y RMN.

E. Tratamiento inicial de la malformación cloacal

Las deformidades cloacales requieren reparación quirúrgica; sin embargo, la preocupación inmediata es estabilizar a la recién nacida e identificar y corregir cualquier anormalidad relacionada que pudiera poner en peligro la vida. El tratamiento quirúrgico inicial incluye la creación de una colostomía para derivación a fin de separar el resto de la vía urinaria y el aparato reproductivo y permitir la salida de heces a la superficie. Con una colostomía, el intestino grueso se divide en dos secciones y los extremos del intestino se exteriorizan por aberturas quirúrgicas (estomas) en la pared intestinal. La sección superior permite el paso de materia fecal a una bolsa de recolección (dispositivo), mientras que la sección inferior permite el drenaje del moco producido por el intestino (fístula mucosa).

Son frecuentes las dificultades para la micción. La orina sale de la vejiga a menudo por una uretra corta y luego llena una o ambas vaginas (en caso de duplicación). Para las pacientes en que requieren ayuda para evacuar la orina, puede estar indicada una cistostomía o sonda de vaginostomía. La vesicostomía también puede estar indicada en algunas niñas para la descompresión vesical de largo plazo. Algunas niñas pueden orinar por sí mismas, pero otras necesitan cateterización intermitente limpia para eliminar la orina. La vagina también debe descomprimirse para permitir que la vejiga, y a veces los riñones, drenen en forma apropiada.

F. Reparación definitiva de la cloaca

Después de la estabilización, corrección y corrección de cualquier anomalía significativa relacionada, se aclaran las características anatómicas de la deformidad y se planea la corrección quirúrgica. El tratamiento quirúrgico definitivo de la cloaca casi siempre incluye la creación de una uretra y el avance de la(s) estructura(s) vaginal(es) al perineo. En algunas niñas con una deformidad menos grave, la uretra y la vagina están bien desarrolladas, se mantienen juntas y no necesitan ser creadas ni separadas. En estos casos, las aberturas uretral y vaginal se avanzan hasta la superficie cutánea juntas como una unidad en un procedimiento llamado "movilización urogenital". Por último, debe completarse una reconstrucción del intestino mediante un procedimiento llamado "extracción" del colon. Para este procedimiento, el cirujano tiene que abrir el abdomen para completar la movilización y avance del colon hasta el perineo. Lo ideal es que para la reparación definitiva de la cloaca, el avance a la superficie de la uretra, vagina y ano se realizan en el mismo acto quirúrgico.

Después de la reparación definitiva, es necesaria la dilatación del ano para evitar estenosis en la superficie, por varios meses. Una vez que se completa la curación de la reparación definitiva de la cloaca, se realiza una tercera cirugía para cerrar la colostomía y restablecer las evacuaciones intestinales normales a través del recto. Es posible que se necesite cirugía urinaria y reproductiva adicional.

G. Resultados

El resultado para una niña con deformidad cloacal depende de varios factores, como la extensión del problema, anomalías relacionadas, compromiso del sacro y la exactitud técnica y cicatrización del procedimiento quirúrgico que se use para corregir el problema. Todas estas pacientes necesitan valoración periódica de la función vesical e intestinal.

1. Deformidad leve: los casos más leves casi siempre tienen un pronóstico favorable a largo plazo. Por lo general, estas niñas tienen un control vesical excelente, desarrollo y función sexuales normales (incluida la fertilidad) y un patrón casi normal de evacuaciones intestinales.

2. Deformidad grave: entre 70% y 80% de estas niñas tendrá un pronóstico muy favorable con un control fecal bueno a excelente y sólo episodios infrecuentes de fugas o incontinencia. Es probable que el otro 20% a 30%, según el grado de los problemas relacionados, necesite un programa de tratamiento intestinal, vesical, o ambos de por vida con diversas intervenciones médicas y quirúrgicas (según se requieran) para mejorar su calidad de vida.

V. SÍNDROME DE ABDOMEN EN CIRUELA

A. Antecedentes

También se conoce como tríada de Eagle-Barrett o síndrome de displasia mesenquimática; se caracteriza por tres anomalías principales: deficiencia o ausencia de musculatura en la pared abdominal; diversas anomalías ureterales, vesicales y uretrales manifestadas casi siempre por dilatación marcada; y por último, criptorquidia bilateral (fig. 16-5). También se han descrito otras anomalías ortopédicas, pulmonares y cardiacas concurrentes. La incidencia varía desde 1 en 35 000 a 1 en 50 000 nacidos vivos, la mayoría de los casos ocurre en varones, 3% a 5% en niñas.

B. Patogenia

La etiología del síndrome de abdomen en ciruela (SAC) aún es controversial, pero predominan dos teorías.

1. Teoría obstructiva: sugiere que hubo obstrucción grave de la salida vesical en una etapa temprana de la gestación que se alivió después de haber causado daño irreversible. Esta obstrucción causa distensión vesical, dilatación ureteral e hidronefrosis, además de atrofia de los músculos de la pared abdominal por el aumento de presión, distensión mecánica e interferencia con el suministro sanguíneo de los órganos afectados. Sin embargo, la mayoría de los pacientes con SAC carece de obstrucción anatómica al momento de nacer.

2. Teoría de defecto mesodérmico: una segunda teoría sugiere que como la obstrucción rara vez está presente al nacer y no hay hipertrofia e hiperplasia de la vejiga, se produjo un defecto primario en el desarrollo mesenquimático en una etapa temprana de la gestación.

C. Manifestaciones clínicas

1. Riñones: las anomalías renales son las determinantes principales de la supervivencia, con una probabilidad de 20% de mortinato o muerte neonatal por displasia renal y la hipoplasia pulmonar relacionada. Un 30% adicional de los pacientes desarrolla IVU, insuficiencia renal o ambas en los primeros 2 años de edad.

2. Ureteros: con dilatación y tortuosidad marcadas; los ureteros sufren un compromiso más grave en el extremo inferior y en el examen histológico se notan parches de fibrosis. Existe reflujo vesicoureteral en 75% de estos pacientes. Aunque su apariencia radiográfica es alarmante, el drenaje suele ser adecuado.

3. Vejiga: por lo general, la vejiga tiene buena capacidad, paredes lisas y grosor irregular, sin trabéculas. A menudo existe un remanente del uraco o un divertículo que produce una configuración en reloj de arena. Desde el punto de vista funcional, los pacientes con este tipo de vejiga tienen menor sensibilidad de plenitud, una capacidad aumentada con baja

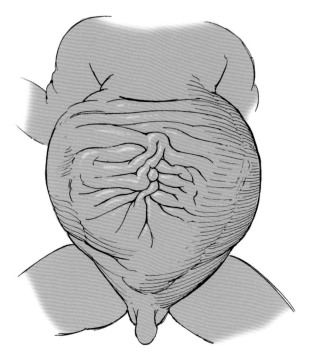

FIGURA 16-5. Síndrome de abdomen en ciruela.

contractilidad, menores presiones en la micción y por tanto, una capacidad limitada para orinar.

4. Próstata y uretra posterior: la uretra prostática está alargada y por lo general se estrecha en la región membranosa, lo que da origen a la apariencia radiográfica típica de uretra posterior triangular en el cistouretrograma por micción.

5. Uretra anterior: aunque la uretra casi siempre es normal en este síndrome, puede haber atresia uretral o megalouretra.

6. Testículos: la criptorquidia es un hallazgo universal en los niños con SAC; es característico que las gónadas tengan una posición alta en el abdomen. Como son intraabdominales y pueden lesionarse más cuando se les desciende, y además la próstata está poco desarrollada y el cuello vesical está abierto, lo usual es que haya infertilidad. Sin embargo, en los años recientes se han logrado embarazos con inyección espermática intracitoplásmica después de recuperar los escasos espermatozoides.

7. Musculatura abdominal: la manifestación más característica del síndrome es la piel arrugada "como ciruela" del abdomen en el recién nacido. Existe hipoplasia del músculo esquelético en las tres capas de los músculos parietales abdominales. Aunque es sorprendente, las complicaciones son mínimas. La incapacidad para sentarse de manera directa desde la

posición supina puede retrasar el inicio de la marcha, pero rara vez afecta la actividad física normal.

8. Anomalías relacionadas: se encuentran otras anomalías en 65% de los pacientes, las más frecuentes son cardiopulmonares y gastrointestinales, aunque también hay problemas ortopédicos y del desarrollo. La gravedad de las anomalías pulmonares varía, las más significativas se observan en casos con oligohidramnios prenatal. Los niños que sobreviven al periodo neonatal casi nunca tienen problemas pulmonares relacionados.

D. **Diagnóstico y tratamiento fetales**

Con la ecografía prenatal se puede detectar la dilatación de las vías urinarias desde las 14 semanas de gestación; sin embargo, es difícil distinguir el SAC de otras causas de dilatación de las vías urinarias. En presencia de oligohidramnios, se ha sugerido la intervención prenatal para descomprimir la vejiga dilatada y restaurar el volumen de líquido amniótico. Aunque la intervención prenatal puede mejorar la función pulmonar, no es segura la mejoría de la función renal. Además, la intervención en casos de SAC es difícil de justificar porque es probable que no haya obstrucción intrauterina.

E. **Tratamiento del recién nacido**

1. Valoración inmediata.
   a. Anamnesis y exploración física: descartar primero problemas cardiacos y pulmonares que pongan en peligro la vida. La exploración abdominal se facilita mucho por el abdomen delgado y relajado que permite la palpación fácil del contenido intraabdominal y retroperitoneal.
   b. Creatinina sérica: los valores de creatinina en los primeros días de edad reflejan las concentraciones maternas, pero un aumento progresivo (o falta de descenso) sugiere cierto grado de insuficiencia renal.
   c. Prueba de estimulación vesical: puede usarse el simple masaje vesical para estimular la respuesta del detrusor y puede usarse esto como prueba de micción.
   d. Imágenes.
      (1) La ecografía proporciona información importante sobre la anatomía renal, el grado de dilatación de las vías urinarias y el vaciamiento vesical.
      (2) El cistouretrograma por micción (CUGM) debe posponerse para no introducir bacterias en un aparato urinario estancado. El tratamiento antibiótico intensivo es esencial alrededor del momento de cualquier estudio invasivo, ya que la introducción de bacterias puede causar una IVU, pielonefritis y septicemia.
      (3) Puede realizarse un gammagrama renal nuclear con ácido dimercaptosuccínico (ADMS) para valorar si hay malformaciones o cicatrización renales.

2. Tratamiento: éste depende de que los pacientes tengan compromiso *grave* (oligohidramnios, hipoplasia pulmonar o neumotórax), *moderado* con características externas típicas y la uropatía del síndrome completo, pero sin amenaza inmediata para la vida, o por último, una forma *leve* con poca probabilidad de desarrollar IVU o hiperazoemia. Los pacientes de la tercera categoría tienen características internas que pueden ser leves o incompletas. La uropatía es menos grave y la función renal es estable.
   a. Compromiso grave: los pacientes de la categoría con compromiso grave casi nunca sobreviven al periodo neonatal; sin embargo, para los pocos que lo logran, a menudo se recomienda la derivación urinaria mediante vesicostomía, pielostomía cutánea o ureterostomía para permitir el drenaje urinario óptimo.
   b. Compromiso moderado: la estrategia para los pacientes con SAC moderado es variable, pero casi nunca es quirúrgica, a menos que haya infección (a pesar de la profilaxis antibiótica), la falta de crecimiento renal adecuado o el deterioro de la función renal. En estos casos se

reconstruye el tracto urinario con adaptación ureteral y corrección del reflujo para disminuir el estancamiento y el riesgo de infección. La reconstrucción de la pared abdominal y la orquidopexia a menudo se realizan al mismo tiempo.

c. Compromiso leve: en los pacientes con daño leve y función renal adecuada casi nunca es necesaria la intervención quirúrgica. Sin embargo, debe considerarse la profilaxis antibiótica de por vida (en los recién nacidos, amoxicilina o cefalosporina de primera generación; más tarde, trimetoprim-sulfametoxazol o nitrofurantoína). La orquidopexia puede posponerse hasta el momento en que otros procedimientos reconstructivos se vuelvan necesarios, o alrededor de los seis meses.

F. **Tratamiento hasta la infancia y posterior**

Las anomalías en la función vesical, en particular el vaciamiento vesical adecuado, son la principal fuente de problemas que pueden conducir al deterioro renal.

1. Valoración.
   a. Urodinámica: el niño con baja velocidad de flujo urinario y volumen residual significativo debe valorarse con un estudio urodinámico.

2. Tratamiento.
   a. En algunos casos es necesaria la valoración endoscópica de la uretra con uretrotomía interna de "seudoválvulas" para reducir la resistencia a la salida vesical, aunque esto aún resulta controversial.
   b. Cirugía ureteral: aunque la pielonefritis o el deterioro renal pueden obligar al reimplante y al ajuste de los ureteros para mejorar el drenaje y prevenir el reflujo, estos procedimientos se complican por la peristalsis deficiente de estos ureteros y la vejiga anormal a la que se reimplantan. Aunque la apariencia radiográfica de las vías urinarias mejora después de la cirugía, aún debe verse si existe alguna mejoría funcional de largo plazo. Debido a la estasis persistente después de la cirugía, casi todos estos pacientes se mantienen con profilaxis antibiótica toda la vida.
   c. Función vesical: el drenaje adecuado puede lograrse con cateterismo limpio intermitente (CLI), pero ésta puede ser difícil porque los pacientes tienen sensibilidad uretral normal y algunos tienen anomalías uretrales. Por esta razón, puede ser útil un estoma abdominal continente. Si la familia no puede cateterizar al paciente, una derivación urinaria, casi siempre ureterostomía cutánea, puede salvar la vida del niño hasta que tenga la madurez suficiente para realizar la cateterización.

3. Pronóstico.
   a. Función renal: los pacientes que sobreviven la lactancia con daño leve a la función renal pueden desarrollar insuficiencia renal como resultado de la pielonefritis crónica y la nefropatía por reflujo. En estas personas, el trasplante renal puede realizarse con éxito. Muchos de estos pacientes necesitarán CLI para aliviar la retención crónica.
   b. Testículos: la orquidopexia temprana para testículos intraabdominales está indicada en niños con SAC porque la reparación en la lactancia casi siempre permite colocar los testículos en el escroto sin dividir los vasos espermáticos. Aunque es probable que sean infértiles, estos pacientes pueden beneficiarse de los avances en las técnicas de reproducción asistida.
   c. Pared abdominal: la reconstrucción de la pared abdominal puede realizarse al mismo tiempo que la orquidopexia. Este procedimiento incluye la excisión de los pliegues cutáneos redundantes "semejantes a ciruela", la recuperación de la fascia y músculo parietal abdominal subyacentes, conservación del ombligo y creación de una cintura satisfactoria. En los casos más leves, la observación quizá sea la mejor

opción por la tendencia a la regresión de la laxitud anormal de la pared abdominal.

LECTURAS RECOMENDADAS

Anomalías del uraco

Frimberger DC, Kropp BP. Bladder anomalies in children. In: Wein AJ, Kavoussi LR, Partin AW, Peters CA, eds. *Campbell-Walsh Urology*, 11th ed. Philadelphia: Elsevier; 2016:3173-3181.

Complejo extrofia-epispadias

Borer JG. Clinical manifestations and initial management of infants with bladder exstrophy. UpToDate®. Wolters Kluwer Health, Waltham, MA; 2016. www.upto-date.com.

Borer JG. Surgical management and postoperative outcome of children with bladder exstrophy. UpToDate®. Wolters Kluwer Health, Waltham, MA; 2016. www.uptodate.com.

Gearhart JP, Mathews RI. Exstrophy-epispadias complex. In: Wein AJ, Kavoussi LR, Partin AW, Peters CA, eds. *Campbell-Walsh Urology*, 11th ed. Philadelphia: Elsevier; 2016:3182-3233.

Ano imperforado

Levitt MA, Pena A. Imperforate anus and cloacal malformations. In: Holcomb III GW, Murphy JP, Ostlie DJ, eds. *Ashcrafts Pediatric Surgery*, 6th ed. New York: Elsevier; 2016:492-514.

Malformación cloacal

Levitt MA, Pena A. Imperforate anus and cloacal malformations. In: Holcomb III GW, Murphy JP, Ostlie DJ, eds. *Ashcrafts Pediatric Surgery*, 6th ed. New York: Elsevier; 2016:492-514.

Rink RC. Surgical management of disorders of sexual differentiation, cloacal malformation, and other abnormalities of the genitalia in girls. In: Wein AJ, Kavoussi LR, Partin AW, Peters CA, eds. *Campbell-Walsh Urology*, 11th ed. Philadelphia: Elsevier; 2016:3498-3520.

Síndrome de abdomen en ciruela

Caldamone AA, Denes FT. Prune-belly syndrome. In: Wein AJ, Kavoussi LR, Partin AW, Peters CA, eds. *Campbell-Walsh Urology*, 11th ed. Philadelphia: Elsevier; 2016:3234-3251.

Sutherland RS, Mevorach RA, Kogan BA. The prune belly syndrome: current insights. *Pediatr Nephrol* 1995;9:770-778.

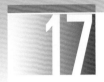

Urología del adolescente: escroto agudo, varicoceles y pubertad tardía

Bruce J. Schlomer

I. ESCROTO AGUDO

El escroto agudo se define por el cuadro clínico con inicio súbito de dolor escrotal y puede incluir edema escrotal, hallazgos anormales en la exploración testicular como dureza o situación anormal, o sensibilidad en la exploración del contenido escrotal. El diagnóstico diferencial del escroto agudo es muy amplio. Los diagnósticos más frecuentes incluyen torsión del apéndice testicular, torsión testicular y epididimitis bacteriana (tabla 17-1). Las claves para el diagnóstico correcto son la edad del paciente, los hallazgos en la anamnesis, la exploración física y el análisis urinario, así como la ecografía escrotal, si es necesaria.

A. Torsión del apéndice testicular o epididimitis

La torsión del apéndice testicular o apéndice del epidídimo casi siempre se presenta en la infancia, antes de la pubertad, y es la causa más frecuente de escroto agudo en pacientes prepuberales (fig. 17-1). El dolor puede aparecer en forma gradual, pero también puede ser súbito. En la exploración, el lado afectado suele mostrar sensibilidad moderada a grave; puede percibirse la inflamación o induración en el epidídimo, junto con sensibilidad localizada en éste; el testículo/epidídimo puede encontrarse muy inflamado y endurecido, con un color rojizo en la piel. El signo de "punto azul", que no es frecuente encontrar, describe un área o punto oscuro cerca del polo superior del testículo y corresponde al apéndice testicular o del epidídimo que se torció.

La ecografía escrotal casi siempre muestra aumento del flujo sanguíneo en el epidídimo y a veces un área avascular cercana a éste, que es el apéndice con torsión. El análisis urinario resulta normal. A menudo se asigna el diagnóstico "epididimitis" con base en los hallazgos ecográficos. Aunque hay inflamación en el epidídimo, no se trata de una infección bacteriana. El dolor y la induración casi siempre mejoran en 2 a 4 semanas y el tratamiento es de soporte con ibuprofeno, limitación de la actividad y bolsa de hielo, en caso necesario.

B. Torsión testicular

La torsión testicular se presenta más a menudo en el periodo neonatal o en el peripuberal. La torsión testicular neonatal suele presentarse al nacer con el escroto hinchado, rojo y duro. El hallazgo patológico es la torsión extravaginal del cordón espermático. Existe cierta controversia sobre el tratamiento, pero las opciones incluyen orquidectomía inmediata y orquidopexia contralateral, orquidopexia contralateral tardía y observación. La torsión extravaginal contralateral en el periodo neonatal es muy rara, pero los efectos son devastadores y esto a menudo lleva a las familias y urólogos a proceder con la orquidectomía inmediata y orquidopexia contralateral.

El tipo más frecuente de torsión testicular es la intravaginal. Este tipo de torsión testicular es la causa más frecuente de escroto agudo en la edad peripuberal. El hallazgo patológico es la torsión del cordón espermático dentro de la túnica vaginal con isquemia testicular consecuente. Una deformidad en

	TABLA 17-1 Distinción entre la torsión testicular y la epididimitis	
	Torsión testicular	**Epididimitis**
Incidencia	Representa 50-60% de los casos de escroto agudo en adolescentes y 25-30% en todos los pacientes pediátricos.	Representa 20% de los casos de escroto agudo en adolescentes y < 1% en niños prepúberes.
Antecedentes	Inicio agudo de dolor escrotal. El paciente casi siempre puede indicar la hora exacta en que inició el dolor. Los pacientes pueden tener o no actividad sexual. No suele haber secreción uretral. Por lo general no se acompaña de molestias para la micción. A menudo hay náusea y vómito.	Dolor de inicio gradual. Los pacientes casi siempre tienen actividad sexual. Puede haber secreción uretral: acuosa y ligera sugiere clamidia; espesa y purulenta sugiere gonorrea. Puede haber disuria.
Exploración física	Los pacientes se ven incómodos y con sufrimiento. Testículo alto. Suele haber ausencia de reflejo cremastérico. El testículo está duro y puede estar hinchado. El edema y el enrojecimiento escrotales sugieren evolución más prolongada de la torsión.	Temprana: crecimiento y sensibilidad del epidídimo, diferenciado del testículo. Tardía: inflamación y sensibilidad de todo el testículo y el epidídimo. Sin distinción entre el epidídimo y el testículo. La mayor parte de los adolescentes que se presenta tarde dificulta la distinción entre epididimitis y torsión testicular.
Laboratorio	Análisis urinario negativo. Ecografía escrotal con ausencia de flujo sanguíneo testicular. El parénquima heterogéneo sugiere torsión de larga evolución.	El análisis urinario suele mostrar numerosos leucocitos. Pruebas de amplificación de ácido nucleico positivas para gonorrea o clamidia. Ecografía escrotal con hiperemia del epidídimo y testículo.

"badajo de campana" predispone a la torsión testicular intravaginal y puede ser bilateral. Los síntomas y signos iniciales incluyen dolor escrotal agudo, sensibilidad intensa del testículo, testículo en posición anormal o alto, testículo duro, ausencia de reflejo cremastérico, náusea y vómito, e inflamación escrotal.

La sospecha del diagnóstico de torsión testicular debe ser alta en un varón peripuberal con dolor escrotal agudo y algunos o todos los hallazgos mencionados. Casi siempre se realiza una ecografía para confirmar el diagnóstico con sensibilidad y especificidad elevadas. Si hay una sospecha marcada del diagnóstico, el paciente debe trasladarse a cirugía sin la demora para realizar la ecografía. Sin embargo, en muchos centros puede obtenerse la ecografía con mucha rapidez y confirmar el diagnóstico sin un retraso significativo.

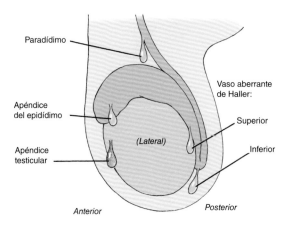

FIGURA 17-1. Localización del apéndice testicular y el apéndice del epidídimo.

El tratamiento para la torsión testicular en el periodo peripuberal es la exploración escrotal urgente, destorsión del testículo, orquidopexia contralateral y orquidopexia u orquidectomía ipsolateral, según la viabilidad del testículo. Puede intentarse la destorsión manual para aliviar la isquemia, pero no siempre es exitosa. La rotación testicular lateral (abrir un libro) se recomienda como medida inicial o con guía ecográfica (fig. 17-2). Después de alrededor de 6 h de torsión, el riesgo de no viabilidad o atrofia testicular subsiguiente aumenta en forma significativa, y después de 24 h el riesgo de atrofia completa es de 100% y lo recomendable es la orquidectomía. La decisión para realizar la orquidectomía depende de la duración de la torsión, de la apariencia transoperatoria del testículo y de las conversaciones preoperatorias con la familia y el paciente. Si el testículo tiene un color púrpura oscuro o negro que no mejora después de 30 min de aliviar la torsión, o si no hay flujo sanguíneo intraparenquimatosa en la ecografía Doppler, o si no hay flujo sanguíneo en el parénquima si se corta el testículo, está recomendada la orquidectomía.

C. Epididimitis bacteriana

La inflamación epididimaria por infección bacteriana es más frecuente en los varones que ya pasaron por la pubertad y que tienen actividad sexual; también se observa en pacientes prepuberales con anomalías renales congénitas y en aquellos que usan un catéter para vaciar la vejiga. Por lo general, el dolor es de inicio más gradual, pero el grado de induración e inflamación varía desde leves y localizadas hasta muy intensas, con compromiso del hemiescroto completo. Puede haber fiebre, disuria u otros signos de infecciones de transmisión sexual (ITS), como úlceras. El reflejo cremastérico suele estar intacto y el dolor casi siempre se alivia al permanecer inmóvil. Es posible que haya antecedente de IVU o cateterización. Rara vez se forman abscesos, que pueden afectar al epidídimo o al testículo.

Deben realizarse análisis urinario y urocultivo. La ecografía escrotal suele mostrar aumento de la vascularidad del epidídimo y el testículo. Cuando es pertinente, se realizan pruebas para ITS como la clamidia y la gonorrea.

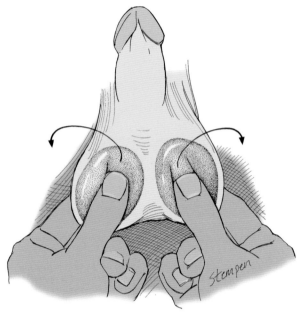

FIGURA 17-2. Dirección de la rotación para destorsión manual del testículo.

En los varones prepuberales con epididimitis bacteriana se recomienda una ecografía renal y un cistouretrograma por micción para buscar anomalías congénitas, como el uréter ectópico.

El tratamiento de la epididimitis bacteriana depende de la etiología. Se inician antibióticos de amplio espectro para los pacientes prepuberales con epididimitis bacteriana e IVU. Las ITS deben diagnosticarse y tratarse como sea necesario. En presencia de gonorrea, deben realizarse pruebas para clamidia. Si se diagnostica cualquier ITS, es preciso realizar pruebas para otras ITS según sea apropiado; el diagnóstico debe informarse al departamento de salud pública, si es necesario.

II. URETRORRAGIA INFANTIL BENIGNA

La uretrorragia infantil benigna es un trastorno que suele presentarse en varones al principio de la pubertad. Los pacientes refieren la presencia de sangre en su ropa interior (a menudo notada por los padres cuando lavan la ropa en un niño asintomático), gotas terminales de sangre después de orinar y a veces, dolor con la micción. El análisis urinario, urocultivo y la ecografía renal son normales. Aunque este puede ser un hallazgo preocupante para los pacientes y su familia, los casos de uretrorragia infantil benigna casi siempre se resuelven en 12 a 24 meses y no se recomienda ninguna intervención específica. Se cree que la causa es la exposición puberal temprana a hormonas de la uretra, lo que induce crecimiento y friabilidad de la mucosa uretral que produce hemorragia y dolor con la distensión uretral durante la micción. Lo más frecuente es que las micciones menos voluminosas sean de ayuda. Para los pacientes con síntomas prolongados puede obtenerse un cistouretrograma por micción (CUGM) y cistoscopia, pero casi siempre resultan normales.

III. VARICOCELE

Un varicocele es la dilatación del plexo pampiniforme de espermáticas sobre el testículo (fig. 17-3). Cerca de 15% de los varones pospuberales tendrá varicocele, 90% ocurre sólo en el lado izquierdo. La preocupación sobre los varicoceles es su efecto en la fertilidad futura en la adultez. Aunque la mayor parte de los varones con varicocele no es infértil, existe un aumento significativo en el riesgo de infertilidad cercano a 20% con un varicocele, comparado con 5% en la población general.

Los varicoceles pueden explicarse por la embriología y la anatomía. Los testículos comienzan cerca de los riñones en la vida intrauterina y luego descienden al escroto. Esto hace que las venas espermáticas se originen de la vena renal izquierda y de la vena cava inferior del lado derecho. Esas largas venas espermáticas tienen presión alta, la cual puede vencer las válvulas y dilatar las venas. Los varicoceles son más frecuentes en el lado izquierdo porque es más probable que la vena renal izquierda tenga incompetencia valvular cerca de la unión con la vena renal izquierda.

La mayoría de los varicoceles se descubre en una exploración física del pediatra o del paciente mismo. En ocasiones se presentan con dolor ligero, por lo general intermitente y de naturaleza sorda.

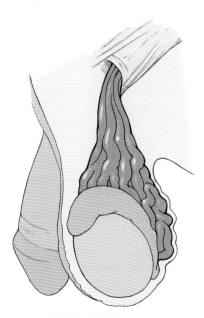

FIGURA 17-3 Varicocele.

A. Exploración física

Un varicocele grado 1 puede palparse durante la maniobra de Valsalva, el de grado 2 puede palparse sin esta maniobra y uno del grado 3 puede verse con facilidad cuando el paciente está de pie. La mayoría de los pacientes referidos a clínicas de urología pediátrica tiene varicocele grado 3 y tiene la típica apariencia en "bolsa de gusanos" sobre el testículo izquierdo. Otros hallazgos importantes que deben documentarse en la exploración física son la etapa de Tanner, el tamaño de ambos testículos, asimetría testicular y volumen testicular total. Si el testículo afectado, casi siempre el izquierdo, es más pequeño que el contralateral, se denomina hipotrofia testicular.

B. Valoración radiográfica

El volumen testicular también puede medirse con un orquidómetro, pero a menudo se realiza una ecografía escrotal también con este mismo fin. Aunque es controversial, algunos centros informan que la ecografía escrotal es más exacta para obtener el tamaño testicular.

Si existe un varicocele grado 2 o 3 en el lado derecho, sobre todo cuando es unilateral, deben obtenerse imágenes abdominales para descartar cualquier proceso intraabdominal, como un tumor retroperitoneal que obstruya la vena espermática derecha.

C. Indicaciones quirúrgicas

Las indicaciones aceptadas para la cirugía en adolescentes con varicocele incluyen dolor o molestia, tamaño del testículo afectado 20% menor que el contralateral que no mejora con el tiempo y volumen testicular total bajo para la etapa de Tanner. Algunos centros son más agresivos con la cirugía y la recomiendan para niveles más bajos de hipotrofia testicular (10% a 15%) o cuando se detecta la hipotrofia testicular sin periodo de espera para ver si el testículo se recupera por sí solo. En los varones en etapa de Tanner 5, cuando los testículos completaron su crecimiento, puede obtenerse un análisis seminal que ayuda a guiar la decisión de intervenir o no. Sin embargo, los análisis seminales a menudo son difíciles de obtener en este grupo de edad, sobre todo en las etapas de Tanner tempranas.

D. Observación

La mayoría de los pacientes no tiene indicaciones quirúrgicas u optan por la observación. En los pacientes con hipotrofia testicular es razonable realizar exploraciones físicas cada 6 meses. Las exploraciones deben continuarse hasta el final de la pubertad. Si la hipotrofia significativa no mejora, si se desarrolla nueva hipotrofia o el volumen testicular total es bajo, debe considerarse la cirugía.

E. Varicocelectomía

El tipo más frecuente de reparación de varicocele que realiza el urólogo pediatra es la reparación laparoscópica. Otros tipos incluyen la técnica inguinal, la subinguinal y la embolización de la vena espermática. Las complicaciones importantes de la reparación del varicocele incluyen recurrencia del varicocele, formación de hidrocele y atrofia testicular, la cual es muy rara.

IV. PUBERTAD TARDÍA

El diagnóstico de pubertad tardía se define por la ausencia de cualquier característica sexual secundaria a una edad mayor a la que 95% de los niños de ese sexo y cultura ya iniciaron la pubertad. También se considera que los pacientes con desarrollo puberal incompleto tienen pubertad tardía. El primer signo de pubertad en varones es el crecimiento testicular y en las mujeres es el desarrollo mamario. La edad promedio del inicio de la pubertad en los varones es alrededor de los 10 años, con un límite normal de 14 años. La edad promedio de inicio de la pubertad en las mujeres es alrededor de los 10 años, con un límite normal a los 12 años. La causa más frecuente de pubertad tardía es la pubertad tardía fisiológica y por lo general los pacientes son valorados por endocrinólogos por otras causas de retraso de la pubertad. Sin embargo, hay varios trastornos que los urólogos deben tener presente y pueden manifestarse como pubertad tardía o incompleta.

A. **Síndrome de Klinefelter**

Los pacientes con síndrome de Klinefelter tienen cariotipo 47,XXY y pueden presentarse con pubertad tardía o incompleta. A menudo tienen otros rasgos típicos del síndrome, como talla alta, testículos pequeños, azoospermia, ginecomastia, falo pequeño y dificultades de aprendizaje. Las personas con este síndrome tienen concentraciones altas de hormona foliculoestimulante (HFE) y hormona luteinizante (HL) durante la pubertad, y valores correspondientes de testosterona relativamente bajos. A menudo se requiere remplazo de testosterona para lograr la virilización completa.

B. **Síndrome de Kallman**

Este síndrome se caracteriza por pubertad tardía o incompleta y falta o disminución marcada en el sentido del olfato. El hipotálamo de estos pacientes no produce la suficiente hormona liberadora de gonadotropina (GnRH), lo que causa hipogonadismo hipogonadotrópico. El síndrome de Kallman es más frecuente en varones, aunque también puede ocurrir en mujeres; se han identificado varias mutaciones genéticas causales. El tratamiento es el remplazo hormonal. La fertilidad es posible, pero requiere tratamiento especializado a cargo de un endocrinólogo de la reproducción.

C. **Síndrome de Turner**

Las pacientes con síndrome de Turner tienen cariotipo 45,XO, fenotipo femenino y pubertad tardía. También tienen varios rasgos típicos más, como cuello alado, orejas de implantación baja, talla baja, línea de implantación baja en el cuello, tórax amplio con pezones muy separados, pliegue palmar y linfedema en manos y pies durante la lactancia. Este síndrome se relaciona con varias anomalías orgánicas, como coartación aórtica, anomalías en la válvula aórtica y riñón en herradura. El espectro de presentación es muy amplio y algunas mujeres se presentan sólo con talla baja y pubertad tardía. Las pacientes con mosaicismo para síndrome de Turner (45,XO, 46,XX) tienen menos rasgos típicos y es posible que tengan talla normal. El diagnóstico se confirma con el cariotipo. Por lo general, estas personas son infértiles y necesitan hormona del crecimiento y estrógeno complementarios.

D. **Disgenesia gonadal completa (síndrome de Swyer)**

Los pacientes con disgenesia gonadal completa o síndrome de Swyer tienen cariotipo XY, pero fenotipo femenino. Como los testículos no se forman y estas personas tienen gónadas en estría no funcionales, no hay producción de testosterona ni virilización intrauterina. Además, como las gónadas no sintetizan hormona antimülleriana, estos pacientes tienen útero, trompas de Falopio y vagina. Por lo general se presentan en la adolescencia con falta de desarrollo de caracteres sexuales secundarios y amenorrea. Las concentraciones de HL y HFE son altas, la ecografía pélvica muestra la presencia de útero y el cariotipo es XY. El tratamiento incluye remplazo cíclico con estrógenos y progesteronas. Se recomienda la remoción de las estrías gonadales por el riesgo sustancial de transformación en gonadoblastoma. El embarazo es posible con el uso de óvulos donados.

E. **Síndrome de insensibilidad androgénica completa**

Como sucede en la insensibilidad androgénica completa, los pacientes con síndrome de insensibilidad androgénica completa (SIAC) tienen cariotipo

XY, pero fenotipo femenino. Los testículos se forman y secretan testosterona y hormona antimülleriana. El receptor androgénico no percibe la testosterona, por lo que no se produce la virilización. No se forman trompas de Falopio, útero y parte superior de la vagina por la presencia de hormona antimülleriana. Los pacientes con SIAC tienen concentraciones normales o altas de testosterona para los varones púberes. Parte de esta testosterona se aromatiza en estrógenos, lo cual induce el desarrollo mamario y feminización de la complexión corporal. El desarrollo de vello púbico y axilar es mínimo, igual que el desarrollo de acné por la falta de receptor androgénico. Los pacientes con SIAC se presentan con amenorrea en la adolescencia o con hernias inguinales en la infancia. Las gónadas a menudo se extirpan en algún momento posterior a la pubertad y se inicia el tratamiento con remplazo estrogénico, pero el momento para la gonadectomía genera cierta controversia, ya que el riesgo de transformación tumoral es bajo. La longitud vaginal puede aumentarse con dilataciones y algunos pacientes se someten a vaginoplastia. Las personas con SIAC son infértiles.

LECTURAS RECOMENDADAS

Diamond DA, Yu RN. Disorders of sexual development: etiology, evaluation, and medical management, eds. In: Wein AJ, Kavoussi LR, Partin AW, Peters CA, eds. *Campbell-Walsh Urology*, 11th ed. Philadelphia, PA: Elsevier; 2016:3469-3497.

Kolon TF. Evaluation and management of the adolescent varicocele. *J Urol* 2015;194(5): 1194.

Palmer LS, Palmer JS. Management of abnormalities of the external genitalia in boys. In: Wein AJ, Kavoussi LR, Partin AW, Peters CA, eds. *Campbell-Walsh Urology*, 11th ed. Philadelphia, PA: Elsevier; 2016:3368-3397.

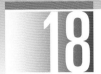

18 Traumatismo genitourinario y priapismo

Hubert S. Swana y James M. Betts

I. INTRODUCCIÓN

El traumatismo es la principal causa de morbilidad y mortalidad en niños. De todos los niños lesionados, 5% sufre un traumatismo genitourinario. Las lesiones traumáticas contusas, incluidas caídas, ataques, lesiones deportivas, abuso sexual y accidentes automovilísticos representan 80% de estas lesiones. Las lesiones penetrantes, como caídas sobre objetos afilados y las lesiones con navajas y armas de fuego constituyen 20% restante. Un número significativo de niños también tiene lesiones relacionadas en el sistema nervioso central y órganos torácicos o abdominales, potencialmente letales. Una vez que se logra la estabilización y reanimación iniciales, un examen secundario cuidadoso y dirigido permite detectar lesiones genitourinarias.

A. Lesión renal

El riñón es el órgano genitourinario que se lesiona con mayor frecuencia. El traumatismo contuso representa 80% a 90% de todas las lesiones renales en niños. De todos los pacientes con traumatismo abdominal, contuso o penetrante, 8% a 12% experimenta lesión renal. El riñón pediátrico es más susceptible a lesiones por su tamaño grande en proporción con el órgano adulto. En niños, los músculos de la pared abdominal y las costillas subdesarrollados, la falta de grasa perirrenal y su posición abdominal más baja no aportan tanta protección al riñón. Además, las anomalías congénitas como la hidronefrosis, riñón en herradura y ectopia renal, hacen que el riñón infantil sea más vulnerable al traumatismo.

1. Valoración (fig. 18-1).
   a. Traumatismo renal contuso: en los adultos con traumatismo renal contuso, la hematuria macroscópica o microscópica (más de 50 eritrocitos por campo de gran aumento [cga]) con choque (presión sanguínea sistólica menor de 90 mm Hg) son indicaciones para obtener imágenes genitourinarias. Estos criterios no son adecuados para los niños. Hasta dos tercios de los niños con lesiones renales de grado 2 o mayor tienen resultado normal en el análisis urinario. Los niños también pueden mantener la presión sanguínea normal en presencia de una pérdida sanguínea significativa. Los pacientes pediátricos traumatológicos con hematuria macroscópica o microhematuria (más de 50 eritrocitos/cga) e hipotensión deben valorarse en busca de lesión renal. Además, los niños que sufren lesiones por desaceleración rápida o accidentes a alta velocidad, caídas desde más de 3 m o contusiones directas al flanco (lesiones con bat de beisbol, casco o un palo) ameritan estudio. Las contusiones en el flanco, las fracturas de costillas inferiores o vértebras y las lesiones en múltiples sistemas después de mecanismos por desaceleración pueden acompañarse de lesión renal y requieren valoración, incluso en ausencia de hematuria.
   b. Traumatismo renal penetrante: cualquier niño con hematuria y una lesión penetrante en el flanco, abdomen o tórax debe valorarse por posibilidad de lesión genitourinaria.

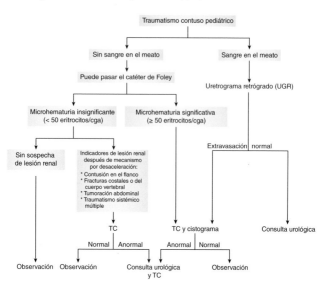

FIGURA 18-1. Algoritmo para valoración radiográfica sistemática de un niño con sospecha de lesión de las vías urinarias después de un traumatismo contuso.

En niños estables, la tomografía computarizada (TC) con medio de contraste es la mejor opción. El pielograma intravenoso (IV) se reserva para valoraciones transoperatorias cuando no es posible obtener la TC.

2. Imágenes.

a. Ecografía: muchos centros de traumatología pediátrica utilizan la ecografía para seleccionar con rapidez a los pacientes traumatizados. La valoración enfocada con ecografía para traumatismo (VEET) es muy específica (puede descartar la lesión significativa). Se han informado tasas de especificidad de 90% a 100%. La capacidad de la VEET para detectar una lesión significativa (sensibilidad) es variable y depende del operador. Las tasas de sensibilidad varían mucho, desde 22% hasta 96%. Debido a estas limitaciones, la VEET es útil en situaciones específicas; Permite descartar pronto una lesión hiliar en un paciente inestable. También puede combinarse con exploraciones físicas en serie como parte de los protocolos de observación en algunos pacientes estables.

b. Tomografía computarizada: la TC abdominal y pélvica trifásica que combina imágenes antes del medio de contraste, una segunda serie de imágenes 1 a 3 min después del medio de contraste IV y una tercera serie 10 min después, es la prueba más sensible y específica disponible para detectar lesiones urológicas. Muchos centros tratan de limitar la exposición de los niños a la radiación y realizan un estudio de una sola fase después de inyectar el medio de contraste. Sin embargo, en la TC de una sola fase puede pasar inadvertida la extravasación urinaria que se produce en las lesiones renales y ureterales.

La TC es esencial para la estadificación exacta de la lesión renal. En 2011, Buckley y McAninch revisaron el sistema para estadificación

TABLA 18-1	Definición de lesión renal por localización	
Grado 1	Parénquima	Hematoma o contusión subcapsular
	Sistema colector	Sin lesión
Grado 2	Parénquima	Laceración < 1 cm de profundidad y en la corteza; pequeño hematoma contenido por la fascia de Gerota
	Sistema colector	Sin lesión
Grado 3	Parénquima	Laceración > 1 cm de profundidad y en la médula; hematoma contenido en la fascia de Gerota
	Sistema colector	Sin lesión
Grado 4	Parénquima	Laceración a través del parénquima hasta el sistema colector, lesión de vena o arteria segmentaria.
	Sistema colector	Una o más laceraciones en el sistema colector con extravasación urinaria.
Grado 5	Parénquima	Laceración de arterias o venas renales principales, o arrancamiento de la arteria renal principal o trombosis venosa.

de lesión renal de la American Association for the Surgery of Trauma (AAST) (tabla 18-1, fig. 18-2). No se hicieron cambios a los grados 1 y 3. Las lesiones de grado 4 ahora incluyen todas las lesiones del sistema colector, pelvis renal y vasos segmentarios. Ahora, las lesiones grado 5 se limitan a aquellas de la arteria o vena renales principales, incluidos arrancamiento, laceración y trombosis. Se relacionan con tasas más altas de exploración y más bajas de salvamento renal.

   c. Pielografía intravenosa (PIV): en ocasiones, los pacientes traumatizados son llevados al quirófano y requieren exploración urgente con posible nefrectomía. La PIV con una sola toma (con 2 mL/kg de medio de contraste IV seguido 10 a 15 min después de una radiografía) ayuda a identificar la presencia de un riñón contralateral funcional normal.

3. Tratamiento.

   a. Tratamiento no quirúrgico: más de 90% de las lesiones renales contusas pueden tratarse sin cirugía. El tratamiento no quirúrgico se recomienda para el traumatismo renal de grado bajo (grados 1 y 2) por mecanismos contusos o penetrantes. Las lesiones aisladas de grado alto (grados 3 a 5) también pueden tratarse sin cirugía si el niño mantiene la estabilidad hemodinámica. Los pacientes pueden mantenerse con reposo en cama hasta que la orina se aclare. Se vigila el hematócrito para determinar si la hemorragia cesó. Se administran antibióticos profilácticos en caso de extravasación urinaria y la posibilidad de orina infectada. Se recomienda actividad ligera por dos semanas para prevenir una hemorragia tardía y se obtiene un estudio de imágenes a los 3 meses para valorar la función y descartar la hidronefrosis. Se obtienen nuevas imágenes en pacientes con hemorragia persistente, íleo prolongado y fiebre nueva o continuada. Hasta 15% de los pacientes con lesiones de grado alto (grados 3 a 5) tratados sin cirugía requieren intervención por un urinoma sintomático y 25% por hemorragia persistente o tardía.

     (1) Cistoscopia, ureteropielografía y colocación de endoprótesis: la cistoscopia y la ureteropielografía retrógrada pueden ayudar a

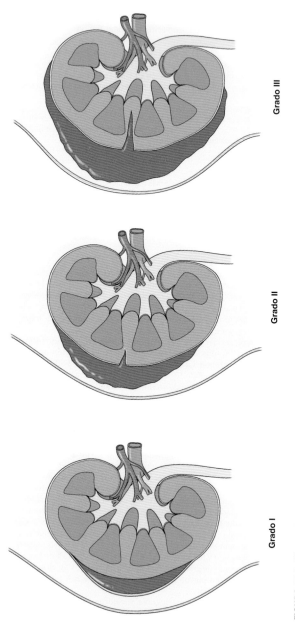

FIGURA 18-2. Sistema de graduación de lesiones renales (grados 1 a 5).

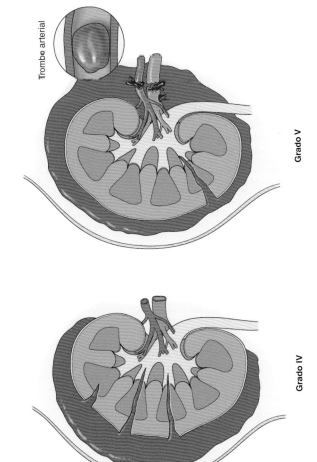

FIGURA 18-2. *(continúa)*

diagnosticar las lesiones en la unión ureteropélvica (UUP), y permiten colocar endoprótesis en J dobles a pacientes con urinomas sintomáticos. Las sondas de nefrostomía percutánea son útiles en el tratamiento del urinoma.

(2) Embolización angiográfica: la angiografía es útil para identificar los vasos renales sangrantes. La embolización selectiva de las ramas renales ayuda a evitar la necesidad de exploración abierta en 80% de las veces. Las técnicas de embolización también son útiles en pacientes con fístulas urinarias persistentes y seudoaneurismas postraumáticos.

b. Tratamiento quirúrgico: ciertas situaciones obligan a una exploración inmediata. La intervención también puede ser necesaria en pacientes que se tratan sin cirugía. La necesidad de cirugía depende de la estabilidad hemodinámica del niño, la presencia de lesiones adicionales y la valoración radiográfica exacta de la lesión renal.

(1) Exploración renal: es necesaria en cualquier paciente con inestabilidad hemodinámica debida por hemorragia renal no controlada. Los niños con un hematoma retroperitoneal pulsátil expansivo descubierto durante la laparotomía también requieren exploración. Se recomienda en pacientes con lesión renal de grado alto (grados 3 a 5) que se someten a cirugía por lesiones duodenal, colónica o pancreática. La interrupción de la unión ureteropélvica amerita reparación. La exploración también es necesaria en caso de hemorragia persistente después de embolización angiográfica. Algunos niños se someten a laparotomía urgente antes de que sea posible realizar la TC. Si se encuentra un hematoma renal, una PIV de una toma permite confirmar la función renal contralateral y se recomienda la exploración renal.

(2) Salvamento renal: el intento de salvamento mediante renorrafia, nefrectomía parcial o ambas, requiere control vascular temprano, exposición renal completa, desbridamiento de tejido no viable y control de los vasos hemorrágicos. En caso necesario se realiza reparación de las lesiones del sistema colector con colocación de endoprótesis y sondas de nefrostomía.

(3) Nefrectomía: puede ser necesaria en el paciente con inestabilidad hemodinámica con traumatismo en múltiples órganos y lesión renal de grado alto (grados 4 o 5). Es probable que los pacientes con hipotermia y coagulopatía no toleren la reparación/salvamento renal prolongado y también ameriten nefrectomía.

B. Uréter

Las lesiones ureterales son raras (< 4% de todos los traumatismos penetrantes) y por lo general se deben a heridas por arma de fuego o arma punzocortante. Las lesiones ureterales se acompañan de lesión orgánica abdominal hasta en 90% de los casos. Las lesiones contusas graves pueden causar desgarro e interrupción de la UUP (fig. 18-3).

1. Valoración: con frecuencia, las lesiones ureterales pasan inadvertidas. Es preciso mantener un alto índice de sospecha. Sólo hay hematuria en 23% a 45% de los casos. En total, hasta 75% de los casos pueden pasar inadvertidos en la PIV y la TC de una sola fase. La visualización directa al momento de la cirugía y la pielografía retrógrada son más confiables. Deben obtenerse estudios de imágenes tardías en pacientes con hallazgos abdominales inexplicables después de un traumatismo penetrante en el flanco y abdomen. Las lesiones por proyectil de arma de fuego de alta velocidad (más de 350 m/s) pueden causar necrosis de las lesiones por estallamiento ureteral. Si se colocaron drenajes, se observa un aumento en el gasto del drenaje 3 a 5 días después de la lesión. También pueden presentarse con un urinoma o infección de la orina extravasada.

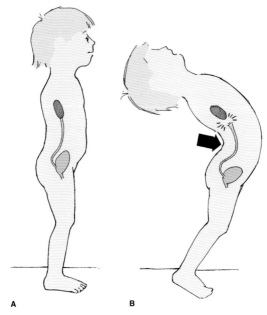

A   **B**

FIGURA 18-3. A: relación normal de la vía urinaria con la columna vertebral del niño. B: con un golpe súbito en la espalda, el uréter se tensa contra la columna vertebral hiperextendida y se arranca al nivel de la unión ureteropélvica.

2. Tratamiento: en pacientes con interrupción de la UUP se recomienda la reparación en los 5 días siguientes a la lesión, de ser posible. Si el diagnóstico se retrasa 6 días o más después de la lesión, se recomienda colocar una sonda de nefrostomía con reparación tardía. Las heridas por arma de fuego en el uréter requieren desbridamiento adecuado del tejido desvitalizado, reparación hermética sin tensión y colocación de endoprótesis interna y drenaje periureteral.

C. Vejiga y uretra

La gran mayoría de las lesiones vesicales ocurre después de un traumatismo abdominal contuso en accidentes automovilísticos. Cerca de 89% de los pacientes con rotura vesical tiene fractura pélvica. La presencia de sangre en el meato uretral es una señal de lesión uretral. Las lesiones uretrales posteriores se relacionan con fractura pélvica. Las lesiones a horcajadas son causa frecuente de lesión de la uretra bulbar.

1. Valoración: si se encuentra sangre en el meato uretral, debe realizarse una uretrografía retrógrada (UGR). El paciente se coloca en posición oblicua y se eleva una cadera con una toalla y la pierna en posición inferior se mantiene en abducción a 90 grados. Se hace avanzar un catéter pequeño 2 a 3 cm después del meato. El globo se llena con 1 mL de agua para asegurarlo en su sitio. Se obtienen imágenes durante la inyección de 20 mL de material de contraste.

Si no se observa sangre en el meato o lesión uretral, puede intentarse la introducción cuidadosa de un catéter bien lubricado. Si se descubre hematuria (más de 5 eritrocitos/cga), se realiza un cistograma. Las imágenes completas incluyen una radiografía exploradora abdominal inferior, una más después de la distensión vesical y una posterior al drenaje. La capacidad de la vejiga pediátrica puede calcularse con la fórmula {(edad en años + 2) × 30 mL} con un máximo de 300 mL.

2. Tratamiento: si se encuentra extravasación uretral, debe obtenerse una consulta urológica inmediata. A veces se requiere cistotomía suprapúbica. Se recomienda la consulta urológica también para la rotura vesical. Las roturas intraperitoneales requieren reparación quirúrgica inmediata, en tanto que las roturas extraperitoneales no complicadas pueden tratarse sólo con drenaje por catéter. Si un paciente se somete a laparotomía exploradora por otras lesiones o para fijación interna de una fractura pélvica, se recomienda la reparación extraperitoneal.

D. Lesión escrotal y peniana

Las lesiones del escroto y pene casi siempre ocurren con traumatismos contusos recibidos en actividades deportivas, lesiones a horcajadas y caídas de la bicicleta. Los hematomas escrotales pueden dificultar la valoración de la integridad escrotal. Las lesiones del pene pueden ocurrir con traumatismos contusos, como los causados por el asiento del inodoro. No son infrecuentes las lesiones en torniquete por bandas para el pelo o de hule, o por atrapamiento con cremalleras. También es posible encontrar laceraciones escrotales y penianas, y en casos raros hay mordeduras animales.

1. Valoración: la ecografía escrotal es muy útil para valorar la integridad testicular. La túnica albugínea puede estudiarse con cuidado. Por lo general, la rotura testicular se ve como un área hipoecoica intratesticular y falta de continuidad de la túnica albugínea.

   La valoración de las lesiones penianas debe incluir los cuerpos del pene y la uretra (UGR), así como la extensión del defecto cutáneo. La fractura del pene puede ocurrir después de un traumatismo directo al pene erecto, pero es en extremo rara en varones prepúberes.

2. Tratamiento: los hematomas escrotales con testículos intactos pueden tratarse con soporte escrotal, reposo en cama y analgésicos. Los niños con rotura testicular deben someterse a exploración y reparación urgentes. Los túbulos seminíferos no viables y con extrusión deben ser extirpados con cierre de la túnica albugínea. La mayor parte de los pacientes que reciben tratamiento urgente pueden evitar la orquidectomía. Aquellos con hematomas tensos de la pared escrotal pueden requerir drenaje tardío.

   Se realiza cierre primario de las laceraciones del pene y del escroto, con suturas de catgut crómico después del desbridamiento cuidadoso y la irrigación copiosa. Si se descubre una lesión en la uretra o los cuerpos esponjosos, se realiza una consulta urológica. Se aplican profilaxis antibiótica e inmunizaciones contra tétanos y rabia en casos necesarios. En la mayor parte de los casos se obtienen buenos resultados funcionales y estéticos.

E. Lesiones vaginales

Las lesiones vaginales pueden ser causadas por abuso sexual, inserción de cuerpo extraño o por las mismas fuerzas pélvicas contusas que causan lesiones vesicales y pélvicas.

1. Valoración: si se sospechan múltiples lesiones, la estabilización es primordial. Si se sospecha abuso, es necesario revisar las circunstancias alrededor del traumatismo y anamnesis médica cuidadosa.

2. Tratamiento: en ocasiones, la laceración vaginal requiere reparación para lograr la hemostasia. La vaginoscopia, cistoscopia y examen rectal son necesarios para asegurar que no se pasan por alto lesiones vesicales, vaginales, uretrales y anorrectales. Si se sospecha abuso sexual, debe contactarse de inmediato a un examinador con entrenamiento para casos de abuso sexual y a las autoridades (véase cap. 29).

II. PRIAPISMO

El priapismo es un trastorno caracterizado por una erección dolorosa prolongada en ausencia de deseo sexual. El tratamiento varía según el tipo, priapismo de flujo bajo o de flujo alto. La mayor parte de los casos de priapismo en niños son de tipo isquémico de flujo bajo (por oclusión venosa). Debe considerarse una urgencia urológica porque el priapismo de flujo bajo prolongado y recurrente se relaciona con isquemia de los cuerpos, puede causar fibrosis e impotencia subsiguiente. Si los pacientes prepúberes reciben tratamiento temprano, tienden a tener mejor pronóstico que los adultos.

A. Causas

La causa más frecuente de priapismo en niños es la drepanocitosis. Hasta 5% de los niños con drepanocitosis tiene priapismo, que puede ocurrir como fenómeno aislado o con otras manifestaciones de crisis drepanocítica. El estancamiento de las células falciformes afecta el flujo venoso. La leucemia es otra causa importante de priapismo. En este caso, las células anormales (leucémicas) afectan el drenaje venoso del pene. Por estas razones, debe obtenerse una biometría hemática completa al principio de la valoración del niño con priapismo. El priapismo de flujo alto o no isquémico (arterial) casi siempre se relaciona con traumatismo perineal o peniano.

B. Diagnóstico y tratamiento

Por lo general, el tratamiento inicial se dirige a la causa subyacente. La anamnesis detallada combinada con muestreo venoso de los cuerpos penianos casi siempre permite distinguir entre el priapismo de flujo bajo y el de flujo alto. En casos dudosos, la ecografía Doppler a color del pene y perineo puede ser útil. En pacientes con drepanocitosis debe aumentarse el índice entre hemoglobina normal y hemoglobina S con transfusiones o aféresis de intercambio. Además, deben emplearse la hidratación, alcalinización y analgesia. Cuando el priapismo persiste a pesar de estas medidas por más de 4 h, es necesaria la intervención. Las opciones incluyen aspiración corporal, irrigación y derivación glande-cavernosa.

El priapismo de flujo alto no requiere tratamiento urgente. Hay reportes de resolución espontánea en niños. En ocasiones, el hielo y los vendajes compresivos son efectivos y deben usarse primero. La embolización arterial selectiva es difícil en niños pequeños, pero a veces es necesaria. La ligadura quirúrgica de las arterias pudenda interna o cavernosa a menudo causa disfunción eréctil permanente.

LECTURAS RECOMENDADAS

Armenakas NA, Duckett CP, McAninch JW. Indications for non-operative management of renal stab wounds. *J Urol* 1999;161:768-771.

Montague DK (Co-Chairman), Jarow J (Co-Chairman), Broderick GA, Dmochowski RR, Heaton JPW, Lue TF, Nehra A, Sharlip ID. Members of the Erectile Dysfunction Guideline Update Panel: AUA Guideline on the Management of Priapism. *J Urol* 2003;170(4):1318-1324.

Buckley J, McAninch JW. Pediatric renal injuries: management guidelines from a 25-year experience. *J Urol* 2004;172(2):687-690.

Diebert CM, Glassberg KA, Spencer BA. Repair of pediatric bladder rupture improves survival: results from the National Trauma Data Bank. *J Ped Surg* 2012;47(9):1677-1681.

Husmann DA. Pediatric genitourinary trauma. In Wein AJ, Kavoussi LR, Partin AW, Peters CA, eds. *Campbell-Walsh Urology*, 11th ed. Philadelphia, PA: Elsevier; 2016:3538-3558.

Maples BL, Hagelmann TM. Treatment of priapism in pediatric patients with sickle cell disease. *Am J Health Syst Pharm* 2004;61(4):355-363.

19 Hematuria

Kara N. Saperston

La hematuria en niños se define como la presencia de más de 5 eritrocitos por campo de gran aumento (cga) en el examen microscópico de la orina. La mayor parte de los niños con hematuria tiene un trastorno benigno que no requiere intervención y tiene un excelente pronóstico. La incidencia de enfermedad significativa es baja (1% a 7%) con la detección aleatoria. Como el hallazgo de hematuria microscópica aislada a menudo es transitorio, se recomienda documentarla al menos en 2 o 3 análisis urinarios consecutivos separados por unas cuantas semanas antes de realizar un estudio adicional. La hematuria puede ser microscópica (casi siempre encontrada en niños asintomáticos, descubierta con la detección urinaria de rutina con tira reactiva) o macroscópica, también llamada evidente (se ve como un color rojo brillante o pardusco de la orina). Cuando la prueba urinaria con tira reactiva es positiva, los reactivos de ésta cambian de color e indican la presencia de eritrocitos (al menos 5/cga), hemoglobina o mioglobina. Para distinguir entre éstas, debe realizarse el examen microscópico en una muestra de orina fresca y centrifugada en forma adecuada (10 mL de orina centrifugada a 3 000 rpm por 5 min) para confirmar la presencia de eritrocitos, antes de hacer el diagnóstico de hematuria. Los estudios diagnósticos deben reservarse para los pacientes con hallazgos en la anamnesis, exploración física y pruebas iniciales de laboratorio para detección que se consideren de alto riesgo para alguna enfermedad renal o urológica grave. Más de 40% de las veces, los niños con hematuria evidente no tienen una causa identificable. Las causas más frecuentes de hematuria evidente no glomerular es la infección de vías urinarias (IVU), la hipercalciuria o cálculos. Entre 15% y 20% de los pacientes con hematuria microscópica o macroscópica indolora tiene hipercalciuria. Las pruebas de laboratorio aleatorias, extensas e invasivas en un niño con hematuria aislada son innecesarias y se desaconsejan. La causa más frecuente de hematuria macroscópica glomerular en niños es la glomerulonefritis posinfecciosa aguda por una infección estreptocócica en la faringe o la piel. La presencia de proteinuria puede ameritar un estudio diagnóstico y coordinación con un nefrólogo pediatra. Las causas de hematuria en niños se listan en la tabla 19-1.

I. VALORACIÓN

A. Anamnesis

Además de determinar el tipo, duración y patrón de la hematuria, en el estudio de un niño son esenciales los antecedentes completos sobre enfermedades previas y síntomas genitourinarios relacionados, uso de fármacos y actividad. Es necesario distinguir entre las causas quirúrgicas y médicas de la hematuria. Existen diversos indicios en la anamnesis que ayudan a definir mejor la etiología de la enfermedad. Las características importantes de los antecedentes personales y familiares, así como las posibles enfermedades correspondientes se listan en la tabla 19-2.

TABLA 19-1	Causas de hematuria

A. Enfermedad glomerular
   Hematuria familiar benigna/enfermedad por membrana basal delgada
   Síndrome de Alport
   Glomerulonefritis posinfecciosa aguda o crónica
   Nefropatía por IgA
   Glomerulonefritis membranoproliferativa
   Vasculitis sistémica: púrpura de Henoch-Schönlein, lupus eritematoso
      sistémico, granulomatosis de Wegener, poliangitis nodosa microscópica
   Síndrome hemolítico urémico
B. Nefritis intersticial
   Infección: bacteriana (IVU, tuberculosa), viral (virus BK, poliomavirus, VIH),
      parasitaria (esquisotomosis, paludismo)
   Necrosis tubular aguda
   Nefropatía poliquística: autosómica dominante, autosómica recesiva
   Tumoral: tumor de Wilms, angiomiolipoma, de células renales, de células de
      transición
   Obstructiva: hidronefrosis
   Hematológica: anemia drepanocítica, necrosis papilar renal, hemofilia
   Coagulopatía intravascular diseminada
   Nefrocalcinosis, nefrolitiasis, hipercalciuria
   Medicamentos: antiinflamatorios no esteroideos (AINE), warfarina, heparina,
      ciclofosfamida, ifosfamida, hidralazina, tiouracilo, alopurinol, penicilamina
   Fisiológica: ejercicio, fiebre, lesión por aplastamiento
   Traumatismo
   Anomalía vascular
C. Causas raras
   Síndrome del cascanueces: hematuria por atrapamiento de la vena renal
      izquierda entre la arteria mesentérica superior y la aorta
   Abuso sexual/inserción de cuerpo extraño
   Síndrome de dolor en fosa renal/hematuria: diagnóstico de exclusión
D. Recién nacidos
   Trombosis de la vena renal
   Trombosis de la arteria renal
   Nefropatía poliquística autosómica recesiva (NPAR)
   Infección de vías urinarias
   Uropatía obstructiva
   Trastorno hemorrágico/de la coagulación

B. **Exploración física**
   1. En todos los niños, sin importar la edad, debe medirse la presión sanguí-
      nea, con un manguito del tamaño apropiado.
   2. Los parámetros de crecimiento deben trazarse en gráficas de crecimiento
      estandarizado.
   3. Debe valorarse la piel en busca de exantema, petequias, púrpura, palidez o edema.
   4. La exploración abdominal debe incluir búsqueda de masas palpables, sig-
      nos de traumatismo y localización de dolor o sensibilidad.
   5. Deben valorarse los genitales externos en busca de signos de inflamación,
      traumatismo o la presencia de un cuerpo extraño.
   Las características distintivas en la exploración y las enfermedades relacionadas se listan en la tabla 19-3.
C. **Pruebas de laboratorio**
   Una vez que se confirma el diagnóstico de hematuria al menos en dos ocasiones separadas en un periodo de 2 a 3 semanas, debe realizarse un análisis

TABLA 19-2	Hallazgos en los antecedentes y enfermedades relacionadas
Antecedente personal	**Enfermedad relacionada**
Polaquiuria, disuria; dolor suprapúbico, costovertebral o en el flanco	Infección de vías urinarias, pielonefritis, nefrolitiasis
Trastorno previo: enfermedad respiratoria, dolor faríngeo o piodermia	Glomerulonefritis posinfecciosa
Diarrea	Nefropatía por IgA
Hematuria macroscópica	Infección de vías urinarias
	Irritación perineal
	Traumatismo
	Nefrolitiasis
	Nefropatía por IgA
	Glomerulonefritis posinfecciosa
	Uretralgia benigna
	Tumor
	Esquistosomosis
Fármacos (penicilina, AINE, inhibidores de la proteasa)	Nefritis intersticial
Compromiso articular, tos, hemoptisis, poliangitis nodosa microscópica, traumatismo	Lupus eritematoso sistémico, granulomatosis de Wegener, contusión renal
Edema, oliguria, proteinuria, hipertensión	Enfermedad glomerular
Falta de progreso, talla baja, poliuria	Trastornos tubulares
Antecedentes familiares	
Hematuria microscópica	Hematuria familiar benigna
	Síndrome de Alport
	Hipercalciuria
	Nefrolitiasis
Pérdida auditiva	Síndrome de Alport
Enfermedad renal (insuficiencia, diálisis o trasplante)	Síndrome de Alport
	Nefropatía poliquística
Urolitiasis	Hipercalciuria
Drepanocitosis	Nefropatía drepanocítica

urinario completo a todos los pacientes. La hematuria macroscópica evidente suele ser de origen glomerular. Es importante valorar el color. Un color rojo sin eritrocitos con resultado positivo para hem se debe a mioglobinuria o hemo. globinuria. Se requiere 1 mL de sangre por litro de orina para producir un cambio de color. Algunos fármacos como la fenazopiridina y el betabel también pueden colorear la orina de rojo. En casos de orina pardusca, "color de té" o "color Coca-Cola" puede considerarse hematuria por enfermedad glomerular, lo cual se respalda por los hallazgos adicionales de proteinuria, hipertensión, edema o hiperazoemia. En cambio, la hematuria macroscópica de origen no renal es de color rojo brillante y a menudo se acompaña de dolor y coágulos sanguíneos.

El examen de la morfología de los eritrocitos en la orina en el examen microscópico puede ayudar a determinar el sitio de origen, glomerular o no glomerular. Conforme los eritrocitos pasan por las pequeñas roturas de la pared capilar del glomérulo debidas a enfermedad glomerular, su forma se altera y adquieren contornos distorsionados e irregulares, lo cual es consistente con enfermedad glomerular. Aunque la microscopia con contraste de

Exploración física	Enfermedad relacionada
Hipertensión	Insuficiencia renal crónica
	Nefropatía poliquística
	Nefropatía por reflujo
Falta de progreso	Insuficiencia renal crónica
Exantema (petequias, púrpura, malar)	Púrpura de Henoch-Schönlein
	Lupus eritematoso sistémico
Edema	Proteinuria/síndrome nefrótico
	Retención de líquido/insuficiencia renal aguda
Tumoración abdominal	Nefropatía poliquística
	Hidronefrosis
	Tumor
Dolor costovertebral o suprapúbico	Infección de vías urinarias
	Pielonefritis
Palidez	Síndrome hemolítico urémico
	Glomerulonefritis crónica
	Insuficiencia renal crónica

fase es el método habitual para examinar la morfología de los eritrocitos en las muestras de orina, muchos médicos pueden valorar la morfología en la microscopia habitual. Los eritrocitos con morfología normal representan hematuria por traumatismo, cistitis y neoplasias malignas de la vía urinaria inferior. El hallazgo de cilindros eritrocíticos es diagnóstico de enfermedad glomerular y no se observa en la hemorragia extrarrenal. Es posible encontrar proteinuria leve por la liberación de hemoglobina de los eritrocitos en todos los tipos de hematuria.

Para los niños con hematuria macroscópica o hematuria persistente (tira reactiva urinaria con hem 1+ o más en dos ocasiones separadas en un periodo de 2 a 3 semanas) que amerite una valoración diagnóstica adicional, la figura 19-1 presenta un algoritmo para las pruebas de laboratorio.

El resto del análisis urinario aporta información que podría ayudar a determinar la causa de la hematuria persistente (tabla 19-4). Son importantes los hallazgos de leucocitos (infección, nefritis intersticial), bacterias (infección), cilindros de leucocitos (pielonefritis), cilindros eritrocíticos (glomerulonefritis aguda, otras enfermedades glomerulares), proteinuria (cantidad: valores nefróticos o no nefróticos) y eritrocitos dismórficos (origen renal o no renal). Si la prueba con tira reactiva o el examen microscópico muestran evidencia de infección, está indicado un urocultivo.

Si se sospecha glomerulonefritis, deben solicitarse cuantificación de creatinina sérica y componente 3 del complemento (C_3), biometría hemática completa (BHC), y valores de anticuerpos antiestreptolisina O (ASO) y anti desoxirribonucleasa B (anti-DNA-asa B). Otras pruebas de detección también incluyen cálculo del índice entre calcio urinario y creatinina urinaria, y valoración de otros miembros de la familia en busca de hematuria. Los pacientes con hematuria y proteinuria persistentes, proteinuria significativa (índice urinario aleatorio entre proteína y creatinina mayor de 0.5 a 1), síndrome nefrótico, creatinina sérica elevada, hipertensión o valores bajos de (C_3) 8 a 10 semanas después de la presentación deben referirse al nefrólogo pediatra para valoración adicional y posible biopsia renal. Las indicaciones

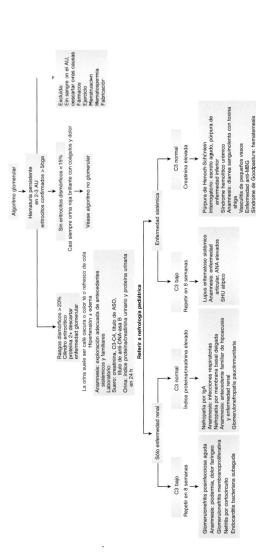

FIGURA 19-1. Algoritmo de tratamiento para el niño con hematuria. AU, análisis urinario; cga, campo de gran aumento; ASO, antiestreptolisina O; ANA, anticuerpos antinucleares; SHU, síndrome hemolítico urémico; MBG, membrana basal glomerular; ANCA, anticuerpos citoplásmicos antineutrofílicos; EF, exploración física; IVU, infección de vías urinarias; ERV, ecografía de riñón y vejiga; CUGM, cistouretrograma por micción; ADMS, ácido dimercaptosuccínico; UUP, unión ureteropélvica; UUV, unión ureterovesical; NPAD, nefropatía poliquística autosómica dominante.

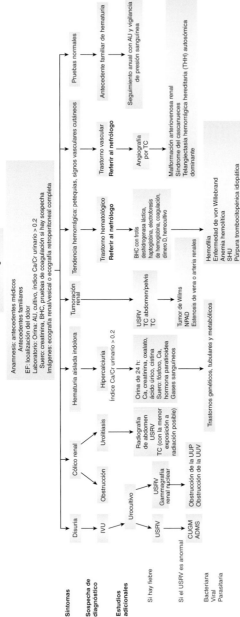

Hematuria no glomerular

Anamnesis: antecedentes médicos
Antecedentes familiares
EF: localización del dolor
Laboratorio: Orina: AU, cultivo, índice Ca/Cr urinario > 0.2
Suero: creatinina, BHC, pruebas de coagulación si hay sospecha
Imágenes: ecografía renal/vesical o ecografía retroperitoneal completa

Síntomas

Disuria — Cólico renal — Hematuria aislada indolora — Tumoración renal — Tendencia hemorrágica: petequias, signos vasculares cutáneos — Trastorno vascular **Referir al nefrólogo** — Pruebas normales

Sospecha de diagnóstico

IVU

Obstrucción — Urolitiasis

Hipercalciuria
Índice Ca/Cr urinario > 0.2

Trastorno hematológico **Referir al nefrólogo**

Antecedente familiar de hematuria

Estudios adicionales

Urocultivo

Radiografía de abdomen
USRV
TC (con la menor exposición a radiación posible)

Orina de 24 h:
Ca, creatinina, oxalato, ácido úrico, cistina
Suero: fósforo, Ca, hormona paratiroidea
Gases sanguíneos

USRV
TC abdomen/pelvis
TC

BHC con frotis
deshidrogenasa láctica, haptoglobina, electroforesis de hemoglobina, coagulación, dímero D, hemocultivo

Angiografía por TC

Seguimiento anual con AU y vigilancia de presión sanguínea

Si hay fiebre

USRV
Gammagrafía renal nuclear

Obstrucción de la UUP
Obstrucción de la UUV

Tumor de Wilms
NPAD
Estenosis de vena o arteria renales

Hemofilia
Enfermedad de von Willebrand
Anemia hemolítica
SHU
Púrpura trombocitopénica idiopática
Drepanocitosis
Septicemia /coagulopatía intravascular diseminada

Malformación arteriovenosa renal
Síndrome del cascanueces
Telangiectasia hemorrágica hereditaria (THH) autosómica dominante

Si el USRV es anormal

CUGM
ADMS

Bacteriana
Viral
Parasitaria

Trastornos genéticos, tubulares y metabólicos

FIGURA 19-1. *(continúa)*

TABLA 19-4	Valoración adicional de laboratorio	

Detección de laboratorio	Pruebas diagnósticas adicionales
Tira reactiva urinaria	
Positiva para nitritos y esterasa	Urocultivo
Proteinuria (C_3 normal)	Albúmina sérica, antígeno de superficie de hepatitis B, colesterol, medición de proteína en orina de 24 h, ecografía renal, considerar biopsia renal
Examen microscópico urinario	
Leucocitos, bacterias, cilindros leucocíticos	Urocultivo
Eritrocitos dismórficos, cilindros eritrocíticos	Creatinina sérica, BHC, C_3, títulos de ASO y anti-DNA-asa B
Índice calcio/creatinina urinario ≥ 0.2-0.3	Orina de 24 h para medir calcio, bicarbonato sérico, pH urinario, ecografía renal
C_3 bajo persistente (por más de 8 semanas)	Títulos de ASO y anti-DNA-asa B, anticuerpos antinucleares

para biopsia renal son edad de inicio menor de un año, hematuria macroscópica con hipertensión, disfunción renal y manifestaciones sistémicas relacionadas, valores de (C_3) bajos persistentes por más de 8 semanas, antecedente familiar de insuficiencia renal y pérdida auditiva.

Si las pruebas iniciales de detección son normales en un paciente con hematuria microscópica asintomática persistente, no se requiere valoración diagnóstica adicional y debe realizarse un análisis urinario cada año, además de medir la presión sanguínea.

II. CAUSAS DE LA HEMATURIA

A continuación se incluye una descripción breve de las enfermedades que con mayor frecuencia causan hematuria en niños. Para cada paciente individual puede considerarse un diagnóstico diferencial con base en el conocimiento de las causas probables y sus rasgos característicos.

A. **Trastornos de la membrana basal**
1. Hematuria familiar benigna (enfermedad de la membrana basal delgada): en niños y adultos jóvenes, este trastorno se manifiesta como hematuria microscópica persistente en ausencia o presencia de proteinuria leve. Esta alteración difiere del síndrome de Alport por lo siguiente:
   a. No existen sordera ni anormalidades oculares.
   b. El deterioro de la función renal es raro.
   c. No se observan engrosamiento y división de la membrana basal glomerular en especímenes de biopsia renal examinados al microscopio electrónico (aunque la biopsia renal sólo está indicada raras veces en estos pacientes).

   En un paciente con hematuria microscópica persistente, el diagnóstico de hematuria familiar benigna debe considerarse con seriedad cuando la detección con tira reactiva urinaria en los familiares sea positiva para sangre o los antecedentes familiares incluyan hematuria microscópica sin sordera ni insuficiencia renal progresiva. No se ha aclarado un modo de herencia particular en esta enfermedad, aunque se realiza que se agrupa en familias. Por lo general, este diagnóstico se hace con base en datos clínicos; sin embargo, el diagnóstico definitivo requiere examen al microscopio electrónico del tejido renal obtenido por biopsia (la membrana basal capilar glomerular periférica muestra menor espesor, de 265 nM o menos). A pesar de la persistencia de hematuria microscópica por muchos años, este trastorno es benigno y no progresa, por lo que no requiere tratamiento.

2. Síndrome de Alport: este síndrome (nefritis hereditaria) se caracteriza por enfermedad renal que al principio incluye hematuria y proteinuria; más tarde hay insuficiencia renal progresiva. El síndrome de Alport se debe a una mutación en el gen de la colágena tipo IV que da lugar a una membrana basal anormal. Otras alteraciones incluyen sordera sensorioneural y anormalidades oculares. Los varones tienen un compromiso más grave que las mujeres. Como no hay hallazgos de laboratorio específicos de esta enfermedad, el diagnóstico definitivo requiere biopsia renal. Sin embargo, en la mayoría de los casos el síndrome de Alport puede diagnosticarse en forma clínica en un niño con hematuria microscópica que tiene un antecedente familiar del síndrome o sordera sensorioneural con insuficiencia renal progresiva. En estos niños debe realizarse una valoración audiológica.

Como no hay un tratamiento conocido que modifique la evolución progresiva del síndrome de Alport, el tratamiento de estos pacientes requiere atención estrecha a las anormalidades relacionadas con la insuficiencia renal. Para aquellos en que la enfermedad avance hasta la nefropatía en etapa terminal, el tratamiento de remplazo renal incluye diálisis o trasplante renal.

B. **Glomerulonefritis**
Desde el punto de vista histológico, la glomerulonefritis se define como la inflamación de los glomérulos y puede ser aguda, subaguda o crónica. Las manifestaciones agudas de la glomerulonefritis aguda incluyen hematuria microscópica y macroscópica, incluso la presencia de cilindros eritrocíticos, proteinuria, edema, oliguria, hipertensión y aumento en los valores séricos de nitrógeno ureico y de creatinina (hiperazoemia). Aunque la forma típica de glomerulonefritis, la glomerulonefritis posestreptocócica aguda (GNPEA), a menudo se presenta como una enfermedad grave con muchas de estas manifestaciones, la glomerulonefritis también puede detectarse en forma incidental por los hallazgos de hematuria microscópica o proteinuria en un análisis urinario de rutina.

Las glomerulonefritis se clasifican con base en los rasgos histológicos, los distintos tipos se definen por patrones característicos observados en la biopsia renal. Estos tipos pueden existir como enfermedades renales primarias o como manifestaciones renales de enfermedades sistémicas. Se desconocen las causas de la mayoría de las formas de glomerulonefritis, ya sean intrínsecas a los riñones o como parte de una enfermedad sistémica, pero su patogénesis a menudo incluye mecanismos inmunitarios, como el depósito glomerular de complejos antígeno-anticuerpo. Aunque el pronóstico de la mayoría de las glomerulonefritis es mejor en niños que en adultos, la forma crónica es una de las causas más frecuentes de nefropatía en etapa terminal en niños mayores y adolescentes. Las dos formas más frecuentes de glomerulonefritis en niños, la GNPEA y la nefropatía por inmunoglobulina A (IgA), se describen más adelante. Para los casos de glomerulonefritis con compromiso renal sustancial, véanse los capítulos 22 y 23, que incluyen el tratamiento de la insuficiencia renal aguda y crónica.

1. Glomerulonefritis posestreptocócica aguda (GNPEA): después de infecciones faríngeas o cutáneas con ciertas cepas de estreptococos del grupo A puede desarrollarse glomerulonefritis luego de un periodo de latencia de 1 a 3 semanas. La GNPEA es una enfermedad de niños, sobre todo, con una incidencia máxima a los 7 años de edad; es rara en lactantes. Afecta a los varones dos veces más a menudo que a las mujeres. La enfermedad puede presentarse en formas esporádica y epidémica. La patogenia no se comprende del todo, pero parece que incluye el depósito de antígeno estreptocócico en los glomérulos, con una reacción inflamatoria subsiguiente. La GNPEA es una glomerulonefritis proliferativa difusa y es el ejemplo típico de esta forma patológica, aunque el mismo cuadro patológico puede encontrarse en la glomerulonefritis posterior a otras infecciones bacterianas y virales. Existe una marcada variabilidad en la

presentación clínica y la evolución de la enfermedad, aunque la mayoría de pacientes se presenta en el cuadro agudo con hematuria (más a menudo macroscópica con color de té, más que microscópica), hipertensión, oliguria con edema e hiperazoemia. Los signos y síntomas de nefritis casi siempre ceden en 1 a 2 semanas, aunque la hematuria microscópica, y en particular la proteinuria leve, pueden persistir por meses, incluso años. La recuperación completa se alcanza en más de 95% de los niños.

Además de los hallazgos de laboratorio inespecíficos que incluyen anemia leve y aumento en la concentración sérica de creatinina y nitrógeno ureico, el diagnóstico de GNPEA depende de la demostración de títulos séricos altos de anticuerpos contra antígenos estreptocócicos (faringitis: ASO; impétigo, anti-DNA-asa B) y valores séricos bajos de complemento (C_3). La concentración sérica de C_3 se normaliza 8 a 12 semanas después del inicio; sin embargo, los títulos de anticuerpos contra antígenos estreptocócicos se mantienen elevados por 4 a 6 meses. Si el valor de C_3 se mantiene bajo más de 8 a 12 semanas del inicio, esto sugiere la glomerulonefritis relacionada con lupus eritematoso sistémico o glomerulonefritis membranoproliferativa. Como la mayoría de pacientes con GNPEA se recupera por completo, no es necesaria una biopsia renal. Sin embargo, la biopsia debe considerarse cuando el valor de C_3 permanece bajo por más de 8 a 12 semanas o si hay hiperazoemia persistente, proteinuria significativa o hipertensión.

La mayoría de los pacientes recibe tratamiento sintomático para la retención de líquido, que incluye restricción de sal y líquido, y para la hipertensión, con diuréticos como furosemida y antihipertensivos como hidralazina y nifedipina. Si aún persiste la infección estreptocócica, están indicados los antibióticos, pero no acortan la duración de la nefritis.

2. Nefropatía por IgA: es la causa más frecuente de glomerulonefritis y es una enfermedad sobre todo de niños y adultos jóvenes, es rara en lactantes. Afecta a los varones con una frecuencia dos veces mayor que a las mujeres. La causa y la patogenia se desconocen. La presentación típica incluye episodios intermitentes y recurrentes de hematuria macroscópica o el hallazgo de hematuria microscópica con o sin proteinuria en un análisis urinario de rutina. Lo primero ocurre durante o poco después de una infección de vías respiratorias y se resuelve en forma espontánea después de varios días. En la mayoría de los niños con nefropatía por IgA, la presión sanguínea y la función renal son normales al momento del diagnóstico. Sin embargo, un pequeño porcentaje de los niños afectados pueden presentarse con glomerulonefritis aguda o síndrome nefrótico y tienen riesgo de progresión a insuficiencia renal completa después del inicio de la enfermedad.

Aunque el diagnóstico definitivo por biopsia renal revela depósito de IgA en los glomérulos en la inmunofluorescencia, el patrón de hematuria macroscópica que ocurre en relación con la infección respiratoria superior es tan característico de la nefropatía por IgA que puede hacerse un diagnóstico presuntivo sin la biopsia. No obstante, este patrón también se encuentra en niños con nefritis hereditaria (síndrome de Alport), la nefritis de Henoch-Schönlein y rara vez en la hematuria familiar benigna. Los pacientes que se presentan con hematuria macroscópica típica de nefropatía por IgA y proteinuria en niveles nefróticos (más de 3.5 g o 50 mg/kg en 24 h), hiperazoemia o hipertensión tienen riesgo de un peor desenlace y pueden ameritar biopsia renal para establecer el pronóstico y guiar el tratamiento. Por desgracia, no hay estudios con grupo testigo que demuestren un efecto provechoso del tratamiento en la evolución aguda o de largo plazo de los pacientes con nefropatía por IgA. Sin embargo, a menudo se usan los corticoesteroides en pacientes con las manifestaciones de peor pronóstico. Los enfermos con nefropatía por IgA requieren seguimiento estrecho y prolongado.

3. Glomerulonefritis membranoproliferativa (GMP): es una de las causas menos frecuentes de glomerulonefritis y afecta tanto a niños como a adultos jóvenes. El compromiso renal es variable e incluye hematuria microscópica asintomática, proteinuria, síndrome nefrótico y glomerulonefritis aguda crónica. El diagnóstico de GMP se hace por biopsia renal y se clasifica en subtipos (1, 2 y 3) según los hallazgos histológicos, de inmunofluorescencia y en la microscopia electrónica. Por lo general se realiza la biopsia renal en cualquier paciente con compromiso renal persistente y un valor sanguíneo de C_3 que se mantenga bajo por más de ocho semanas. Se desconoce la patogenia de esta enfermedad. Sin embargo, existe una proporción significativa de casos con GMP tipo 1 relacionada con infección por hepatitis C. Aunque existe cierta sugerencia de que los niños pueden responder a los corticoesteroides en días alternados, la mayoría de los casos no responde a ningún tratamiento. En la mayor parte de los niños, la nefropatía suele ser crónica y progresan a la insuficiencia renal.

4. Vasculitis sistémicas
   a. Púrpura de Henoch-Schönlein: es una vasculitis en múltiples sistemas que se observa a menudo en niños, pero es rara en adultos. Por lo general afecta la piel (púrpura palpable que afecta más a menudo las superficies extensoras de las extremidades inferiores), riñones (hematuria, proteinuria o glomerulonefritis), sistema musculoesquelético (dolor o inflamación articular) y el tubo digestivo (vómito o dolor abdominal). También es posible que afecte los testículos. Esta enfermedad a menudo va precedida por una enfermedad intercurrente. Como las manifestaciones renales y los hallazgos en la biopsia renal son similares a los de la nefropatía por IgA (véase antes), el diagnóstico a menudo se hace con base en evidencia clínica de compromiso extrarrenal. El tratamiento es de apoyo y en casos graves, los corticoesteroides pueden ser un tratamiento efectivo, como en la nefropatía por IgA.
   b. Lupus eritematoso sistémico (LES): el compromiso renal en el LES puede presentarse con hematuria microscópica asintomática, proteinuria, síndrome nefrótico o glomerulonefritis aguda. Aunque el LES es más frecuente en mujeres adultas, puede presentarse en la adolescencia. Si se sospecha LES por los hallazgos de la anamnesis (exantema, molestias articulares, etc.), la exploración física y las pruebas de laboratorio (valor bajo persistente de C_3), las pruebas sanguíneas adicionales deben incluir cuantificación de anticuerpos antinucleares (ANA) y contra el ADN de cadena doble (anti-dsADN). Un paciente con LES y resultado anormal en el análisis urinario, incluso la hematuria microscópica aislada, amerita biopsia renal. La clasificación histológica en la biopsia renal, además de los síntomas clínicos y los hallazgos de laboratorio, se usa como guía para decidir el tratamiento (corticoesteroides, ciclofosfamida, micofenolato mofetilo) para el LES.
   c. Granulomatosis de Wegener/poliangitis microscópica nodosa: estos trastornos se deben a vasculitis de pequeños vasos y explican un alto porcentaje de las glomerulonefritis de evolución rápida que se encuentran en niños. Como sucede con la glomerulonefritis posinfecciosa, estos trastornos pueden presentarse con hematuria microscópica, proteinuria, síndrome nefrótico o glomerulonefritis aguda. El compromiso extrarrenal en la granulomatosis de Wegener casi siempre afecta el aparato respiratorio superior (sinusitis) e inferior (tos con hemorragia pulmonar, a menudo relacionadas con lesiones granulomatosas). En cambio, la poliangitis microscópica nodosa afecta la piel (púrpura palpable), sistema nervioso (mononeuritis múltiple) y articulaciones

(artralgias); en algunos casos afecta las vías respiratorias inferiores (hemorragia pulmonar). La biopsia renal a menudo muestra glomerulonefritis proliferativa focal o difusa con observación extensa de figuras semilunares. Desde el punto de vista serológico, estos trastornos están vinculados con la presencia de anticuerpos citoplásmicos antineutrófilicos (ANCA). En la granulomatosis de Wegener, la tinción de anticuerpos está dirigida contra el citoplasma de los neutrófilos (denominada C-ANCA), con especificidad antigénica por la proteinasa 3 en el ensayo de enzimoinmunosorbencia (ELISA). En la poliangitis nodosa microscópica, la tinción de anticuerpos es perinuclear (denominada P-ANCA), con especificidad antigénica por la mieloperoxidasa. En la enfermedad grave, el tratamiento incluye corticoesteroides, ciclofosfamida y en algunos casos plasmaféresis.

C. **Infección de vías urinarias**

Véase el capítulo 6.

D. **Hipercalciuria o nefrolitiasis**

La hipercalciuria se define como la excreción urinaria de calcio mayor de 4 mg/kg/día. La hipercalciuria idiopática puede ser resultado de absorción gastrointestinal excesiva del calcio dietético o de una fuga renal de calcio debida al decremento de la reabsorción tubular. La hematuria relacionada con la hipercalciuria es indolora y puede ser microscópica o macroscópica; se cree que la hemorragia se debe al traumatismo mecánico a las células renales causado por cristales de calcio. Por lo general no hay cilindros eritrocíticos ni proteinuria. Por otra parte, la nefrolitiasis es rara en niños y su forma de presentación es muy variada. Como ocurre con la hipercalciuria, el paciente puede tener hematuria microscópica asintomática, pero es más frecuente que se presente con cólico renal, dolor abdominal o hematuria macroscópica. Los antecedentes médicos del niño pueden aportar indicios significativos sobre un trastorno subyacente que predispone a la formación de cálculos.

Para detectar la hipercalciuria se obtiene una muestra de orina aleatoria para calcular el índice entre la concentración urinaria de calcio y la concentración urinaria de creatinina. Un índice mayor de 0.2 a 0.5 (dependiente de la edad) en una muestra matutina en ayuno sugiere excreción urinaria de calcio excesiva. Para confirmar la prueba de detección positiva, una valoración más exacta es la recolección de orina de 24 h, que debe obtenerse en un paciente de edad suficiente para determinar la tasa de excreción de calcio. Una excreción de calcio mayor de 4 mg/kg al día se considera anormal. Las pruebas adicionales para descartar otras causas de hipercalciuria deben incluir concentraciones séricas de calcio, fósforo, vitamina D y hormona paratiroidea. Es importante revisar los antecedentes farmacológicos para identificar el uso de diuréticos (furosemida). Por ejemplo, el tratamiento con furosemida en lactantes con displasia broncopulmonar puede causar hipercalciuria crónica y causar raquitismo significativo de los huesos largos. Debe realizarse una ecografía renal en la valoración basal para determinar si existe nefrocalcinosis o médula renal esponjosa. Si se encuentra nefrocalcinosis, también deben medirse el bicarbonato y el pH séricos para descartar acidosis tubular renal. La ecografía renal permite detectar la mayoría de los cálculos no visualizados en la radiografía simple. Sin embargo, si la ecografía no es diagnóstica, la TC abdominal con contraste puede ser definitiva.

En la hipercalciuria aislada, el tratamiento suele ser conservador e incluye restricción dietética de sal, que al reducir la excreción urinaria de sodio, disminuye la de calcio. Se recomienda la ingestión de grandes volúmenes de líquido, ya que esto diluye el calcio urinario y evita la supersaturación, una condición necesaria para el desarrollo de cálculos. En particular, el agua y la limonada fresca (para aumentar la concentración urinaria de citrato, ya que éste inhibe la formación de cálculos) son los mejores líquidos. Los niños con hipercalciuria y nefrocalcinosis o antecedente de expulsión de cálculos renales pueden requerir diuréticos tiazídicos, si la limitación de sodio no resuelve la hipercalciuria. Los diuréticos tiazídicos aumentan la reabsorción de calcio en el túbulo distal, lo que reduce la excreción renal de calcio. Los grandes cálculos ureterales que no pasan requieren valoración adicional del nefrólogo pediatra con experiencia en intervención endoquirúrgica o con litotripsia.

E. **Otras causas**

Un antecedente de ejercicio extenuante, traumatismo contuso en el abdomen o un trastorno hemorrágico resulta aparente como posible causa de la hematuria aislada. La presencia de hematuria macroscópica después de un traumatismo mínimo al riñón genera la posibilidad de hidronefrosis o un riñón quístico. En los pacientes afroamericanos o cualquiera con riesgo de portar el rasgo de drepanocitosis debe realizarse una prueba de hemoglobina S. Igual que los homocigóticos, los individuos heterocigóticos para hemoglobina S pueden desarrollar hematuria por disminución del flujo sanguíneo medular como resultado de hipoxia e hipertonicidad, lo que induce deformación drepanocítica de los eritrocitos en la médula renal. Esto hace que los capilares se dilaten en la mucosa de la pelvis renal, la cual puede congestionarse y romperse, el supuesto origen de la hematuria.

La hematuria aislada o, en casos raros, la acompañada de proteinuria e hipofunción renal, puede ser consecuencia de la nefritis intersticial secundaria a fármacos. Los medicamentos que se relacionan con este trastorno incluyen antiinflamatorios no esteroideos, inhibidores de la proteasa, penicilina, cefalosporinas, fenitoína, cimetidina, furosemida y diuréticos tiazídicos. Un antecedente de uso reciente o vigente de uno de estos fármacos en un paciente con hematuria respalda el diagnóstico. En la mayoría de los casos, la suspensión del fármaco conduce a la resolución de las alteraciones urinarias.

LECTURAS RECOMENDADAS

Fiorentino M, Bolignano D, Tesar V, *et al.* ERA-EDTA Immunonephrology Working Group. Renal biopsy in 2015-from epidemiology to evidence-based indications. *Am J Nephrol* 2016;43(1):1-19.

National Kidney Foundation. 2016. https://www.kidney.org/atoz

Vogt B, Nephrology update: glomerular disease in children. *FP Essent* May 2016;444: 30-40; quiz 41-43.

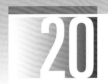

20 Nefrolitiasis en niños: tratamiento médico

Gregory E. Tasian

I. INTRODUCCIÓN

La nefrolitiasis (enfermedad por cálculos renales) es un trastorno del metabolismo mineral caracterizado por cuadros agudos dolorosos que en muchos pacientes recurren. Se ha vinculado con trastornos no renales, como enfermedad cardiovascular, hipertensión, diabetes, densidad mineral ósea disminuida y nefropatía crónica. Contrario a lo que indica la bibliografía antigua, la mayoría de los cálculos renales desarrollados en la infancia no se deben a trastornos monogénicos hereditarios como la cistinuria. Como en los adultos, los cálculos de calcio son el tipo más frecuente en la infancia. En la actualidad, la prevalencia de cálculos renales se aproxima a 9%, que representa un aumento de 70% desde la década de 1990. Estudios recientes muestran que la incidencia de litiasis ha aumentado mucho entre los niños, con los mayores incrementos observados en las niñas adolescentes. Se desconoce la causa del cambio en la epidemiología de la enfermedad renal en un periodo corto. El riesgo de nefrolitiasis es resultado de la interacción de la genética, comportamiento y exposiciones ambientales. Este capítulo revisa el cuadro clínico, las causas, valoración y tratamiento médico de la urolitiasis en niños.

II. FISIOPATOLOGÍA

A. Se sabe que los siguientes factores afectan la formación de cálculos renales.
   1. Hipercalciuria.
   2. Hipocitraturia.
   3. Hiperuricosuria (infrecuente en niños).
   4. Hiperoxaluria.
   5. Volumen urinario bajo.
   6. pH urinario ácido (cálculos de ácido úrico, que son raros en niños).
   7. pH urinario alcalino (cálculos por fosfato de calcio).

   Por lo general, la hipercalciuria es idiopática. Se exacerba por la ingestión dietética elevada de sal y proteína. La hipocitraturia puede ser idiopática o relacionada con acidosis metabólica, como en la nefropatía crónica, estados diarreicos crónicos y dieta alta en proteína. La hiperuricosuria suele deberse a un exceso de purina en la dieta y muy rara vez a mutación genética.
B. **Enfermedad concomitante**
   Otros trastornos médicos elevan el riesgo de nefrolitiasis porque modifican la química, el volumen o el pH de la orina.
   1. Trastornos metabólicos.
      a. Estados hipercalciúricos.
         (1) Hipercalciuria idiopática.
         (2) Hiperparatiroidismo primario.
         (3) Acidosis tubular renal.
         (4) Exceso de corticoesteroide.

    (5) Inmovilización.
    (6) Riñón con médula esponjosa.
    (7) Deficiencia de fósforo.
    (8) Intoxicación con vitamina D.
    (9) Hipercalcemia idiopática de la lactancia.
    (10) Neoplasia maligna.
    (11) Síndrome de Bartter.
    (12) Uso de furosemida en lactantes.
    (13) Sarcoidosis.
  b. Hiperoxaluria.
    (1) Hiperoxaluria primaria (tipos I, II y III).
    (2) Hiperoxaluria entérica por enfermedad inflamatoria intestinal
        (p. ej., enfermedad de Crohn) y malabsorción (derivación intestinal).
  c. Cistinuria.
  d. Hiperuricosuria.
    (1) Leucemia, linfoma.
    (2) Idiopática, familiar.
    (3) Defecto congénito del metabolismo: deficiencia de hipoxantina-
        guanina fosforribosiltransferasa (síndrome de Lesch-Nyhan).
    (4) Enfermedad por almacenamiento de glucógeno tipo I.
  e. Hipocitraturia.
    (1) Acidosis tubular renal.
    (2) Médula renal esponjosa.
    (3) Síndromes de malabsorción.
  f. Xantinuria.
  g. Aciduria orótica.
  2. Anormalidades de las vías urinarias.
  a. Obstrucción de la unión ureteropélvica.
  b. Reflujo vesicoureteral.
  c. Vejiga neurógena.
  d. Hidronefrosis.
  e. Conducto ileal, ureterosigmoidostomía.
  f. Extrofia vesical.

III. MANIFESTACIONES INICIALES

Como ocurre con los adultos, los niños con nefrolitiasis a menudo presentan los
siguientes síntomas:

A. Dolor.
B. Náusea y vómito.
C. Hematuria.
D. Hallazgo incidental de cálculos en imágenes diagnósticas.

La frecuencia de estos hallazgos varía con la edad. Es posible que el dolor típico
en el flanco no se presente en los niños, sobre todo en los menores de 5 años.

IV. COMPOSICIÓN DEL CÁLCULO

Los análisis actuales de la composición mineral de los cálculos renales en niños
demuestran que cerca del 85% son de calcio. La proporción aproximada de los
tipos de cálculos clasificados por su componente principal es la siguiente.

A. Oxalato de calcio, 75% a 80%.
B. Fosfato de calcio, 10% a 15%.
C. Fosfato de magnesio y amonio (estruvita), 5% a 10%.
D. Cistina 1%.
E. Otro 1%.

La incidencia histórica de cálculos de estruvita es casi dos veces mayor en niños pequeños de 0 a 5 años que en los adolescentes. Esto refleja una mayor relación de la infección urinaria con la litiasis en lactantes que en los niños mayores.

V. VALORACIÓN DEL NIÑO CON UROLITIASIS

A. La ecografía debe usarse como la primera modalidad imagenológica en niños con sospecha de nefrolitiasis, la tomografía computarizada (TC) se reserva sólo para aquellos con resultados no diagnósticos en la ecografía en los que persiste una sospecha elevada de litiasis. Aunque la ecografía es menos sensible y específica que la TC, permite identificar con exactitud la mayor parte de los cálculos renales con relevancia clínica en niños. Los criterios diagnósticos para identificar un cálculo renal son: (1) foco ecógeno en la imagen con escala de grises, (2) sombra acústica posterior (a menudo no observada con los ecógrafos modernos) y (3) artefacto por "centelleo" en la ecografía Doppler.

B. Después del diagnóstico y el tratamiento agudo del cálculo sintomático, la valoración inicial busca identificar anormalidades metabólicas subyacentes, ya que hasta 70% de los niños con nefrolitiasis tiene anormalidades en la orina que aumentan el riesgo de desarrollo de cálculos y pueden ser blanco de intervenciones dietéticas y farmacológicas. La hipercalciuria y la hipocitraturia, que aumentan el riesgo de nefrolitiasis recurrente, son las anormalidades metabólicas identificadas con mayor frecuencia.

C. En los niños con cálculos debe valorarse lo siguiente:

1. Antecedentes familiares. Los siguientes antecedentes son importantes: antecedentes personales y familiares de nefrolitiasis, incluido el tipo de cálculo, infección urinaria recurrente, infección con microorganismos productores de ureasa (proteus), enfermedad concomitante (sobre todo los trastornos indicados en la Sección II, 2).

2. Fármacos: uso de diuréticos, esteroides, calcitriol, topiramato, zonisamida, acetazolamida, dieta cetógena o Atkins, suplementos de vitaminas C y D, suplementos de calcio.

3. Exploración física, incluida presión sanguínea, talla, peso.

4. Pruebas bioquímicas de sangre y orina.
   a. Orina de 24 h (calcio, oxalato, citrato, ácido úrico, sodio, creatinina, volumen, pH, cistina y perfiles de supersaturación de oxalato de calcio y fosfato de calcio). En los niños y adolescentes jóvenes, estos valores deben considerarse en proporción con el peso, superficie corporal y concentración de creatinina para ser interpretados en forma apropiada. Además, la excreción de creatinina en 24 h debe cuantificarse para determinar la calidad de la recolección. Véase la tabla 20-1.
   b. Pruebas séricas (química sanguínea, calcio, magnesio, fosfato y ácido úrico).

5. Análisis del cálculo: el análisis químico de los cálculos urinarios debe realizarse siempre que se tenga el material para hacerlo. La valoración metabólica subsiguiente del paciente depende de la composición del cálculo.

VI. TRATAMIENTO DE LA UROLITIASIS EN NIÑOS

A. **Tratamiento de la litiasis sintomática**

1. Dolor: el tratamiento incluye antiinflamatorios no esteroideos (AINE), paracetamol y narcóticos.

2. Infección: después de obtener orina para cultivo, deben administrarse antibióticos a los pacientes en los que se sospecha infección urinaria. La combinación de la infección y un cálculo obstructivo requiere la colocación urgente de una endoprótesis ureteral o sonda de nefrostomía.

T A B L A 20-1	Excreción urinaria normal de solutos		
Metabolito	**Edad**	**Aleatoria (mg/mL)**	**24 h (usar índices de valores hasta que se alcance el peso corporal adulto)**
Calcio	0.6 meses	< 0.8	< 4 mg/kg
	7-12 años	< 0.6	
	> 24 meses	< 0.21	
Oxalato	0-6 meses	< 0.26	< 40 mg/1.73 m^2
	7-24 meses	< 0.11	
	2-5 años	< 0.08	
	5-14 años	< 0.06	
	> 16 años	< 0.03	
Citrato	0-17 años	< 0.2-0.42	Varones: > 130 mg/g
			Mujeres: > 300 mg/g
	> 18 años		Varones: > 450 mg/g
			Mujeres: > 550 mg/g
Cistina	> 6 meses	< 0.075	< 50 mg/1.73 m^2
Ácido úrico	> 2 años	0.56 mg/100 mL tasa de filtración glomerular (TFG)	< 815 mg/1.73 m^2

3. Tratamiento médico para expulsión (TME): la tamsulosina se relaciona con un aumento en la expulsión de cálculos ureterales en niños. Para los menores de 4 años, la dosis de doxazosina puede calcularse con más facilidad que la tamsulosina. El mecanismo para el TME es la dilatación del uréter debida a la elevada densidad de receptores $\alpha 1^A$, α_{1D} y del canal de calcio en el músculo liso del tercio distal del uréter y la unión ureterovesical.

4. La orina debe tamizarse para recolectar el cálculo que se expulse en forma espontánea.

5. Indicaciones para la intervención quirúrgica.
   a. Cálculo obstructivo en un paciente inmunodeprimido.
   b. Dolor intratable a pesar de analgesia oral adecuada.
   c. Incapacidad para tolerar la ingestión oral adecuada.
   d. Fiebre y sospecha de pielonefritis.
   e. Cálculo en riñón solitario.
   f. Falta de expulsión espontánea.
   g. Visitas repetidas a la sala de urgencias por síntomas de litiasis, a pesar del control oral adecuado del dolor.
   h. Deseo de los padres/paciente después de la asesoría sobre cálculos no obstructivos.

6. Tratamiento quirúrgico: se calcula que entre 25% y 50% de los niños con nefrolitiasis se somete a intervención quirúrgica. Las opciones quirúrgicas frecuentes actuales para nefrolitiasis incluyen litotripsia por onda de choque (LOC), ureteroscopia y nefrolitotomía percutánea (NLTP) (véase cap. 21).

B. **Tratamiento crónico para nefrolitiasis**
   1. Modificación dietética.
      a. Aumentar la ingestión de líquido para mantener un gasto urinario en al menos 30 mL/kg al día hasta el objetivo adulto de 2.5 L diarios.
      b. Reducir el sodio a menos de 2 a 3 mEq/kg al día para niños pequeños o menos de 2.4 g para adolescentes con hipercalciuria o cálculos de calcio.

   c. La disminución en la ingesta de oxalato puede producir cierto beneficio a los pacientes con cálculos de oxalato de calcio.

   d. Sin importar el riesgo de litiasis,, la recomendación de consumo de proteína diario de los niños es de 100%.

   e. Mantener la ingesta dietética normal de calcio.

2. Profilaxis farmacológica: el objetivo terapéutico es prevenir la recurrencia de nefrolitiasis, objetivo que se alcanza hasta en 50% en los tres años siguientes al primer episodio de litiasis. El tratamiento específico debe guiarse con el conocimiento de los factores subyacentes que predisponen al desarrollo de cálculos en el paciente individual.

   a. Los diuréticos tiazídicos (p. ej., hidroclorotiazida, clortalidona) son los fármacos de primera línea para niños con cálculos de calcio e hipercalciuria. Las tiazidas se usan después de maximizar la reducción de calcio mediante la limitación de la ingesta dietética de sodio.

   b. El tratamiento con citrato (casi siempre citrato de potasio) inhibe el desarrollo de cálculos de calcio mediante la formación de complejos con calcio, lo que reduce la supersaturación de calcio en la orina y también inhibe en forma directa el crecimiento y agregación de cristales. Además, el citrato alcaliniza la orina, lo que aumenta la solubilidad del oxalato de calcio, cistina y ácido úrico.

   c. Vigilancia mediante imágenes. No se han establecido las guías para la vigilancia del desarrollo de nuevos cálculos y crecimiento de los existentes en niños. En la institución del autor se realizan ecografías renales y vesicales cada 6 meses durante los primeros 2 años posteriores a la litiasis inicial y luego cada año por 5 años, si el paciente se mantiene sin litiasis.

LECTURAS RECOMENDADAS

DeFoor WR, Jackson E, Minevich E, *et al.* The risk of recurrent urolithiasis in children is dependent on urinary calcium and citrate. *Urology* 2010;76(1):242-245.

DeFoor W, Minevich E, Jackson E, *et al.* Urinary metabolic evaluations in solitary and recurrent stone forming children. *J Urol* 2008;179(6):2369-2372.

Johnson EK, Faerber GJ, Roberts WW, *et al.* Are stone protocol computed tomography scans mandatory for children with suspected urinary calculi? *Urology* 2011;78(3):662-666.

Routh JC, Graham DA, Nelson CP. Trends in imaging and surgical management of pediatric urolithiasis at American pediatric hospitals. *J Urol* 2010;184 (4 Suppl):1816-1822.

Rule AD, Bergstralh EJ, Melton LJ, *et al.* Kidney stones and the risk for chronic kidney disease. *Clin J Am Soc Nephrol* 2009;4(4):804-811.

Tasian GE, Cost NG, Granberg CF, *et al.* Tamsulosin and the spontaneous passage of ureteral stones in children: a multi-institutional cohort study. *J Urol* 2014 Aug;192(2):506-511. doi: 10.1016/j.juro.2014.01.091. Epub 2014 Feb 8. PMID: 24518765.

Tasian GE, Kabarriti AE, Kalmus A, Furth SL. Kidney stone recurrence among children and adolescents. *J Urol* 2017 Jan;197(1):246-252. doi: 10.1016/j.juro.2016.07.090. Epub 2016 Aug 10. PMID: 27521691.

21 Urolitiasis en niños: tratamiento quirúrgico

Hubert S. Swana

I. INTRODUCCIÓN

En Estados Unidos se ha incrementado la incidencia de nefrolitiasis. Estudios de diferentes regiones de Estados Unidos han demostrado incremento en el número de visitas a clínicas y salas de urgencias, así como aumento de las hospitalizaciones por nefrolitiasis. La incidencia es más elevada en climas cálidos y en áreas con inmigrantes provenientes de países con enfermedad endémica por cálculos urinarios. Los niños y las niñas parecen afectarse con igual frecuencia. A la fecha, 75% a 80% de los pacientes en edad pediátrica tienen cálculos en vías urinarias altas. Los trastornos metabólicos explican 50% de los cálculos en niños. Hasta 22% de los niños con nefrolitiasis requerirán intervención quirúrgica en los 6 meses siguientes a la presentación. De estos pacientes, en 25% de los casos será necesario más de un procedimiento.

Deben considerarse múltiples factores cuando se planifica una cirugía pediátrica por cálculos urinarios. La edad y talla del paciente a menudo requieren instrumentos especiales. El tamaño de los cálculos y su ubicación puede limitar el acceso. La composición de los cálculos también es importante. El conocimiento de anomalías anatómicas como divertículos en los cálices, ureteroceles u obstrucción de la unión ureteropélvica también son factores importantes. La cirugía urológica previa como el reimplante ureteral puede limitar las opciones quirúrgicas. La litotripsia con ondas de choque y la ureteroscopia se utilizan para cálculos renales y ureterales pequeños con tasas similares a las de los cálculos libres. Los cálculos renales grandes requieren nefrolitotomía percutánea en combinación con litotripsia con ondas de choque o ureteroscopia. Rara vez es necesaria la cirugía abierta o laparoscópica.

II. TRATAMIENTO QUIRÚRGICO

El tratamiento inicial de los niños que acuden con síntomas agudos de enfermedad por cálculos no es diferente del que se observa en los adultos. Los niños deben recibir analgésicos apropiados, antieméticos e hidratación, según sea necesario. La infección debe tratarse con antibióticos y cuando está presente, debe aliviarse la obstrucción concomitante con rapidez ya sea con la colocación de stent o con nefrostomía percutánea. El uso de α1-bloqueadores como tratamiento médico de expulsión puede ser beneficioso en niños con cálculos ureterales. En todos los casos los estudios de imagen renal guían el tratamiento (fig. 21-1). En niños afebriles con cálculos menores de 4 mm de tamaño y sin anomalías anatómicas asociadas es apropiada la observación. La ausencia de paso de un cálculo, el dolor incontrolado o la náusea y vómito intratables incluso en presencia de un cálculo relativamente pequeño, son indicaciones para intervención.

A. Litotripsia con ondas de choque

La litotripsia con ondas de choque es un método no invasivo para la fragmentación del cálculo (fig. 21-2). En los niños se aplican ondas de choque

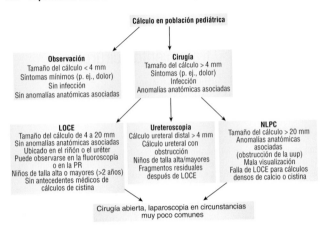

FIGURA 21-1. Algoritmo para las opciones terapéuticas en la nefrolitiasis pediátrica. LOCE, litotripsia con ondas de choque extracorpórea; PR, pielografía retrógrada; NLPC, nefrolitotomía percutánea.

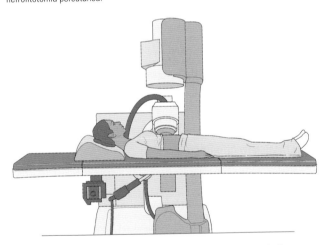

FIGURA 21-2. Paciente sometido a tratamiento de cálculo con ondas de choque extracorpórea.

con atenuación por su menor tamaño, lo que limita el traumatismo a los órganos circundantes. Los estudios a largo plazo indican que después de una litotripsia con ondas de choque extracorpóreo los niños no desarrollan cicatrización renal. La función renal y el crecimiento lineal no parecen verse afectados y no se ha documentado incremento en el riesgo de hipertensión u otras enfermedades renales.

En niños con cálculos pequeños a moderados en vías urinarias altas y sin defectos anatómicos, es aceptable la litotripsia con ondas de choque como tratamiento de primera línea. Se ha reportado éxito con cálculos de hasta 1.5 cm de tamaño. La mayor parte de los centros reporta una tasa de cálculos libres entre 70% y 86% para los cálculos de tamaño mediano. El uso de litotripsia con ondas de choque en los cálculos coliformes es posible con reportes de tasas de eliminación de cálculos superiores a 70%; un número significativo de estos pacientes requiere uno o más tratamientos. Las máquinas antiguas requieren fluoroscopia para la ubicación del cálculo. Las complicaciones informadas incluyen acumulación de los fragmentos del cálculo que cause obstrucción a nivel del uréter distal, hematuria, dolor en el flanco y urosepsis. Además, el tipo de equipo de litotripsia afecta el resultado en gran medida con las nuevas máquinas, las cuales suelen ser menos potentes y tienen tasas más bajas de cálculos residuales.

B. Ureteroscopia

Los cálculos renales y ureterales pequeños pueden tratarse en forma similar a los adultos. Sin embargo, en niños los cálculos de 4 mm o más tienen pocas probabilidades de ser evacuados de forma espontánea. Por esta razón, los niños con cálculos ureterales distales de 4 mm o mayores deben considerarse para extracción endoscópica del cálculo (fig. 21-3). Podría ser necesaria la dilatación de la unión ureterovesical antes de la colocación de una endoprótesis ureteral para dilatación pasiva. Las camisas de acceso ureteral ayudan a reducir el traumatismo relacionado con el paso repetido del endoscopio. Los dispositivos de acceso pequeños, rígidos o flexibles, pueden utilizarse en combinación con litotripsia láser. En la mayor parte de los casos es prudente colocar una endoprótesis en el posoperatorio.

Se han informado tasas de eliminación de cálculos entre 77% y 100%. Las complicaciones reportadas incluyen migración de cálculos, hemorragia, pielonefritis, estenosis ureteral y avulsión del uréter. Las lesiones ureterales pueden ser causadas por la energía de la litotripsia o por lesión mecánica relacionada con el paso del endoscopio y la manipulación del cálculo. La incidencia de reflujo vesicoureteral después de dilatación de la unión ureterovesical es inferior a 1%.

C. Nefrolitotomía percutánea

La nefrolitotomía percutánea es útil en niños con cálculos grandes en vías urinarias altas o en cálculos muy duros (cistina o monohidrato de calcio). También es útil cuando falla la litotripsia con ondas de choque y permite la visualización de cálculos radiolúcidos (p. ej., de ácido úrico). Se ha realizado con éxito la nefrolitotomía percutánea en niños de todas las edades (fig. 21-4). Se logra el acceso al riñón con aguja y guía de alambre utilizando guía ecográfica o fluoroscópica a través de una pequeña incisión en el flanco. El trayecto percutáneo se dilata para dar cabida a la vaina a través de la cual se hace avanzar el instrumento de visualización (nefroscopio/ureteroscopio) directamente al riñón, al uréter o a ambos. Estos instrumentos darán cabida a canastillas, pinzas sujetadoras, fibras láser o sondas ultrasónicas de alta energía para romper y eliminar el cálculo bajo visión directa.

Se han reportado tasas de eliminación de cálculos de 83% a 100%. En ocasiones la hematuria es indicación para transfusión; se ha informado fuga de orina, septicemia e hipotermia. También es posible la lesión pleural e intestinal.

D. Cirugía abierta o acceso laparoscópico

Rara vez es necesaria la cirugía abierta y se asocia con tiempos de recuperación más prolongados. Las técnicas laparoscópicas y asistidas con robots son útiles en niños ya sea con cálculos o con obstrucción de la unión ureteropélvica en las cuales es posible el tratamiento combinado con extracción del cálculo y piloroplastia con reconstrucción.

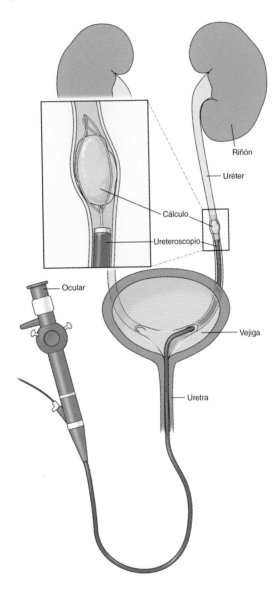

FIGURA 21-3. Paciente sometido a tratamiento de extracción de cálculo con ureteroscopio.

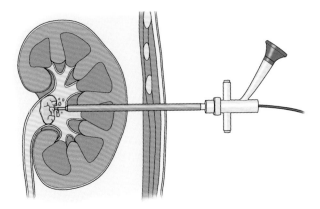

FIGURA 21-4. Paciente sometido a extracción percutánea de cálculo.

LECTURAS RECOMENDADAS

Akin Y, Yucel S. Long-term effects of pediatric extracorporeal shockwave lithotripsy on renal function. *Res Rep Urol* 2014;6:21-25.

DeMarco, RT. Percutaneous nephrolithotomy in children. *Adv Urol* 2011;doi: 1155/2011/123606.

Hernandez JD, Ellison JS, Lendvay TS. Current trends, evaluation and management of pediatric nephrolithiasis. *JAMA Pediatr* 2015;169(10):964-970.

Routh JC, Graham DA, Nelson CP. Trends in imaging and surgical management of pediatric urolithiasis at American pediatric hospitals. *J Urol* 2010;184(Suppl 4): 1816-1822.

Tejwani R, Wang HH, Wolf S, *et al*. Outcomes of shock wave lithotripsy and ureteroscopy for treatment of pediatric urolithiasis. *J Urol* 2016;196(1):196-201.

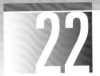

22 Lesión renal aguda

Paul R. Brakeman

I. DEFINICIÓN

La lesión renal aguda (LRA) es una reducción súbita en la función renal que ocasiona incapacidad para excretar productos de deshecho metabólico y mantener un equilibrio apropiado de líquidos y electrolitos. La lesión renal aguda ocasiona incremento de las concentraciones de creatinina, nitrógeno ureico y puede ocasionar aumento de potasio sérico, de fósforo, acidosis metabólica, oliguria o combinaciones de éstas. La presencia y gravedad de la lesión renal aguda se define con base en la elevación de la creatinina sérica, en el grado de oliguria o en ambas (tabla 22-1).

II. CAUSAS

Las causas de la lesión renal aguda suelen dividirse en tres categorías: prerrenal, renal intrínseca y posrenal.

A. **Hiperazoemia prerrenal:** la hiperazoemia prerrenal describe cualquier trastorno en el que disminuye el flujo sanguíneo a los riñones. Las causas de esta disminución incluyen deficiencia de volumen intravascular, choque, septicemia e insuficiencia cardiaca. La hiperazoemia prerrenal es una causa frecuente de lesión renal aguda (LRA) en las unidades de cuidados intensivos, a menudo relacionada con hipotensión o hipoperfusión renal durante una cirugía compleja, a menudo procedimientos cardiacos que requieren bomba de circulación extracorpórea. Si el flujo sanguíneo renal disminuido persiste, las células tubulares empiezan a morir en un proceso llamado necrosis tubular aguda (NTA). Es preciso señalar que el examen histológico rara vez demuestra necrosis en la lesión renal humana, aunque la presencia de cilindros de células tubulares en el análisis microscópico de la orina suele usarse como indicación de la presencia de NTA.

B. **Causas renales intrínsecas:** las causas más frecuentes de lesión renal aguda intrínseca (en orden de frecuencia) son infección, isquemia y toxinas, entre ellas los fármacos. Aunque la septicemia puede causar disfunción renal debida a la hipotensión, las citocinas inflamatorias llegan a producir lesión renal directa y reducir el flujo capilar renal durante la septicemia. Otras causas renales de LRA incluyen enfermedad glomerular, como la glomerulonefritis (GN) aguda, trastornos vasculares renales como el síndrome hemolítico urémico, nefritis intersticial aguda y, en los recién nacidos, anomalías congénitas de los riñones. La pielonefritis es una causa poco frecuente de LRA, pues casi siempre afecta sólo un riñón.

C. **LRA posrenal:** ocurre por obstrucción del flujo de orina en cualquier nivel de la vía urinaria.

III. MANIFESTACIONES CLÍNICAS Y DIAGNÓSTICO

A. **Antecedentes:** muchos pacientes con lesión renal aguda se encuentran asintomáticos y presentan sólo alteraciones en los resultados de laboratorio. Debe valorarse al paciente y sus antecedentes en busca de consumo reciente de líquidos, última micción, hematuria, patrón de evacuaciones, mediciones

T A B L A 22-1	Criterios pRIFLE	
Etapa	**Con base en la creatinina**	**Gasto urinario**
Riesgo	> 25% de disminución en la TFG calculada	< 0.5 mL/kg/h por 8 h
Lesión	> 50% de disminución en la TFG calculada	< 0.5 mL/kg/h por 8 h
Insuficiencia	> 75% de disminución en la TFG calculada o TFG calculada < 35 mL/ min/1.73 m²	< 0.5 mL/kg/h por 25 h o < 0.3 mL/kg/h por 12 h

Adaptado de Fortenberry JD, Paden ML, Goldstein SL. Acute kidney injury in children: an update on diagnosis and treatment. *Pediatr Clin North Am* 2013 Jun;60(3):669-688.

recientes de la presión arterial (lo que incluye presiones arteriales transoperatorias), frecuencia cardiaca, dolor en el flanco, malestar general, exantema, dolor articular, fiebre y exposición reciente a fármacos. El antecedente de deshidratación, septicemia o cirugía compleja previa sugiere azoemia prerrenal. La exposición a toxinas tubulares como anfotericina, medios de contraste IV o aminoglucósidos o bien, fármacos como indometacina, los cuales reducen el flujo sanguíneo renal, sugieren lesión renal aguda inducida por toxinas. La diarrea sanguinolenta acompañada de malestar general sugiere síndrome hemolítico-urémico. La hematuria macroscópica o el dolor bilateral en los flancos sugiere glomerulonefritis aguda.

B. **Exploración física:** el paciente debe ser revisado en busca de alteración del estado mental, hipertensión o hipotensión, taquicardia, edema facial, del sacro (sobre todo en pacientes graves en decúbito dorsal) o edema de extremidades; turgencia cutánea, resequedad de mucosas, dolor en el flanco, tumoraciones abdominales, vejiga palpable, exantemas. Una turgencia inadecuada de la piel, taquicardia e hipotensión sugieren azoemia prerrenal. A menudo, los niños con lesión renal aguda se presentan con oliguria y signos de sobrecarga de líquidos como edema e hipertensión. El dolor bilateral a la palpación en los flancos puede indicar glomerulonefritis o nefritis intersticial. El aumento de tamaño de la vejiga en un recién nacido sugiere obstrucción urinaria, por ejemplo por válvulas uretrales posteriores.

C. **Estudios de laboratorio y de imagen:** en todos los casos se solicitan exámenes como biometría hemática completa (BHC), examen de orina, electrolitos séricos, nitrógeno ureico sanguíneo, creatinina, calcio (incluido calcio ionizado si el calcio total se encuentra bajo), fósforo y albúmina. Si hay piuria, debe obtenerse un urocultivo. A menudo es de utilidad la ecografía renal y debe solicitarse para valorar obstrucción urinaria o anomalías estructurales de los riñones. En la tabla 22-2 se describen los resultados que pueden utilizarse para diferenciar las causas de la lesión renal aguda.

1. El examen de orina es muy importante para valorar la lesión renal aguda. La proteinuria leve (1+ o menos) es un resultado inespecífico que se observa en diversos tipos de lesión renal aguda. La proteinuria grave con o sin hematuria y cilindros eritrocíticos se asocia con enfermedades renales intrínsecas como glomerulonefritis, vasculitis, síndrome hemolítico-urémico o síndrome nefrótico. La piuria sugiere pielonefritis, nefritis intersticial.

2. La fracción excretada de sodio (FeNa) es [([sodio urinario/creatinina urinaria)/(sodio sérico/creatinina sérica)] es un estudio útil para diferenciar la azoemia prerrenal de la necrosis tubular aguda. La azoemia prerrenal se caracteriza por oliguria y orina concentrada con altas concentraciones de sodio (> 40 mEq/L) y cifras bajas de FeNa, mientras que la necrosis tubular aguda se caracteriza por volumen urinario normal o bajo y orina diluida

TABLA 22-2	Valoración radiográfica y por laboratorio de la lesión renal aguda
Resultado de la prueba	**Causa de lesión renal aguda**
Examen de orina/estudio microscópico	
Cilindros tubulares	Necrosis tubular aguda
Leucocitos	Pielonefritis, nefritis intersticial
Eritrocitos diamórficos	Glomerulonefritis aguda
Fracción excretada de sodio	
< 1	Prerrenal
> 2	Necrosis tubular aguda, glomerulonefritis aguda
Aumento de antiestreptolisinas O, cifras bajas de C_3	Glomerulonefritis posinfecciosa
Ecografía	
Vejiga trabecular, hidronefrosis	Obstrucción urinaria
Aumento de la ecogenicidad	Glomerulonefritis aguda
Anomalías en el flujo Doppler	Trombosis de vasos renales

con baja concentración de sodio (< 20 mEq/L) y cifras elevadas de FeNa. Esta medición no es aplicable a recién nacidos que son incapaces de producir orina muy concentrada.

3. Pueden utilizarse pruebas en sangre para diagnosticar diversas formas de glomerulonefritis o vasculitis, incluidas las concentraciones de complemento, títulos de anticuerpos antinucleares (ANA), anticuerpos citoplasmáticos antinucleares (ANCA) y antiestreptolisinas O (ASO) para detectar infección previa por estreptococo en casos de glomerulonefritis posestreptocócica.

4. La ecografía es crucial para el diagnóstico de anomalías congénitas o de lesión renal aguda por obstrucción, señalada por la presencia de hidronefrosis. Sin embargo, en el paciente con oliguria, o en etapas iniciales de la obstrucción, podrían no detectarse hidronefrosis pese a la presencia de obstrucción posrenal. La evidencia de aumento de tamaño de los riñones con incremento bilateral de la ecogenicidad es compatible con enfermedad renal como necrosis tubular aguda, glomerulonefritis, nefritis intersticial, síndrome hemolítico-urémico o trombosis de la vena renal.

IV. TRATAMIENTO

Otras causas de lesión renal aguda como aquella relacionada con septicemia, relacionada con toxinas o glomerulonefritis posinfecciosa son enfermedades que ceden en forma espontánea y para las cuales no hay un tratamiento específico. El primer paso en el tratamiento de la lesión renal aguda es corregir la causa que llevó a insuficiencia renal, cuando esto sea posible. A continuación se toman medidas para conservar o corregir las anomalías de líquidos y electrolitos. Por último, debe protegerse al riñón de lesión adicional por toxinas o por isquemia durante la recuperación de una lesión renal aguda. En casos de necrosis tubular aguda inducida por fármacos, debe eliminarse el fármaco causal. En los casos de insuficiencia renal por obstrucción, debe iniciarse catéter con drenaje y, si es necesario, corrección quirúrgica urgente. En el paciente con oliguria, con presunta lesión renal aguda de origen prerrenal, debe iniciarse hidratación con solución salina isotónica en dosis de 10 a 20 mL por kilo, administrados en 30 a 60 min y continuar hasta que se logre la reposición del volumen, señalado por la normalización de la presión arterial, la frecuencia cardiaca, turgencia cutánea y presión venosa central. Para prevenir el daño renal adicional en casos de lesión renal aguda, debe interrumpirse en la medida de lo posible la administración de fármacos que tienen efectos nocivos sobre la función renal como inhibidores de la enzima convertidora de angiotensina (ECA), fármacos antiinflamatorios no esteroideos (AINE) y antibióticos nefrotóxicos.

A. **Líquidos:** los niños en estado de oliguria requieren restricción de sal y agua. Deben restringirse los líquidos con cálculo de las pérdidas insensibles de agua (35 mL/100 kcal/24 h) ajustadas para la fiebre y el gasto urinario medido, por lo general administrada en forma de solución salina al 0.25% con solución glucosada al 5%. Puede intentarse la administración de furosemida, 1 a 2 mg/kg por vía IV con el fin de incrementar el gasto urinario, pero en muchos casos esto es ineficaz a causa de la reducción grave de la tasa de filtración glomerular (TFG). No hay datos de que la furosemida disminuya la duración de la necrosis tubular aguda o modifique el pronóstico en pacientes hospitalizados con necrosis tubular aguda. La sobrecarga de líquidos que ocasiona edema agudo de pulmón a pesar de la restricción de líquidos es indicación para tratamiento de sustitución de la función renal. En la unidad de cuidados intensivos pediátrica (UCIP), la sobrecarga de líquidos de más de 10% del volumen corporal total se asocia con incremento sustancial de la mortalidad.

B. **Hiperpotasemia:** debe restringirse el consumo de potasio en la mayor parte de pacientes con lesión renal aguda y debe eliminarse dicho ion de las soluciones parenterales, en particular de la nutrición parenteral total. La hiperpotasemia leve (potasio sérico menor de 6 mEq/L) se trata con furosemida IV (si el paciente responde a dicho fármaco), bicarbonato de sodio IV (1 mEq/kg) si el paciente se encuentra en acidosis o con poliestireno sulfato sódico, en dosis de 0.5 a 1 g/kg por vía oral o 1.5 a 2 g/kg por vía rectal. Los casos más graves de hiperpotasemia se tratan con gluconato de calcio IV, 100 mg/kg (máximo, 2 g) administrado en 10 min, bicarbonato de sodio, 1 a 2 mEq/kg/d administrado en 15 a 30 min, solución glucosada al 50%, 1 mL/kg e insulina, 0.15 U/kg en 15 a 30 min y con sulfonato poliestireno sódico, como ya se mencionó. El paciente con elevación grave del potasio sérico debe ser valorado en busca de ondas T acuminadas en el electrocardiograma.

C. **Hipocalcemia:** en la lesión renal aguda, la reducción de la excreción renal de fósforo ocasiona hiperfosfatemia que ocasiona hipocalcemia. Ésta se incrementa por disminución de la capacidad para hidroxilar a la vitamina D en caso de lesión renal aguda. La hipocalcemia suficientemente grave ocasiona signos de Chvostek positivos o tetania (por lo general < 6.0 mg/100 mL) la cual se trata con la administración de gluconato de calcio IV, 100 mg/kg (máximo 1 g) cada 6 h. Deben reducirse las concentraciones séricas de fosfato mediante el tratamiento con fármacos fijadores de potasio como sevelamer con los alimentos y bocadillos. La hemodiálisis tiene poca eficacia para reducir las concentraciones séricas de fosfato.

D. **Acidosis:** la acidosis grave (pH sérico < 7.2 o bicarbonato sérico < 16 mEq/L) se trata al inicio con bicarbonato de sodio, 1 a 3 mEq/kg/d IV administrado en 30 a 60 min, seguido de corrección lenta con bicarbonato de sodio por VO o IV en 24 h, a fin de lograr concentraciones séricas de 20 mEq/L. El tratamiento de mantenimiento con bicarbonato de sodio es de 1 a 3 mEq/kg/d por VO o IV y esta corrección de la acidosis requiere proporcionar 1 a 3 mEq/kg/d de bicarbonato de sodio además de la cantidad necesaria para lograr la corrección. La corrección de la acidosis exacerba la hipocalcemia y de esta forma el tratamiento de la hipocalcemia debe preceder o acompañar al tratamiento de la acidosis.

E. **Anemia:** la anemia grave (hematocrito < 20%) se trata con concentrados de eritrocitos. La transfusión puede exacerbar la hipocalcemia, la hipervolemia y la hipertensión, y debe administrarse con lentitud.

F. **Azoemia:** en la lesión renal aguda, el aumento del catabolismo por fiebre, ayuno y tensión fisiológica agrava el incremento de las concentraciones de nitrógeno ureico sanguíneo (NUS). El suministro de una cantidad adecuada de calorías (75% a 100% de la recomendación diaria y la restricción del consumo de proteínas a lo recomendado por día puede disminuir la acumulación de nitrógeno ureico sanguíneo. La azoemia grave (por lo general, > 100 mg/100 mL) puede ocasionar síntomas de uremia incluida hemorragia, malestar general, encefalopatía (en casos de azoemia grave), náusea, vómito que son indicaciones para el inicio de la diálisis. En ausencia de síntomas de uremia, la diálisis en casos de lesión renal aguda puede retrasarse hasta que las cifras de NUS se encuentran por arriba de 100 a 120 mg/100 mL.

G. **Hipertensión.** la hipertensión en la lesión renal aguda suele ser causada por retención de líquidos y puede tratarse con restricción de sal y agua o al favorecer la diuresis con furosemida, 1 a 2 mg/kg en pacientes que responden a los diuréticos. La incapacidad para responder a estos tratamientos sugiere la presencia de altas concentraciones de renina plasmática que pueden ser consecuencia de la lesión renal aguda. Los niños que no responden a la restricción de líquidos o a los diuréticos pueden tratarse con amlodipino, 0.1 a 0.5 mg/kg por día por VO dividido cada 12 o cada 24 h. Para pacientes incapaces de consumir fármacos por VO, la hipertensión puede tratarse con hidralazina IV o labetalol. La hipertensión grave asociada con daño a órgano terminal como convulsiones, edema pulmonar o enfermedad vascular cerebral (apoplejía) constituyen urgencias hipertensivas y ameritan el traslado a la UCIP para control intensivo de la presión arterial con tratamientos IV.

LECTURAS RECOMENDADAS

Fortenberry JD, Paden ML, Goldstein SL. Acute kidney injury in children: an update on diagnosis and treatment. *Pediatr Clin North Am* 2013;60(3):669-688.

KDIGO AKI Work Group. KDIGO clinical practice guideline for acute kidney injury. *Kidney Int Suppl* 2012;2:1-138.

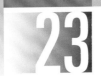

Insuficiencia renal crónica

Paul R. Brakeman

I. INTRODUCCIÓN

La insuficiencia renal crónica (IRC) es una reducción persistente en la función renal que dura más de 3 meses; causa diversos signos y síntomas clínicos y múltiples anomalías metabólicas, hormonales y de aparatos y sistemas. La IRC se clasifica con base en su gravedad (tabla 23-1) con la forma más grave a partir de la insuficiencia renal o insuficiencia renal crónica en etapa terminal (IRCT).

II. PREVALENCIA

La prevalencia de la IRC varía de manera significativa entre los estudios y se encuentra en el intervalo de 25 a 50 por millón de niños.

III. CAUSAS

Las causas más comunes de IRC en Estados Unidos se enumeran en la tabla 23-2. La causa más común de IRC en niños estadounidenses son las anomalías congénitas renales y de las vías urinarias, conocidas como anomalías congénitas de riñones y vías urinarias y que representan un 50% de los casos de IRC en niños. En pacientes pequeños, las anomalías congénitas son más comunes mientras que en adolescentes las causas más comunes de IRC son diversas formas de glomerulonefritis.

IV. PATOGENIA

Conforme progresa la ERC se pierden nefronas individuales y disminuye la tasa de filtración glomerular (TFG) total. Para compensarlo, las nefronas residuales incrementan la fracción de filtrado que se excreta en forma de orina. Así, las sustancias que dependen de la filtración glomerular para excreción, como el nitrógeno ureico se acumulan, mientras que sustancias como la sal, potasio y agua pueden permanecer en homeostasis hasta etapas avanzadas de la IRC. Esto es específicamente verdadero en el caso de IRC ocasionada por uropatía obstructiva congénitas o por hipoplasia/displasia renal en las cuales un paciente puede llegar a la etapa terminal de la enfermedad renal con gasto urinario normal y excreción casi normal de sodio y potasio.

V. MANIFESTACIONES CLÍNICAS

Muchas de las mismas anomalías bioquímicas ocurren en la IRC y la insuficiencia renal aguda; sin embargo, la persistencia de estas anomalías en caso de IRC ocasiona enfermedad de múltiples aparatos y sistemas, como osteodistrofia renal.

VI. DIAGNÓSTICO

A. **Antecedentes:** el paciente con IRC debe valorarse de forma meticulosa, en busca de antecedentes familiares de insuficiencia renal e hipoacusia, que pueda sugerir nefritis hereditaria (síndrome de Alport), nefropatía quística

Categoría de TFG	TFG estimada/TFG (mL/min/1.73 m²)	Términos
G1	≥ 90	Normal o elevada
G2	60 a 89	Ligeramente disminuida
G3A	45 a 59	Disminución leve a moderada
G3B	30 a 44	Disminución moderada a grave
G4	15 a 29	Disminución grave
G5	< 15	Insuficiencia renal

TFG, tasa de filtración glomerular.
Adaptado de KDIGO 2012 clinical practice guideline for the evaluation and management of chronic kidney disease. *Kidney Int Suppl* 2013;3(1):1-150.

TABLA 23-2 Causas más comunes de insuficiencia renal crónica en Estados Unidos

Causas	Porcentaje del total
Anomalías congénitas de riñones y vías urinarias	49.2
Uropatía obstructiva	20.7
Displasia/hipoplasia	17.3
Nefropatía por reflujo	8.4
Síndrome de abdomen en ciruela	2.7
Glomeruloesclerosis focal y segmentaria	8.7
Glomerulonefritis	8.4
Nefropatía quística	4.0
Infarto renal	2.2
Síndrome hemolítico-urémico	2.0
Lupus eritematoso sistémico	1.6
Cistinosis	1.5
Pielonefritis crónica/nefritis intersticial	1.4
Púrpura de Henoch-Schönlein	1.3

Adaptado de *North American Pediatric Renal Transplant Cooperative Study*, Annual Report, 2008.

y de miembros de la familia que recibieron diálisis o trasplante renal, lo que indica otras causas hereditarias de IRC. Los pacientes deben ser interrogados en busca de antecedentes de anomalías del vaciamiento vesical, estreñimiento, infecciones recurrentes de vías urinarias, reflujo vesicoureteral con mielomeningocele, cualquiera de los cuales podrían sugerir uropatía obstructiva como causa de IRC. Se valora al paciente en busca de antecedentes de proteinuria, hematuria, dolor en el flanco o edema compatibles con glomerulonefritis crónica o episodios previos de exantemas cutáneos, fiebre, adenopatía o artralgias compatibles con lupus eritematoso sistémico (LES) o vasculitis. En muchas ocasiones no se encuentran antecedentes de síntomas de enfermedad renal que sugieran IRC por anomalías congénitas renales, como hipoplasia/displasia o enfermedad medular quística.

B. **Exploración física:** los recién nacidos con IRC deben ser examinados en busca de aumento del tamaño de los riñones lo que sugeriría hidronefrosis o nefropatía poliquística autosómica recesiva; el aumento de tamaño de la vejiga sugiere uropatía obstructiva y las anomalías de la estructura ósea de la columna lumbar indican mielomeningocele asociado con vejiga neurógena. Los niños mayores deben ser valorados en busca de hipertensión, exantema o artralgias que sugieran lupus eritematoso sistémico e hipoacusia compatible con nefritis hereditaria.

C. **Estudios de laboratorio e imagen**
   1. Examen de orina: la hematuria, proteinuria moderada a intensa sugiere glomerulonefritis crónica con nefritis hereditaria. La proteinuria leve con o sin hematuria leve es más típica de displasia congénita o uropatía obstructiva.
   2. Sangre: en pacientes con IRC, al inicio se obtiene biometría hemática completa, y se miden y vigilan las concentraciones séricas de hierro, electrolitos, nitrógeno ureico, creatinina, calcio (lo que incluye calcio ionizado si el calcio total se encuentra bajo), fósforo, fosfatasa alcalina, hormona paratiroidea y albúmina.
   3. Estudios de imagen: la ecografía renal es la modalidad de imagen más importante para el diagnóstico de anomalías congénitas renales, obstrucción y cicatrización por pielonefritis crónica. En niños que acuden con insuficiencia renal avanzada y sin antecedentes de nefropatía, en la ecografía se observan a menudo riñones pequeños y ecogénicos. Este resultado por lo general no es diagnóstico; sin embargo, en tales pacientes un cistouretrograma miccional que muestra reflujo vesicoureteral sugeriría uropatía obstructiva como la causa de la insuficiencia renal. La ausencia de reflujo en tales pacientes no es diagnóstica, porque el reflujo puede resolverse después que haya ocurrido la cicatrización.

D. **Biopsia:** la biopsia renal se utiliza para diagnosticar diversas formas de glomerulonefritis, nefritis intersticial y nefritis hereditaria. Rara vez se establece el diagnóstico de nefropatía medular quística. En niños con riñones pequeños en la ecografía, no suele realizarse la biopsia porque los riñones pequeños a menudo exhiben sólo cicatrización inespecífica en las muestras histopatológicas.

VII. TRATAMIENTO

La mayor parte de los signos, síntomas y anomalías bioquímicas que ocurren en IRC son similares a las que se observan en la lesión renal aguda, aunque las anomalías más graves sugieren IRC en lugar de lesión renal aguda, con un inicio lento que permite que el paciente se ajuste a las anomalías metabólicas graves con síntomas limitados. Las manifestaciones clínicas más importantes de IRC se enumeran a continuación. Hiperpotasemia intratable, elevación persistente de nitrógeno ureico sanguíneo (> 100) y edema pulmonar, que son manifestaciones tardías de IRC e indican la necesidad de iniciar diálisis.

A. **Retención de líquidos:** los niños con IRC que presentan oliguria requieren restricción de sodio a 2 g por día en niños mayores y se ajusta con base en los requerimientos energéticos del niño en relación con los adultos. La furosemida, 1 a 2 mg/kg/dosis por vía oral 2 o 3 veces al día puede limitar el edema en pacientes que responden a la furosemida.

B. **Hipertensión:** muchos pacientes con IRC son hipertensos y la hipertensión puede acelerar la progresión de IRC. Los fundamentos comunes para hipertensión incluyen:
   1. Restricción de sal, como se mencionó antes.
   2. Inhibición de la enzima convertidora de angiotensina (ECA): enalapril, 0.1 a 0.5 mg/kg por día en dos dosis divididas. Datos *in vitro* en animales y la extrapolación de datos de pacientes con diabetes mellitus y lupus eritematoso sistémico indican que el uso de inhibidores de la ECA en pacientes

con proteinuria, con insuficiencia renal o con ambos puede proporcionar cierta protección renal y reducir la progresión de IRC. Por los efectos secundarios de hiperpotasemia y reducción de la tasa de filtración glomerular, deben vigilarse los electrolitos séricos, nitrógeno ureico sanguíneo (NUS) y creatinina en pacientes que reciben inhibidores de la ECA.

3. Amlodipino, 0.1 a 0.5 mg/kg por día en una o dos dosis divididas.
4. Furosemida, 0.5 a 1 mg/kg por día cada 12 h.
5. Para aquellos pacientes sin control adecuado con fármacos vasodilatadores como antagonistas de los conductos del calcio o inhibidores de ECA, está indicada la adición de clonidina o un β-bloqueador como metoprolol.

C. **Osteodistrofia renal**
1. Restringir el fósforo a 15 mg/g de proteínas por día.
2. Sevelamer 400 a 1 600 mg con los alimentos y bocadillos para fijar el fósforo en el intestino y conservar concentraciones séricas normales de fósforo.
3. Vitamina D activa: calcitriol, 0.25 a 1.0 mcg/kg/día en niños mayores para suprimir las concentraciones inapropiadamente elevadas de hormona paratiroidea. Además, se mantienen en intervalo normal las concentraciones de 25-OH vitamina D con complementos orales de dicha vitamina, ya que concentraciones bajas de la misma se asocian con incremento de la mortalidad en pacientes con IRC.

D. **Anemia:** cuando el hematocrito se encuentra por debajo de 30%, se inicia eritropoyetina, 100 U/kg una a tres veces por semana dependiendo de la gravedad de la IRC con un hematocrito ideal de 30 a 35%. Se administra hierro en combinación con eritropoyetina, ya que muchos pacientes con IRC a menudo muestran malabsorción de hierro y deficiencia de hierro. Se evitan las transfusiones siempre que sea posible para prevenir la sensibilización a antígenos que podrían complicar el trasplante y se administran sólo si el niño tiene síntomas o un hematocrito inferior a 18 a 20%.

E. **Acidosis:** se administra solución de citrato de sodio, 1 a 3 mEq/kg/d en tres dosis divididas a lactantes y niños pequeños y bicarbonato de sodio, 1 a 2 mEq/kg/d en tres dosis divididas a niños mayores.

F. **Azoemia:** las concentraciones elevadas de nitrógeno ureico sanguíneo (> 80 mg/100 mL) pueden causar anorexia, fatiga o síntomas de uremia. La restricción de proteínas a la recomendación diaria mínima puede ayudar a evitar el desarrollo de azoemia. La restricción de proteínas por debajo de las cifras recomendadas interfiere con el crecimiento del niño. En humanos se ha demostrado que la restricción de proteínas tiene beneficios marginales en el retraso en la progresión de IRC.

G. **Nutrición y crecimiento:** la anorexia relacionada con uremia con frecuencia causa consumo inadecuado de calorías en pacientes con IRC. El consumo inadecuado de calorías se trata con complementos con carbohidratos y grasas mientras se mantiene la restricción de proteínas antes descrita. En pacientes adolescentes o de edad escolar los estimulantes del apetito como la ciproheptadina o el acetato de megestrol pueden utilizarse para incrementar el consumo calórico. En niños pequeños y lactantes, el consumo inadecuado de calorías puede tener efectos nocivos en el crecimiento y desarrollo encefálico ocasionando disminución del perímetro cefálico y retraso en el desarrollo. Con frecuencia, es necesario crear una gastrostomía para alimentación en niños pequeños con IRC grave a fin de lograr un crecimiento adecuado. La acidosis, anemia y osteodistrofia renal puede limitar el crecimiento. Los pacientes que no logran crecimiento lineal normal pese a un consumo calórico adecuado, la corrección de la acidosis y la ausencia de osteodistrofia renal se tratan con hormona de crecimiento recombinante, 0.05 mg/kg por día.

H. **Estudios de imagen y medios de contraste radiológico intravenosos:** existe un riesgo significativo de lesión renal aguda inducida por medios de contraste en pacientes con insuficiencia renal. Se han encontrado varios estudios en adultos que indican que la administración de *N*-acetilcisteína oral y la hidratación IV antes y después del procedimiento puede reducir el número de pacientes con incremento en las concentraciones de creatinina después de tomografía computarizada (TC) y angiografía coronaria. Un protocolo típico para adultos es hidratarlos con 1 mL/kg/h con solución salina isotónica al 0.9% por 12 h antes del procedimiento y en las 12 h siguientes al mismo y administrar *N*-acetilcisteína, 600 mg por vía oral cada 12 h iniciando un día antes del procedimiento para un total de cuatro dosis: dos antes del procedimiento y dos después del mismo. Dados los datos en adultos es razonable utilizar este protocolo para adolescentes o niños mayores que reciben medio de contraste IV con creatinina > 1.5 mg/100 mL o depuración de creatinina inferior a 50 mL/min. En el paciente ambulatorio, la administración IV puede realizarse el día del procedimiento, 5 a 10 mL/kg de solución salina isotónica al 0.9% en 1 a 2 h con vigilancia cuidadosa de signos de hipertensión o edema pulmonar.

I. **Diálisis y trasplante:** las indicaciones para el inicio de diálisis crónica en pacientes con IRC son: letargo, náusea o vómito causados por uremia; NUS > 100 en forma persistente; TFG menor de 8 a 10 mL por min/1.73 m^2; hiperpotasemia persistente o edema pulmonar. La diálisis puede llevarse a cabo en forma de hemodiálisis, típicamente tres veces por semana o con diálisis peritoneal diaria, la cual puede aplicarse en el domicilio ya sea en forma manual a lo largo del día (diálisis peritoneal ambulatoria continua) o continua durante la noche utilizando una máquina recicladora (diálisis peritoneal con reciclado continuo). Ambas formas de diálisis proporcionan un 15% de la función renal normal; por tanto, los pacientes en diálisis aún experimentan muchas de las complicaciones de la IRC. El tratamiento óptimo para niños con nefropatía crónica es el trasplante. El niño con IRC debe valorarse para trasplante antes de que llegue a la nefropatía en etapa terminal. Si es posible identificar un donador vivo apropiado, puede realizarse el trasplante antes de que el niño desarrolle síntomas significativos de IRC. Cuando no hay un donador vivo, el niño debe ser colocado en lista de espera para recibir un aloinjerto de un donador cadavérico. A causa de la escasez de órganos, la mayor parte de los niños en lista de espera para donador cadavérico requieren algún tipo de diálisis antes de recibir el trasplante.

LECTURAS RECOMENDADAS

Harambat J, van Stralen KJ, Kim JJ, Tizard EJ. Epidemiology of chronic kidney disease in children. *Pediatr Nephrol* 2012 Mar.;27(3):363-373.

Kidney Disease: Improving Global Outcomes (KDIGO) CKD Work Group. KDIGO 2012 clinical practice guideline for the evaluation and management of chronic kidney disease. *Kidney Int Suppl* 2013;3(1):1-150.

Misurac J. Chronic kidney disease in the neonate: etiologies, management, and outcomes. *Semin Fetal Neonatal Med* 2016;Oct 9:S1744-1750.

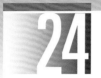

24 Trasplante renal pediátrico

Gerald C. Mingin y Jeffrey A. Stock

I. GENERALIDADES

En niños con enfermedad renal en etapa terminal, el trasplante renal repre senta el ideal óptimo de atención para la sustitución renal. Pese a la eficacia de la hemodiálisis y diálisis peritoneal incluso con la adición de eritropoyetina recombinante y hormona de crecimiento para la prevención de la anemia y el retraso del crecimiento, ninguna de estas opciones ha demostrado ser más eficaz que el trasplante renal. El éxito del trasplante renal en niños ha mejorado de forma estable en las últimas tres décadas.

El estudio clínico *North American Pediatric Renal Transplant Cooperative Study* (NAPRTCS) se estableció en 1987 para reunir y distribuir datos clínicos con respecto al trasplante pediátrico en Estados Unidos. La supervivencia del injerto después de un año por donadores vivos relacionados (DVR) se ha incrementado de 91% (1987 a 1995) a 96.4 % (2007 a 2013), mientras que la supervivencia del injerto de donadores cadavéricos se ha incrementado de 81% a 95.8% durante el mismo intervalo. De hecho, los pacientes más recientes parecen mostrar tasas de supervivencia de aloinjerto a un año similares, sin importar si el origen del injerto fue de un donador vivo o cadavérico. Esto es de la mayor importancia porque las semividas de los aloinjertos, es decir, la supervivencia a largo plazo del trasplante renal, tiene correlación directa con las tasas de supervivencia del injerto a un año. Entre los años 2003 a 2010, la supervivencia del aloinjerto a cinco años para DVR fue de 84.3 % y de 78% en el grupo de donadores cadavéricos.

Entre 2008 y 2014, la incidencia de enfermedad renal en etapa terminal ha ido disminuyendo cada año en Estados Unidos. En 2014 se diagnosticó a un total de 1 398 niños con enfermedad renal en etapa terminal de inicio reciente, lo que representó 6% menos en comparación con 2013. En 2014, 1 312 niños estaban incluidos en la lista de espera para trasplante renal (896 registrados por primera vez y 425 registrados para trasplante de repetición). Desde 1997 ha habido una disminución en la mediana del tiempo de espera para aquellos en lista de espera para su primer trasplante renal. La mediana de tiempo de espera para niños que reciben su primer trasplante renal ha variado entre 150 y 220 días. Los niños que reciben un trasplante de repetición han estado en espera 3 a 4 veces más que aquellos que esperaban su primer trasplante. En 2014, un total de 1 018 niños recibieron trasplante renal. Antes de 2005, el origen de injertos renales en receptores de trasplante en edad pediátrica provenía con mayor frecuencia de donadores vivos. Se ha observado una reducción estable en el número de niños que reciben riñones de donador vivo desde el año 2009. En 2014, los donadores vivos representaron 40% de los trasplantes renales, lo cual disminuyó 21% desde 2009.

Se ha reconocido que el trasplante preventivo disminuye la morbilidad relacionada con la diálisis crónica, con lo que potencialmente se mejora la salud física, la talla y el bienestar mental. Durante 2010 a 2014, 36% de los niños recibieron trasplante renal en el primer año de haber sido diagnosticados con enfermedad renal en etapa terminal. Como reconocimiento a los beneficios evidentes del trasplante, los pacientes pediátricos con enfermedad renal en etapa terminal tienen la consideración especial en la asignación de órganos; pese a esto, los tiempos de espera permanecen largos para órganos cadavéricos; es muy probable que dicha situación no se resuelva en el futuro cercano.

El incremento en la supervivencia del injerto depende no sólo de identificar las características más apropiadas de donador y receptor, sino de las mejoras en el tratamiento inmunodepresor. Este capítulo resalta algunos cambios recientes e importantes en el trasplante renal en población pediátrica.

II. CAUSAS Y DEMOGRAFÍA

Las causas de la insuficiencia renal en niños difieren de forma significativa de las de pacientes adultos (mayores de 18 años de edad); en los primeros, las causas y enfermedades asociadas de origen urológico pueden encontrarse en 30% a 40% de los casos en comparación con menos de 10% en los adultos. Las principales enfermedades urológicas relacionadas con enfermedad renal crónica terminal en pacientes pediátricos que requieren tratamiento de sustitución renal incluyen uropatía obstructiva (16%), enfermedad renal hipoplásica/displásica (15%) y nefropatía por reflujo (5%). Las enfermedades más comunes que causan enfermedad renal en etapa terminal incluyen: glomeruloesclerosis focal, nefropatías membranosas, enfermedades autoinmunitarias, defectos metabólicos, diabetes y tumores.

Mientras que estas causas han permanecido relativamente constantes, la demografía se ha modificado de forma significativa. Esto es más pronunciado en la mezcla étnica, donde los receptores caucásicos han disminuido. A su vez, el número de pacientes estadounidenses de raza negra y de origen latino se ha incrementado de 28% en 1987 a casi 40% en 2007. En 2013, 55% de los receptores pediátricos de trasplante renal fueron caucásicos, en comparación con 72% en 1987.

III. SELECCIÓN DE LOS DONADORES RENALES

Aunque está demostrado que la supervivencia a corto plazo de los aloinjertos de donador cadavérico es casi igual a la de los aloinjertos de donador vivo relacionado (DVR), todavía es preferible en niños el uso de un DVR o un donador vivo no relacionado porque la supervivencia del injerto a largo plazo es mejor. Con donadores vivos, las familias pueden planear y prepararse mejor para la cirugía; además, existe un beneficio psicológico potencial para el receptor al conocer la fuente del órgano y para el donador, en virtud de su generosidad. Sin embargo, esto debe sopesarse contra el conocimiento de que, si se pierde el injerto, es probable que ocurra angustia, duelo y culpa considerables, tanto en el donador como en el receptor. En fecha reciente se diseñaron algoritmos computarizados de compatibilidad para identificar el máximo de conjuntos de parejas donador-receptor, casi siempre formando "cadenas" a partir de grandes grupos de donadores aptos que no son compatibles con su receptor planeado o, en algunos casos, cuando puede obtenerse mayor compatibilidad mediante esta reserva de intercambio de "donadores".

La compatibilidad entre donador y receptor se basa en varios factores inmunitarios. La "compatibilidad citotóxica" en las cuales los linfocitos del donador se mezclan con el suero reciente del receptor, es una prueba que se realiza antes de cualquier trasplante. Una prueba positiva en el que el receptor tiene anticuerpos reactivos preformados para atacar antígenos específicos en las células del receptor es una contraindicación para el trasplante, ya que ocasionará rechazo hiperagudo (inmediato). El proceso de compatibilidad incluye métodos más sensibles para predecir el rechazo, lo que incluye la detección de un bajo nivel de incompatibilidad por citometría de flujo. Pueden detectarse anticuerpos específicos de donador con alta sensibilidad mediante inmunofluorescencia.

Los dos sistemas antigénicos primarios relacionados con rechazo de injerto son los sistemas ABO del antígeno leucocítico humano (HLA). Similar a la transfusión de sangre, el tipo O representa el donador universal de sangre, mientras que el tipo AB representa el receptor universal; por tanto, deben asegurarse pruebas apropiadas de compatibilidad para evitar el rechazo hiperagudo. El estado de Rh parece ser un sistema antigénico que no influye en el riesgo de rechazo. La supervivencia a corto y largo plazo de riñón trasplantado parece tener relación con la compatibilidad HLA en los locus A, B y D (DR) principalmente, aunque otros locus son claramente relevantes y figuran en algunas decisiones de compatibilidad e incluso para definir la compatibilidad básica. De manera ideal, es deseable una prueba de "incompatibilidad cero de antígenos". En el donador vivo con relación de padre a hijo existe en el peor de los casos con haplotipo o hasta tres incompatibilidades HLA. Un gemelo idéntico debe tener incompatibilidad con el donador en 2 haplotipos (mismos alelos maternos y paternos)/0; los padres consanguíneos pueden compartir la totalidad de los haplotipos de su descendencia. En un grupo de hermanos, existe 50% de posibilidad de compartir un haplotipo (uno materno o uno paterno) y 25% de posibilidad de tener una incompatibilidad total o de haplotipo completo. En el donador cadavérico obtener una compatibilidad perfecta es improbable por las distribuciones de HLA en diversas poblaciones y grupos culturales y étnicos.

Todos los donadores son sometidos a detección en busca de infecciones sistémicas como sida y hepatitis, así como cáncer (con la excepción de algunos tumores encefálicos primarios). En casos poco comunes, los criterios se han ampliado para incluir riñones de donadores sin latido cardiaco, donadores menores de 5 años de edad y mayores de 60 años y en casos excepcionales, riñones de donadores fallecidos con diabetes o hipertensión. Entre adultos, algunos receptores con hepatitis o VIH pueden elegir donadores con la misma infección por la disponibilidad de tratamiento antiviral de alta eficacia. Cualquier donador vivo debe estar sano, sin enfermedades sistémicas o cáncer y debe donar por propia voluntad. El riesgo preoperatorio del donador es pequeño con tasas de mortalidad entre 0.03% y 0.06%. Los datos a largo plazo han confirmado que si bien el riesgo atribuible a enfermedad renal crónica u otra causa de morbilidad o mortalidad significativa a largo plazo por causa no renal no es de cero, el riesgo absoluto es extremadamente bajo y se considera aceptablemente seguro. Los donadores vivos pueden experimentar desarrollo de hipertensión relacionada con la edad más temprano de lo que sería de esperarse y aumenta en cierta medida el riesgo de desarrollar gota, hipertensión inducida por el embarazo y preeclampsia.

IV. PREPARACIÓN DEL RECEPTOR ANTES DEL TRASPLANTE

A. Enfermedades metabólicas

La actividad de las enfermedades sistémicas, como lupus eritematoso sistémico y vasculitis requieren un estado estable e inactivo antes del trasplante. A menudo, la respuesta autoinmunitaria en estas enfermedades puede controlarse con los mismos fármacos inmunodepresores necesarios para el tratamiento contra el rechazo y para el tratamiento de mantenimiento.

Las enfermedades metabólicas y sistémicas como el síndrome hemolítico urémico atípico, cistinosis e hiperoxaluria primaria, requieren tratamiento médico adecuado antes del trasplante. Existen tratamientos específicos para estas enfermedades, aunque en algunos casos puede considerarse el trasplante combinado hepático-renal, en particular la hiperoxaluria primaria tipo 1 con enfermedad renal en etapa terminal infantil. Otras enfermedades específicas como la enfermedad renal poliquística autosómica recesiva y otras "ciliopatías" que potencialmente afectan ambos riñones y el hígado requieren valoración específica por posible trasplante hepático. Los pacientes con cáncer (como tumor de Wilms bilateral) requieren un periodo de espera sin enfermedad antes de la inmunodepresión.

B. Vías urinarias altas

Las enfermedades que requieren nefrectomía antes del trasplante son pocas; sin embargo, la consideración para nefrectomía incluye enfermedades en niños con poliuria grave con pérdida de electrolitos y pacientes con proteinuria significativa. La poliuria, deshidratación y trastornos electrolíticos y los trastornos con reducción del volumen circulante pueden ocasionar un estado de hipercoagulabilidad. Debe hacerse énfasis en que los niños a menudo reciben riñones de donadores grandes que requieren un gasto cardiaco significativo y elevada presión de perfusión. Así, un estado volumétrico del receptor bajo puede precipitar trombosis, una complicación quirúrgica más prevalente en pacientes pediátricos que en adultos y que a menudo se considera de causa técnica.

A diferencia de los años previos cuando se realizaban nefrectomías rutinarias en pacientes con antecedentes de uropatía obstructiva y reflujo vesicoureteral, hoy en día, ésta rara vez es una indicación, a menos que el paciente esté propenso a infecciones recurrentes que pueden atribuirse al riñón. La hipertensión renal que no logra controlarse con fármacos puede considerarse como una indicación para nefrectomía a fin de mejorar el control de la presión arterial. En niños con predisposición asociada para el desarrollo de neoplasias renales malignas, como aquellos con síndrome de Denys-Drash, debe realizarse nefrectomía ya que estos tumores tienden a ocurrir en etapas tempranas de la vida.

C. Vías urinarias bajas

Como se mencionó antes, una pequeña proporción de niños con enfermedad renal en etapa terminal tienen anomalías urológicas asociadas que pudieran haber contribuido a la pérdida de riñón original y que podrían tener un impacto negativo sobre el aloinjerto. Debe individualizarse el estudio clínico para asegurar que las vías urinarias bajas son apropiadas para recibir un nuevo riñón. El objetivo de todos los casos es asegurar que la vejiga sirve para sus funciones primarias: almacenamiento de orina (con una capacidad adecuada, compresiones inferiores a 35 cm H_2O) y vaciamiento (completo y fiable). Los pacientes con antecedente de válvulas uretrales posteriores, vejiga neurógena, estenosis de uretra y anomalías anatómicas como extrofia de vejiga deben ser estudiados cuidadosamente. Dependiendo de la edad del individuo y de otros parámetros, los estudios urológicos pueden variar desde ninguno hasta medición del flujo urinario con revisión vesical antes y después de la micción, así como estudios videourodinámicos.

Puede realizarse cateterismo limpio intermitente con seguridad a través de la uretra o utilizando la técnica de Mitrofanoff (un estoma continente) cuando no es posible la micción espontánea. Si los fármacos anticolinérgicos son insuficientes para controlar una vejiga hiperrefléxica, podría necesitarse una cistoplastia de aumento. En ocasiones los pacientes con anuria tendrán una vejiga desfuncionalizada. Si la vejiga era normal antes del inicio de la anuria, esta vejiga se extenderá y se contraerá normalmente después de un trasplante exitoso. Si existe duda puede utilizarse reciclado vesical con cateterismo limpio intermitente o con la colocación de un catéter suprapúbico para la aplicación de solución salina a fin de realizar la prueba de distensibilidad y vaciamiento vesicales. En pacientes con una derivación cutánea continente preexistente, puede realizarse el reimplante del uréter trasplantado en estos sistemas. En el caso de una derivación incontinente, la conversión a un sistema continente cateterizable puede realizarse de manera eficaz ya sea antes o después del trasplante, cuando el niño se encuentre estable con respecto a su función renal y con tratamiento inmunodepresor de mantenimiento.

D. Hemotransfusiones

Se sabe perfectamente que la insuficiencia renal ocasiona disminución en la producción de eritropoyetina y anemia subsiguiente en pacientes con enfermedad renal en etapa terminal. Ya se mencionó que los pacientes que recibían transfusiones de eritrocitos tenían menos episodios de rechazo. Como consecuencia, en muchos centros se ha vuelto rutinario que posibles receptores reciban múltiples transfusiones en el caso de DVR, múltiples transfusiones de donador específico. Sin embargo, varios pacientes desarrollan niveles inaceptablemente elevados de anticuerpos anti-HLA los cuales retrasan o incluso impiden el trasplante subsiguiente. Por el uso de la eritropoyetina recombinante ha disminuido la necesidad de transfusiones de manera espectacular desde 83% en 1987 a 45% en 1999. Datos más recientes sugieren que con los protocolos de inmunodepresión actuales, el riesgo de las transfusiones y su hipersensibilidad asociada sobrepasan los beneficios inmunológicos potenciales y, por tanto, deben abandonarse las **transfusiones de donador específico**.

V. FÁRMACOS INMUNODEPRESORES

La mejoría en la supervivencia de los injertos en los últimos años probablemente se deba a la inmunodepresión moderna, la cual se centra en optimizar la inmunoterapia a fin de disminuir los posibles efectos secundarios en el receptor mientras se conserva o incluso se mejora la supervivencia del injerto. El rechazo hiperagudo es prevenible en prácticamente todos los casos al asegurar pruebas de incompatibilidad negativas. Existen dos tipos importantes de rechazo; sin embargo, puede ocurrir rechazo agudo en cualquier momento después de la colocación del injerto. La causa más común de pérdida del injerto es la glomerulopatía crónica después de trasplante. Este término abarca muchos trastornos patológicos que incluyen actividad de baja intensidad de anticuerpos, así como efectos acumulados de la lesión quirúrgica inicial, efectos relacionados con fármacos y en algunos casos recurrencia de la enfermedad, infección viral o infección de vías urinarias. La pérdida del injerto por estos trastornos se previene con la inmunodepresión. Todos los inmunodepresores conllevan el riesgo de infección y de trastornos linfoproliferativos después de trasplante. Aún no se ha encontrado el fármaco inmunodepresor ideal. En muchos casos, el nivel de inmunodepresión puede ajustarse con base en la compatibilidad entre el donador y el receptor.

Los fármacos inmunodepresores pueden agruparse en términos generales en aquellos utilizados para la inducción, los utilizados para mantenimiento y los utilizados para tratamiento de rechazo agudo.

A. Corticoesteroides

Los corticoesteroides tienen una amplia variedad de efectos antiinflamatorios específicos e inespecíficos sobre la inmunidad celular y han sido la base del tratamiento inmunodepresor por casi cinco décadas. Se emplean para la inducción, mantenimiento y cuando se administran en dosis altas (pulsos) son parte de los protocolos contra el rechazo agudo. Aunque si se utilizan esteroides en niños, en una práctica estándar, los efectos secundarios pueden ser graves. Algunos de los problemas más comunes que se observan con el uso de esteroides e incluyen hábito cushingoide, susceptibilidad a la infección, retraso en la cicatrización de heridas y detención del crecimiento. Con el reconocimiento de estos efectos nocivos, los protocolos de esteroides en dosis bajas y en días alternos y su sustitución con daclizumab parecen no acompañarse de los efectos nocivos sobre la tasa de rechazo agudo. Los protocolos que emplean retiro rápido de los esteroides (en término de días después del trasplante) se utilizan en muchos centros hospitalarios con buenos resultados.

B. Inhibidores/bloqueadores de interleucina-2

Los inhibidores de la calcineurina, ciclosporina y tacrolimo, son péptidos relacionados de origen micótico que se utilizan en la inducción y el mantenimiento. La ciclosporina inhibe la respuesta de los linfocitos T al unirse a proteínas celulares conocidas como ciclofilinas. Este complejo bloquea el movimiento en el núcleo de los factores de transcripción necesarios para la producción de interleucina-2 (IL-2). La introducción de ciclosporina o ciclosporina A (CyA) ocurrió en el decenio de 1980, cuando fracasó en su desarrollo inicial como antibiótico, pero más tarde demostró propiedades inmunodepresoras singulares, que son esenciales en la era moderna del trasplante y que a su vez ha favorecido la expansión notable en el trasplante de múltiples órganos. El tacrolimo se produce a partir de especies micóticas de *Streptomyces tsukubaensis*; sin embargo, su sitio de unión es diferente del de la ciclosporina. Los complejos de tacrolimo se vigilan al cuantificar las concentraciones séricas para mantener el balance con la proteína de unión FK para inhibir las linfocinas derivadas de los linfocitos T como IL-2. El uso de ciclosporina se asocia con nefrotoxicidad, hepatotoxicidad, hipertensión, hirsutismo, hiperplasia gingival, riesgo de diabetes después del trasplante, susceptibilidad a la infección e incremento en el riesgo de cáncer. El tacrolimo tiene un grupo similar de efectos secundarios pero no se acompaña de hiperplasia gingival. El tacrolimo, además de ser eficaz para inducir la tolerancia al injerto, parece tener éxito en ausencia de esteroides cuando se utiliza como monoterapia. Como ambos fármacos se metabolizan a través del sistema del citocromo P450, es importante estar al tanto de que estos fármacos pueden inducir o inhibir el metabolismo de ciclosporina y tacrolimo. Sus concentraciones se vigilan para mantener, por una parte, un equilibrio de inmunodepresión y, por la otra, de toxicidad, mediante medir sus concentraciones séricas.

Un segundo grupo de fármacos utilizados para inducción son los anticuerpos dirigidos al receptor de interleucina-2. Basiliximab antagoniza la cadena alfa del receptor IL-2 mientras que daclizumab (que a la fecha no está disponible en Estados Unidos para trasplante) actúa en la cadena alfa del receptor. Ambos anticuerpos han demostrado una reducción significativa en la incidencia de rechazo agudo demostrado por biopsia. También tienen el beneficio añadido de ser bien tolerados pese a efectos secundarios significativos.

C. Antimetabolitos

La azatioprina es un fármaco antiproliferativo, un profármaco de la 6-mercaptopurina. Una vez metabolizado, sus derivados inhiben la síntesis de purinas, lo que evita la replicación génica, que a su vez inhibe la formación de anticuerpos. La mielosupresión es el principal efecto secundario de este fármaco y rara vez se utiliza por la introducción de fármacos más específicos. El micofenolato mofetil y el ácido micofenólico interrumpen el metabolismo de las purinas en los linfocitos T y B y han sustituido a la azatioprina en la mayor parte de los protocolos. Los efectos secundarios incluyen problemas hematológicos y gástricos, en particular neutropenia, trombocitopenia, diarrea, náusea y vómito. Las infecciones virales también son un efecto secundario común de estos fármacos.

El sirolimo y el everolimo actúan sobre los inhibidores de la rapamicina (mTOR), inhibiendo la progresión a través del ciclo celular, haciendo de estos fármacos antiproliferativos eficaces al inhibir la proliferación mediada por citocinas de los linfocitos T y B, que podrían ocasionar rechazo. Estos fármacos no se utilizan a menudo en el periodo perioperatorio por la preocupación de que podrían inhibir la cicatrización de las heridas, por su proceso antiproliferativo. Entre los pacientes con tumores concurrentes, podrían preferirse los inhibidores de mTOR, por sus propiedades antitumorales.

D. Tratamiento con anticuerpos contra linfocitos T

OKT3 es un anticuerpo monoclonal que se une al complejo de linfocito-CD3; la globulina antimocito es una globulina antilinfocítica de origen equino. Otro fármaco, la globulina antitimocítica de conejo (timoglobulina) ha mostrado ser eficaz para reducir los linfocitos T y es el anticuerpo utilizado con mayor frecuencia. Estos fármacos se administran por vía parenteral y se asocian con efectos secundarios relacionados con la administración que incluyen fiebre, escalofríos, náusea e hipotensión. Se recomienda la medicación previa con paracetamol, corticoesteroides y difenhidramina. El alemtuzumab es otro anticuerpo que reduce el número de linfocitos T, de origen sintético y es menos propenso a respuestas alérgicas graves. La morbilidad potencial por su posible inmunodepresión se relaciona con reducción extrema en los linfocitos activos circulantes, con el riesgo resultante de infección y trastorno proliferativo después de trasplante; se utilizan principalmente para la inducción y tratamiento del rechazo agudo (no para el tratamiento de mantenimiento a largo plazo).

Continúa la búsqueda de fármacos novedosos como belatacept, nuevos inhibidores de la calcineurina como voclosporina y otros fármacos que aún se encuentran en desarrollo (anticuerpos monoclonales contra CD40); fármacos como rituximab, bortezomib y eculizumab ocasionalmente son útiles en el tratamiento del rechazo agudo en ciertos pacientes.

E. **Regímenes típicos de inmunodepresión**

Aunque difieren los protocolos dependiendo de la institución, lo que se menciona a continuación es más o menos representativo. En la mayor parte de los centros hospitalarios se utiliza un fármaco inductor con un tratamiento para reducir el número de linfocitos o un anticuerpo contra el receptor de IL-2. El tratamiento de mantenimiento se lleva a cabo en la mayor parte de los casos utilizando tacrolimo o ciclosporina y micofenolato mofetilo. Los corticoesteroides se utilizan en muchos centros hospitalarios al inicio; algunos pacientes se mantienen con dosis diarias de forma indefinida, otros progresan a un tratamiento cada tercer día y en algunos centros hospitalarios, se utiliza retiro rápido de los esteroides. Puede utilizarse rapamicina en pacientes intolerantes al tacrolimo o la ciclosporina. El belatacept se utiliza con poca frecuencia y en pacientes que no han presentado respuesta terapéutica a otras clases farmacológicas; no debe utilizarse en receptores sin inmunidad contra el virus de Epstein-Barr (EBV) ya que el riesgo de enfermedad linfoproliferativa después de trasplante se considera muy elevado.

El rechazo agudo se trata con pulsos de esteroides, con preparaciones de anticuerpos como OKT3, globulina antilinfocítica o globulina antitimocítica o bien, combinaciones de éstos. La morbilidad de un solo tratamiento repetido en múltiples episodios de rechazo debe valorarse con la filosofía de que el paciente es más valioso que la supervivencia del injerto y que siempre puede regresarse a la diálisis si se pierde el aloinjerto.

VI. PÉRDIDA DEL INJERTO

La pérdida del injerto puede ser ocasionada por rechazo hiperagudo, rechazo agudo, rechazo crónico, trombosis vascular, errores técnicos y enfermedad recurrente. El rechazo agudo es la segunda causa de pérdida del aloinjerto, además de ser el principal factor que contribuye al rechazo crónico. El rechazo agudo se incrementa en estadounidenses de raza negra, en casos de incompatibilidad a HLA y con la falta de tratamiento de inducción. El rechazo asintomático se ha vuelto un problema importante en niños, en cuyo caso se ha postulado que, a causa del mayor tamaño del riñón del adulto, el rechazo agudo requiere una mayor cantidad de tiempo para tornarse clínicamente evidente.

El rechazo crónico es la principal causa de pérdida del injerto, lo que representa 30% a 40% de las pérdidas de aloinjerto. Análisis más recientes del estudio clínico *North American Pediatric Renal Trials and Collaborative Studies* (NAPRTCS) han demostrado que la incidencia de rechazo crónico ha disminuido de manera significativa desde 1987. Es muy probable que esto se deba a la mejora en la inmunodepresión que ocasiona reducción en el rechazo agudo. Quizá dicha mejoría se relacione también con los métodos de almacenamiento renal que favorecen la función temprana del injerto.

La trombosis vascular es la tercera causa de pérdida del injerto y de acuerdo al estudio NAPRTCS, causará la pérdida en 11.6% de los niños. Los pacientes que se mencionan a continuación tienen incremento en el riesgo de trombosis: pacientes con diálisis peritoneal, riñones de donador menor de 5 años de edad, receptores menores de 2 años de edad, pacientes con trasplante previo y aquellos que recibieron trasplante de donador cadavérico con tiempo de isquemia en frío de más de 24 horas. Como se mencionó antes, la hidratación del receptor y la capacidad de transporte de oxígeno deben ser óptimas al momento del injerto para asegurar una perfusión apropiada del aloinjerto. El injerto de un órgano puede ser difícil en pacientes pequeños en aquellos sometidos a múltiples trasplantes previos. En ocasiones, el cirujano de trasplantes requiere ingenio para encontrar el vaso sanguíneo apropiado y el sitio receptor apropiado en las vías urinarias bajas, donde se pueden implantar la arteria y vena renales y el uréter del donador para evitar las complicaciones técnicas y la pérdida del injerto.

VII. COMPLICACIONES Y CRECIMIENTO

A. Complicaciones

Las infecciones, tanto bacterianas como virales, representan la mayor parte de las hospitalizaciones después de un trasplante. Las infecciones virales, en especial las ocasionadas por herpesvirus y citomegalovirus pueden ocasionar morbilidad sistémica en esta población inmunodeprimida y a menudo se comportan como rechazo agudo. La exposición más preocupante es al virus de Epstein-Barr, que puede causar enfermedad linfoproliferativa después del trasplante y linfoma. La incidencia de esta enfermedad se ha reportado en 1.6%. Sin embargo, datos recientes del NAPRTCS sugieren que la prevalencia puede ser de hasta 10%. La infección por *Pneumocystis*, una infección oportunista, puede prevenirse en la mayor parte de los receptores de injerto al administrar en forma profiláctica trimetoprim con sulfametoxazol en etapas tempranas del trasplante. El mismo antibiótico reduce el riesgo de infecciones de vías urinarias altas y bajas.

A diferencia de la infección, la enfermedad cardiovascular es la principal causa de muerte en los niños postrasplantados. La hipertensión, a menudo con disminución de la función del aloinjerto, es muy común en niños después del trasplante. Los reportes de NAPRTCS señalan que 5 años después del trasplante, 71% en comparación con 58% para los receptores de injerto cadavérico en comparación con donador vivo, requieren tratamiento antihipertensivo. Lo que aún no se sabe es si la hipertensión es consecuencia del daño del aloinjerto o si el daño previo del aloinjerto causa la hipertensión. En cualquier caso, la enfermedad cardiovascular ocasiona casi 25% de las muertes en esta población.

Las complicaciones urológicas después del trasplante renal representan 2.5% a 14% de las complicaciones. La ureteroneocistostomía extravesical (fig. 24-1) es la técnica más utilizada para la anastomosis ureteral. Penna y colaboradores (2017) reportaron en fecha reciente resultados favorables en una serie de 23 ureterouteretostomías (anastomosis término-lateral entre el uréter trasplantado y el uréter natural). Recomendaron el procedimiento en ciertas situaciones complejas como vejiga pequeña por anuria, válvulas vesicales y vejiga neurógena con cirugía de aumento.

B. Crecimiento y desarrollo

El retraso en el crecimiento continúa siendo una preocupación seria en niños después del trasplante, donde muchos niños no experimentan mejoría del crecimiento. El crecimiento subsiguiente se correlaciona con la edad del paciente y el retraso del crecimiento al momento del trasplante. Aquellos niños sometidos a trasplantes en edades muy tempranas, menores de 5 años de edad, tendrán el mayor grado de recuperación del crecimiento; sin embargo, estos niños nunca alcanzarán la talla normal de un adulto. La causa de disminución continua del crecimiento después del trasplante incluye varios factores como anomalías inherentes del eje de la hormona del crecimiento, uso de esteroides, acidosis tubular renal y fracaso en la función del aloinjerto. Aunque el uso de dosificación alternada de esteroides puede mejorar el crecimiento, hoy en día, sólo 30% de los pacientes se encuentran con este régimen. Por último, el uso de hormona recombinante del crecimiento puede mejorar el crecimiento. En 1987, los niños que recibieron su trasplante inicial se encontraron en promedio 2.43 desviaciones estándar por debajo la talla promedio y 1.91 desviaciones estándar por debajo del peso promedio. Esto mejoró en las últimas tres décadas a –1.16 en la talla y –0.60 en el peso para 2013.

VIII. CONCLUSIÓN

Al revisar el estado del trasplante renal en niños, se observa que la supervivencia del injerto ha mejorado notablemente en las últimas tres décadas. Pese a

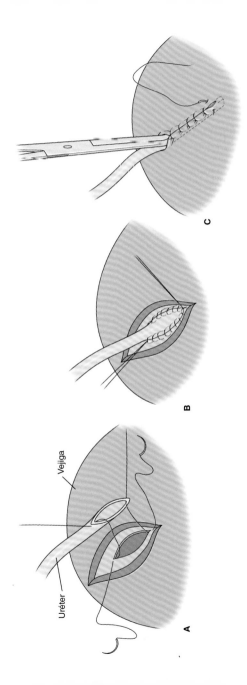

FIGURA 24-1. Túnel extravesical en la vejiga preparada para aceptar el uréter trasplantado. B. Anastomosis entre la vejiga del paciente y el uréter trasplantado. C. Cierre de la vejiga para prevenir el reflujo hacia el uréter trasplantado.

Vejiga

Uréter

A

B

C

esto, aún son numerosas las complicaciones como infecciones y retraso del crecimiento. El reto de este nuevo milenio es encontrar formas para reducir la morbilidad significativa que acompaña a la inmunodepresión y continuar descubriendo fármacos. Hasta que el trasplante se vuelva una realidad con un grupo estable de donadores cadavéricos, el DVR continuará proporcionando la mayor parte de riñones para trasplante renal en seres humanos.

LECTURAS RECOMENDADAS

Barnett CC, Partrick DA, May DJ, *et al.* Update in pediatric transplantation. *Curr Opin Urol* 1997;7:103-108.

Barocci S, Valente V, Gumano R, *et al.* HLA matching in pediatric recipients of a first kidney graft. *Transplantation* 1996;61:151-154.

Furness III PD, Houstan JB, Grampsas SA, *et al.* Extraperitoneal placement of renal allografts in children weighing less than 15kg. *J Urol* 2001;166:1042-1045.

Hatch DA, Koyle MA, Baskin LS, *et al.* Kidney transplantation in children with urinary diversion or bladder augmentation. *J Urol* 2001;6(part 2)165:2265-2268.

Koyle MA, Woo HH, Kam I, *et al.* Management of the lower urinary tract in pediatric transplantation. North American Pediatric Renal Trials and Collaborative Studies. *Semin Urol* 1994;XII(2):74-83.

North American Pediatric Renal Trials and Collaborative Studies. *Annual transplant report.* 2014.

Penna FJ, Lorenzo AJ, Farfat WJ, *et al.* Ureteroureterostomy: an alternative to ureteroneocystostomy in select cases of pediatric renal transplantation. *J Urol* 2017;197:920-924.

Rosenthal JT, Miserantino DP, Mendez R, Koyle MA. Extending the criteria for cadaver kidney donors. *Transplant Proc* 1990;22(2):338.

Smith JM, Martz K, Blydt-Hansen TD. Pediatric kidney transplant practice patterns and outcome benchmarks, 1987-2010: a report of the North American Pediatric Renal Trials and Collaborative Studies. *Pediatr Transplant* 2013;17:149-157.

Smith JM, Nemath TL, McDonald RM. Current immunosuppressive agents: efficacy, side effects, and utilization. *Pediatr Clin North Am* 2003;50:1283-1300.

United States Renal Data System. 2016 USRDS annual data report. Epidemiology of kidney disease in the United States. National Institutes of Diabetes and Digestive and Kidney Diseases, Bethesda, MD; 2016.

Wood EG, Hand M, Briscoe DM, *et al.* Risk factors for mortality in infants and young children on dialysis. *Am J Kidney Dis* 2001;37: 573-579.

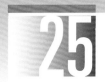

25 Oncología neurológica pediátrica

Michael Ritchey

I. NEUROBLASTOMA

A. **Epidemiología**

El neuroblastoma es el tumor sólido extracraneal más común en niños, representa 8% a 10% de todos los tumores en la infancia. Es el tumor maligno más común en la infancia y hasta 89% de los casos se diagnostican antes de los 5 años de edad.

B. **Genética**

El neuroblastoma puede ser un trastorno con modo de herencia autosómico dominante. La mayor parte de los casos son no familiares. Ocurren numerosas anomalías cromosómicas en el neuroblastoma en la forma de deleciones cromosómicas, traslocaciones y evidencia citogenética de amplificación génica. La deleción del brazo corto del cromosoma 1 se encuentra en 25% a 30% de los casos y es un factor de pronóstico adverso. La amplificación del oncogén *MYCN* se observa en términos generales en 20% a 25% de los tumores primarios y es un indicador de pronóstico adverso.

C. **Presentación clínica**

La mayor parte de los tumores primarios se originan en el abdomen y suelen manifestarse con dolor abdominal o tumoración abdominal palpable. La compresión extrínseca del intestino puede producir síntomas. Se observan metástasis en 70% de los pacientes al momento del diagnóstico y pueden ocasionar diversos síntomas. Algunos niños se presentan con síndromes paraneoplásicos singulares. Los síntomas producidos por liberación de catecolaminas se asemejan a los observados en el feocromocitoma.

D. **Diagnóstico**

1. En 90% de los pacientes se encuentra aumento de las concentraciones de metabolitos urinarios de catecolaminas, como ácido vanillilmandélico (AVM) y ácido homovanílico.

2. La afección de la médula ósea por el tumor metastásico puede producir anemia. Se realizan biopsias y aspirado de médula ósea para detectar tumores metastásicos.

3. La detección de metabolitos de catecolaminas se ha utilizado ampliamente en Japón. El objetivo es detectar la enfermedad en etapas tempranas. La detección es exitosa en la identificación de neuroblastoma en niños pequeños, pero no ha ocurrido disminución en la frecuencia de neuroblastoma en niños mayores y en la mortalidad subsiguiente.

4. Las radiografías simples pueden demostrar una tumoración mediastínica posterior o abdominal. La tomografía computarizada (TC) y la resonancia magnética nuclear (RMN) proporcionan más información sobre la extensión local del tumor primario y la afección vascular. La resonancia magnética tiene la ventaja de valorar la extensión de tumores en el conducto medular. Las imágenes con gammagrafía ósea y gammagrafía con metayodobenzilguanidina (MIBG) se realizan con fines de estadificación.

El ^{131}I-MIBG es captado por vesículas secretoras adrenérgicas de las células tumorales en sitios de tumor primario metastásicos.

E. **Anatomía patológica y estadificación**

1. Anatomía patológica

   a. Las autopsias realizadas en niños encontraron neuroblastoma en 1 de 224 niños. La mayor parte de estos tumores sufrieron regresión espontánea ya que la incidencia de neuroblastoma es baja. Se ha sugerido que los neuroblastomas evidentes pueden sufrir regresión espontánea. El neuroblastoma, ganglioneuroblastoma y ganglioneuroma muestran un espectro de maduración histológica y diferenciación. El ganglioneuroma puede originarse *de novo* o ser consecuencia de la maduración de un neuroblastoma preexistente.

   b. La clasificación de Shimada es una clasificación histopatológica relacionada con la edad. Se utiliza para estratificar pacientes de acuerdo con el pronóstico tumoral, clasificando los tumores como con bajo contenido en estroma o ricos en estroma. Los pacientes con tumores con bajo contenido en estroma con características histopatológicas desfavorables tienen un mal pronóstico (supervivencia < 10%).

2. Variables pronósticas

   a. Los niños de 1 año de edad o menores tienen mejor supervivencia cuando se comparan con niños mayores. Esto se atribuye a parámetros biológicos más favorables en este grupo de edad.

   b. El sitio de origen se ha correlacionado con la supervivencia. Los tumores primarios no adrenérgicos tienen mejor pronóstico.

   c. La etapa de la enfermedad es uno de los indicadores pronósticos de mayor importancia. Los tumores más avanzados, en etapas III y IV, requieren un tratamiento más intensivo.

   d. Una categoría especial es la etapa IV-S; estos tumores ocurren principalmente en lactantes. A menudo tienen tumores primarios asociados con afección de hígado, piel y médula ósea sin evidencia radiográfica de metástasis óseas. Dichos pacientes tienen un buen pronóstico y muchos tumores sufren regresión espontánea.

   e. La amplificación n-myc se asocia con progresión tumoral rápida y mal pronóstico; dicha amplificación se encuentra en 30% a 40% de los tumores en etapa avanzada. Este es un factor pronóstico adverso independiente de la edad y etapa de enfermedad del paciente.

3. La etapa de la enfermedad es una variable pronóstica significativa. Se utiliza para determinar el tratamiento adyuvante posoperatorio.

   Sistema internacional de estadificación del neuroblastoma

Etapa	Extensión de la enfermedad
1	Tumor localizado con ablación macroscópica completa, con o sin enfermedad residual microscópica.
2A	Tumor localizado con ablación macroscópica incompleta; ganglios linfáticos no adherentes ipsolaterales representativos negativos macroscópicamente para tumor.
2B	Tumor localizado con o sin ablación completa macroscópica, con ganglios linfáticos no adherentes ipsolaterales positivos para tumor.
3	Tumor unilateral no susceptible de resección, que filtra a través de la línea media con o sin afección de ganglios linfáticos regionales; tumor unilateral localizado con afección de ganglios linfáticos regionales contralaterales; o bien, tumor en la línea media con extensión bilateral por infiltración (no susceptible de resección) o por afección de ganglios linfáticos.
4	Cualquier tumor primario con diseminación a ganglios linfáticos distantes, hueso, médula ósea, hígado, piel u otros órganos.
4S	Tumor primario localizado con diseminación limitada a la piel, hígado o médula ósea (menos de 10% del tumor) en niños menores de 1 año de edad.

F. **Tratamiento quirúrgico**
1. Enfermedad de bajo riesgo (etapas I, II, IV-S): niños con enfermedad en etapas bajas tienen una supervivencia excelente con la ablación quirúrgica. La quimioterapia está indicada sólo en caso de recurrencias a menos que el niño tenga amplificación *MYCN* e histología desfavorable. No es obligada la resección del tumor primario en niños con enfermedad IV-S. La mayor parte de estos niños tienen tumores con marcadores favorables, lo que explica su buen pronóstico. Sin embargo, una pequeña proporción de niños tienen marcadores de mal pronóstico y estos niños deben ser considerados para un tratamiento más intensivo con métodos multimodales.
2. Enfermedad de alto riesgo (etapas III y IV). Existe cierta controversia con respecto a la resección quirúrgica intensiva al momento del diagnóstico. Muchos centros hospitalarios difieren la cirugía hasta después de haber completado la quimioterapia. Los tumores son más pequeños y más firmes con menos riesgo de rotura y hemorragia después de la quimioterapia, lo que ocasiona disminución en la tasa de complicaciones. El momento oportuno para la cirugía suele ser 13 a 18 semanas después de haber completado el tratamiento.

G. **Tratamiento posoperatorio**
1. Quimioterapia: se han desarrollado diversos tratamientos con múltiples fármacos para el tratamiento de pacientes con alto riesgo. Pese a la notable intensificación del tratamiento, las recaídas continúan siendo un problema. El uso de quimioterapia de ablación de médula ósea seguida de trasplante autólogo de médula ósea ha ocasionado mayores tasas de supervivencia. Otras modalidades desarrolladas se han dirigido al tumor utilizando tratamientos biológicos.
2. Radioterapia: la radioterapia se utiliza principalmente para el tratamiento de enfermedad no susceptible de resección. La dosis de radiación de haz externo utilizada varía de 15 a 30 Gy, dependiendo de la edad del paciente, de la ubicación del tumor y de la extensión de la enfermedad residual.

II. RABDOMIOSARCOMA

A. **Epidemiología**
El rabdomiosarcoma representa 10% a 15% de todos los tumores sólidos en edad pediátrica y 20% de estos tumores se originan del aparato genitourinario (GU). Los sitios GU más comunes incluyen próstata, vejiga y región paratesticular. Existe una distribución bimodal en la edad de incidencia máxima en los primeros 2 años de vida y nuevamente en la adolescencia.

B. **Genética**
El síndrome de Li-Fraumeni es consecuencia de mutaciones de la línea germinativa del gen supresor tumoral p53. Los sarcomas de tejidos blandos representan hasta 20% de los tumores observados en estos pacientes. La neurofibromatosis es un trastorno autosómico dominante. La incidencia de rabdomiosarcoma se calcula en 10% en individuos afectados. Otros trastornos con incremento en el riesgo de rabdomiosarcoma incluyen la neoplasia endocrina múltiple tipo 2A y los síndromes de Costello, de Noonan y el nevo basocelular.

C. **Presentación clínica**
La presentación varía según el sitio del tumor. Los tumores de vejiga y próstata a menudo tienen presentación clínica de obstrucción urinaria, la cual puede manifestarse como estranguria o retención urinaria. La hematuria es común. La exploración física revela a menudo una tumoración abdominal palpable.

El rabdomiosarcoma paratesticular se manifiesta como tumoración escrotal indolora. Suele detectarse en etapas tempranas de la vida por su ubicación superficial.

El rabdomiosarcoma vaginal y vulvar se manifiesta con tumoración vaginal, con hemorragia o con ambas. El prolapso de la tumoración desde el introito vaginal es bastante fácil de detectar; se trata de una manifestación típica con la variante del sarcoma botrioides.

D. **Diagnóstico**

Se utilizan TC o RMN para estadificar la extensión de la enfermedad; quizá sea difícil determinar el sitio de origen del tumor pélvico. Esto es cierto en particular para diferenciar los tumores prostáticos y vesicales. En el rabdomiosarcoma paratesticular es importante valorar el estado de los ganglios linfáticos. Los ganglios linfáticos son el sitio principal de extensión inicial.

E. **Anatomía patológica y estadificación**

1. Anatomía patológica: existen tres variantes patológicas principales del rabdomiosarcoma. El subtipo más común es el rabdomiosarcoma embrionario, el cual representa la mayor parte de los tumores genitourinarios. Este tipo puede manifestarse como sarcoma botroides, una variedad polipoide que ocurre en órganos huecos o en cavidades corporales como vejiga o vagina. Las variantes botroides tienen excelente supervivencia. El segundo tipo más común es el alveolar y tiene un peor pronóstico. Los tumores alveolares pueden clasificarse por la presencia o ausencia de proteínas oncógenas de fusión producidas por traslocación cromosómica. La mayor parte de los tumores alveolares son positivos para fusión y tienen un peor pronóstico en comparación con los tumores negativos para fusión alveolar y rabdomiosarcoma embrionario.

2. Estadificación: se muestra el sistema de estadificación clínica del *Intergroup Rhabdomyosarcoma Study* (IRS):

   Etapa 1: sitio favorable,* sin metástasis

   Etapa 2: sitio desfavorable, tumor pequeño, ganglios linfáticos negativos, sin metástasis

   Etapa 3: sitio desfavorable, ganglios linfáticos positivos o grandes, sin metástasis

   Etapa 4: cualquier sitio, con metástasis

   En el aparato genitourinario los testículos, vagina y útero son sitios más favorables que el prostático y vesical.

F. **Tratamiento quirúrgico**

La utilidad de la cirugía varía con el sitio.

1. Tumor paratesticular: la intervención inicial es la orquiectomía radical. El tumor se origina en el cordón espermático distal y puede invadir el testículo o los tejidos circundantes. No se recomienda obtener muestras retroperitoneales en niños menores de 10 años de edad. El Children's Oncology Group (COG) recomienda que los niños mayores de 10 años de edad sean sometidos a disección ipsolateral de ganglios linfáticos retroperitoneales antes de la quimioterapia.

2. Vesicoprostático: el tratamiento quirúrgico del tumor vesical, prostático primario se ha vuelto más conservador. La mayor parte de los pacientes recibirán quimioterapia, radioterapia o ambas modalidades antes de la cirugía. El objetivo es reducir el tamaño del tumor para permitir la preservación de la vejiga. Con la intensificación del tratamiento, 60% de los pacientes conservará una vejiga funcional con una tasa de supervivencia general de 85%. Los tumores ubicados en la periferia de la vejiga pueden tratarse con cistectomía parcial. Si la quimioterapia no reduce el tamaño del tumor para permitir la resección parcial, podría ser necesaria la cistectomía radical.

G. **Tratamiento posoperatorio**

Se utilizan múltiples modalidades terapéuticas en el tratamiento del rabdomiosarcoma. La quimioterapia primaria consiste en vincristina, dactinomicina y ciclofosfamida (VAC). Para tumores de mayor riesgo se han utilizado regímenes más intensivos. Se ha administrado radioterapia si el tumor no sufre regresión con la quimioterapia. Las tasas de supervivencia varían según el sitio.

1. Paratesticular: la supervivencia del rabdomiosarcoma paratesticular es excelente; lo que se debe a varios factores. La mayor parte de los tumores se encuentra en la etapa I al momento del diagnóstico. Más de 90% de los casos tienen histología embrionaria. La supervivencia general a tres años en los estudios COG rebasa 90%.

---

*Paratesticular vulvar-vagina-útero

2. Vagina o útero: estos tumores responden muy bien al tratamiento preoperatorio. En menos de 15% de los casos se requiere resección quirúrgica. Se necesita radiación para prevenir la recurrencia local. La supervivencia general rebasa 90%.

3. Vejiga o próstata: un objetivo importante en el tratamiento de los pacientes con estos tumores es la conservación de la vejiga. La supervivencia general a 5 años es de 84% con 75% de supervivencia sin recaídas. La mayor parte de las recaídas ocurre en etapas tempranas y en 60% de los casos corresponden a fracasos locales mientras que el resto representa fallas distantes con o sin recaídas locales.

H. Efectos tardíos

Un motivo primario de preocupación es el riesgo tardío de disfunción vesical en pacientes tratados con radiación pélvica. Esto puede ocasionar disminución de la distensibilidad dando origen a problemas renales. Los estudios clínicos previamente realizados en pacientes con rabdomiosarcoma de vejiga o próstata no han sido valorados respectivamente en cuanto a la función vesical. Hasta dos tercios de las vejigas pueden conservarse, pero muchas tendrán función vesical anormal.

La función reproductiva y sexual puede afectarse con el tratamiento con varias modalidades para el rabdomiosarcoma. Hasta 80% de las mujeres supervivientes a largo plazo tendrán disfunción endocrina o ginecológica. Los varones que sobreviven también se encuentran en riesgo de infertilidad y disfunción eréctil.

III. TUMOR DE WILMS

A. Epidemiología

La incidencia de tumor de Wilms en niños de 0 a 19 años es de 6.3 casos por millón. La mediana de edad al momento de la presentación es de 3 años y 80% de los casos ocurren en menores de 5 años. Los niños con tumor bilateral se presentan a edades más tempranas.

B. Genética

Varios síndromes identificables se asocian con aumento en la incidencia de tumor de Wilms; los que se dividen en síndromes con y sin proliferación excesiva. Los síndromes sin proliferación excesiva incluyen la aniridia y el síndrome de Denys–Drash. La aniridia se encuentra en 1% de los pacientes con tumor de Wilms. Se asocia con síndrome WAGR (tumor de Wilms, aniridia, anomalías genitales, discapacidad intelectual). En estos pacientes se detectó la deleción del cromosoma 11; 50% de los pacientes con el síndrome WAGR y deleción del cromosoma 11 desarrollarán tumor de Wilms.

Los síntomas de crecimiento excesivo incluyen el síndrome de Beckwith-Wiedemann (SBW), que se caracteriza por organomegalia como acromegalia y hepatomegalia. Los niños con hemihipertrofia aislada también se encuentran en mayor riesgo de tumor de Wilms. El riesgo de tumor de Wilms en el SBW y en hemihipertrofia es de 10%.

Se han identificado varios genes que podrían explicar el desarrollo de tumor de Wilms. WT-1 se ubica en el cromosoma 11p13 y se asocia con pacientes con aniridia y síndrome de Denys–Drash. WT-2 se ha identificado en la región de impronta del cromosoma 11p15 y se ha vinculado con SBW; sin embargo, más de 80% de los tumores de Wilms primarios esporádicos han perdido la impronta o la heterocigosidad en 11p15.5. Las mutaciones somáticas del gen del tumor de Wilms en el cromosoma X (WTX) se identifican en 20% a 30% de los casos de Ewing.

Se han encontrado otras anomalías cromosómicas en pacientes con tumor de Wilms. La pérdida de la heterocigosidad para el cromosoma 16q y 1p se han asociado con un mal pronóstico. Las mutaciones del gen TP53 (proteína tumoral 53) se encuentran en alrededor de 5% de los tumores de Wilms, asociados con histología desfavorable (anaplásica).

C. Presentación clínica

Se encuentra una tumoración abdominal palpable en más de 90% de los niños. Puede ocurrir rotura del tumor dando origen a signos y síntomas de abdomen agudo. La hematuria es la presentación menos común, pero es frecuente la hematuria microscópica. La extensión del tumor hacia el drenaje venoso del riñón puede producir varicocele, ascitis o incluso insuficiencia cardiaca congestiva por extensión hacia la aurícula derecha.

D. Diagnóstico

La ecografía confirma la presencia de un tumor sólido y podría identificar el sitio de origen. A continuación, se realiza TC o RMN en todos los niños, pero estos estudios no permiten diferenciar entre tumor de Wilms y otros tumores renales en la infancia. El diagnóstico de extensión extradural del tumor es importante para la estadificación. Los estudios de imagen pueden dar pie para la sospecha de extensión regional hacia órganos circundantes, pero no son métodos fiables. Las radiografías de tórax (TC o RMN) son necesarias para descartar metástasis pulmonares. El riñón contralateral debe ser valorado para descartar enfermedad bilateral. Muy pocas lesiones son pasadas por alto.

Los estudios de imagen preoperatorios deben descartar la extensión hacia el interior de la vena cava. La ecografía es útil en este sentido. La RMN es el estudio preferido si la ecografía no es concluyente.

Se ha recomendado la detección con ecografía renal seriada en niños con alto riesgo para desarrollar tumor de Wilms. Se recomienda que la detección se lleve a cabo cuando la incidencia de tumor de Wilms para una determinada enfermedad sea mayor a 5%. Se realiza monitorización ecográfica desde el momento del diagnóstico hasta los 5 años de edad, con una frecuencia de cada 3 a 4 meses. Ningún estudio ha demostrado hasta la fecha que la detección temprana haya mejorado la supervivencia del paciente. La detección temprana puede proporcionar una oportunidad para la cirugía con rescate de nefronas, porque estos niños se encuentran en alto riesgo de enfermedad bilateral. Los tumores pequeños que se encuentran en los estudios de detección tienen más posibilidad de ser sometidos a cirugía con conservación renal. También se recomienda la revisión del riñón contralateral después de nefrectomía por tumor de Wilms unilateral.

E. Anatomía patológica y estadificación

1. Anatomía patológica: la mayor parte de los tumores se clasifican como de histología favorable. El tumor de Wilms típicamente tiene tres componentes: blastema, epitelio y estroma. La anaplasia del tumor se encuentra entre 5% y 10% de los niños; se asocia con resistencia al tratamiento. Es obligada la ablación completa de estos tumores. Otras variantes que en algún momento se consideraron tumor de Wilms hoy en día se consideran enfermedades separadas (véase más adelante).

2. Estadificación

Etapa	Extensión de la enfermedad
I	Tumor limitado al riñón y extirpado por completo. La cápsula renal se encuentra intacta y el tumor no se rompió antes de su ablación. No hay tumor residual y no hay afección de los senos venosos renales.
II	El tumor se extiende a través de la cápsula perirrenal pero puede realizarse ablación por completo. Los vasos sanguíneos extrarrenales pueden contener trombos tumorales o quizá haya infiltración por el tumor, pero debe retirarse por completo en bloque con la pieza de nefrectomía.
III	Tumor residual no hematógeno, confinado al abdomen: afección de ganglios linfáticos, contaminación con células tumorales antes o durante la operación, tumor sometido a biopsia antes de la resección, implantes peritoneales, el tumor que rebasa los bordes quirúrgicos ya sea macroscópicamente o microscópicamente o tumor que no se extirpó por completo.
IV	Metástasis hematógenas al pulmón, hígado, hueso, encéfalo, etcétera.
V	Afección renal bilateral al momento del diagnóstico.

F. Tratamiento quirúrgico

Los objetivos quirúrgicos son la ablación completa del tumor sin rotura del mismo. El cirujano es el responsable de valorar la extensión de la enfermedad necesaria para la estadificación precisa del tumor. Es obligada la obtención de muestras de ganglios linfáticos. Los cirujanos deben buscar evidencia de extensión a otros órganos y de rotura del tumor en la cavidad peritoneal. No está indicada la exploración del riñón contralateral si los estudios de imagen son negativos para tumor bilateral.

El cirujano es responsable de la ablación del tumor intacto. La contaminación con células tumorales ocasiona un incremento de seis veces en la recaída abdominal local. La recaída local se asocia con reducción significativa en la supervivencia. Las complicaciones quirúrgicas suelen ocurrir en 11% de los pacientes.

G. Tratamiento posoperatorio

En Estados Unidos, la mayor parte de los pacientes con tumor de Wilms son tratados con cirugía primaria seguida de tratamiento posoperatorio. En Europa y en otros países la quimioterapia preoperatoria es el tratamiento inicial. A continuación, se revisan los resultados de estos estudios.

1. Children's Oncology Group (COG): la supervivencia general para pacientes con histología favorable rebasa 90%. La supervivencia general a cuatro años en pacientes en etapa III es de 90% y de 80% para la etapa IV.

   Enfermedad en etapa I con histología favorable: si la edad es < 24 meses y el tumor pesa menos de 550 g, sólo se realiza observación después de la cirugía inicial (la cirugía no es el tratamiento habitual y debe realizarse sólo como parte de un estudio clínico); con edades > 24 meses o tumores con peso > 550 g, se inicia régimen EE-4A (vincristina y la actinomicina por 18 semanas) sin radioterapia.

   Enfermedad en etapa II o anaplasia difusa: régimen EE-4A sin radioterapia.

   Enfermedad en etapa II-III con anaplasia focal: régimen DD-4A (vincristina, actinomicina y doxorrubicina por 24 semanas) seguido de radioterapia abdominal.

   Enfermedad en etapa II a III con anaplasia difusa: régimen I (vincristina, doxorrubicina, ciclofosfamida y etopósido por 24 semanas) seguido de radioterapia abdominal.

   Enfermedad en etapa III con histología favorable: régimen DD-4A y después radioterapia abdominal.

   Enfermedad en etapa IV con histología favorable y anaplasia focal: régimen DD-4A y después radioterapia abdominal y a los sitios de metástasis. Los investigadores del COG han valorado un método basado en la respuesta para el tratamiento de metástasis pulmonares. En niños con respuesta completa cuantificada por TC de tórax se evita la radiación pulmonar.

   Enfermedad en etapa IV con anaplasia difusa: régimen I seguido de radioterapia abdominal y radiación a los sitios de metástasis.

   Los niños con tumores anaplásicos aún tienen un mal pronóstico. Se han empleado regímenes de quimioterapia más intensivos sin ventajas en la supervivencia. La supervivencia a cuatro años sin recaída es aún mala.

   Se han identificado varios factores genéticos y biológicos que se asocian con resultados adversos en pacientes con tumor de Wilms, e incluyen la pérdida de 16q y 1p, la ganancia de 1q, el estado de metilación de 11p15 y el estado de la mutación WT1. Los grupos de cooperación han valorado la factibilidad de estratificar a los pacientes para el tratamiento con base en estos resultados.

2. International Society of Pediatric Oncology (SIOP): los protocolos de SIOP para tumor de Wilms utilizan de manera sistemática quimioterapia preoperatoria antes de la cirugía. El tratamiento inicial se basa en estudios de imagen sin biopsia. Los investigadores de la SIOP utilizan la estadificación tumoral, histología, volumen tumoral y la respuesta a la quimioterapia preoperatoria para la estratificación del riesgo. La quimioterapia preoperatoria ocasiona "disminución de la etapa" con sólo 40% de los tumores ubicados en etapa II o III. Los tumores se clasifican de riesgo bajo, riesgo intermedio y riesgo alto. Los tumores de riesgo bajo son aquellos con necrosis tumoral o con nefroblastoma quístico parcialmente diferenciado. Los tumores de alto riesgo incluyen tumores anaplásicos y tumores con predominio del blastema ya que esto se asocia con tasas más elevadas de mortalidad. El tamaño tumoral menor de 500 mL después de la quimioterapia se asocia con mejoría de la supervivencia en pacientes con histología tumoral con riesgo intermedio.

   La quimioterapia consiste de dactinomicina y vincristina, administradas por 4 semanas, seguida de la intervención quirúrgica. Los pacientes con enfermedad en etapa IV reciben estos tres fármacos (se añade doxorrubicina) por 6 semanas. Los pacientes con metástasis pulmonares con respuesta completa con o sin resección de metástasis, tienen mejor supervivencia. Sólo 14% de los pacientes con metástasis pulmonares reciben radioterapia pulmonar como parte de su tratamiento inicial.

3. Tumores bilaterales: 5% de los pacientes se presenta con tumores bilaterales al momento del diagnóstico. Estos tumores a menudo se originan de lesiones precursoras conocidas como restos nefrógenos. Es necesaria la preservación de tejido renal en este grupo de niños, los cuales se encuentran en alto riesgo de insuficiencia renal. Se utiliza quimioterapia preoperatoria en todo paciente con tumores bilaterales. Un estudio completado en fecha reciente por el COG utilizó quimioterapia intensiva al momento del diagnóstico. La hipótesis fue que podía obtenerse reducción tumoral máxima en un intervalo más breve ocasionando una intervención quirúrgica más temprana. Los investigadores deseaban establecer si este método podría llevar a una menor incidencia de nefrectomía completa. El tratamiento después de cirugía con el método SIOP utilizó la histología después de la quimioterapia para guiar el régimen de quimioterapia y su duración.

H. Efectos tardíos del tratamiento

1. Numerosos aparatos y sistemas sufren secuelas tardías del tratamiento antineoplásico. Informes tempranos encontraron que la radiación puede ocasionar escoliosis. La dosis de radiación disminuyó y se modificaron los portales de radiación. Los problemas musculoesqueléticos son hoy en día mucho menos comunes.

2. La radiación de las gónadas puede producir infertilidad en niños y niñas. Se ha observado incidencia de 12% de insuficiencia ovárica después de la radiación abdominal. Esta radiación abdominal también puede ocasionar resultados adversos en el embarazo.

3. La doxorrubicina se asocia con aumento en el riesgo de insuficiencia cardiaca congestiva. Puede desarrollarse miocardiopatía varios años después del tratamiento. La incidencia de insuficiencia cardiaca congestiva es de 4.4% en pacientes con tumor de Wilms que reciben doxorrubicina como régimen inicial de quimioterapia.

4. Se ha encontrado incremento en el riesgo de insuficiencia renal en pacientes con tumores bilaterales. Los pacientes con tumor de Wilms asociados con aniridia y anomalías genitourinarias también tienen un incremento en el riesgo de insuficiencia renal, que ocurre 10 años después del tratamiento inicial. Los niños con síndrome de Denys–Drash tienen aumento en el riesgo de insuficiencia renal por glomerulopatía coexistente.

IV. OTROS TUMORES RENALES

A. Nefroma mesoblástico congénito (NMC)

El nefroma mesoblástico congénito es el tumor renal más común en niños; dichos tumores están compuestos de forma predominante por haces de células fusiformes que simulan células de músculo liso. La mayor parte de estos pacientes se cura sólo con la nefrectomía. Se ha observado que algunos tumores con incremento de la celularidad desarrollan recurrencia local. El riesgo más elevado es en niños menores de 3 meses de edad.

B. **Nefroblastoma quístico parcialmente diferenciado (NQPD)**

La mayor parte de estos tumores ocurren en el primer año de vida. Algunos autores consideran que es una misma entidad con el nefroma quístico multitabicado; son diferenciables por medios radiográficos. La TC muestra quistes de diversos tamaños, en ocasiones con tabiques prominentes. La cirugía es curativa en casi todos los pacientes si el tumor se elimina por completo. Para aquellos con resección incompleta, se administran de actinomicina y vincristina posoperatorias. La nefrectomía parcial puede realizarse si el tumor se limita al polo renal.

C. **Sarcoma renal de células claras (SRCC)**

Este tumor representa 3% de los tumores renales. La edad al momento del diagnóstico es similar al nefroblastoma. El pronóstico mejora en pacientes con etapas bajas. La doxorrubicina ha mejorado sustancialmente la supervivencia de estos niños. Todos requieren radioterapia. Los pacientes con tumor en etapa I tienen tasas de supervivencia de 98%; llegan a ocurrir recurrencias tardías. Estos tumores son singulares en el sentido de que son propensos a dar metástasis óseas y cerebrales.

D. **Tumor renal rabdoide**

Es el tipo más agresivo y letal de tumor renal. Representa 2% de los tumores renales. Típicamente ocurre en niños muy pequeños con una mediana de edad al momento del diagnóstico de 16 meses. No responde a la quimioterapia y la mayor parte de los pacientes con enfermedad metastásica no sobrevive.

E. **Adenocarcinoma renal**

Es el tumor renal más común en la segunda década de la vida. Los estudios de imagen no permiten diferenciar el adenocarcinoma de otros tumores renales sólidos. Existe una incidencia elevada de adenocarcinoma renal papilar en niños. Estos tumores típicamente se observan en adolescentes o adultos jóvenes, son singulares desde el punto de vista genético ya que poseen translocaciones cromosómicas que afectan un punto común de rotura en el gen TFE ubicado en Xp11.2. Otro tipo de adenocarcinoma renal que se observa más a menudo en niños es el carcinoma medular renal que se encuentra en pacientes con hemoglobinopatía drepanocítica. La mediana de edad al momento de presentación es de 13 años, pero puede encontrarse en niños más pequeños. Es un tumor muy letal.

La resección tumoral completa es el determinante más importante de los resultados. Los pacientes con tumores en etapa I suelen sobrevivir. La afección de ganglios linfáticos regionales no se acompaña del mismo pronóstico inadecuado que el adenocarcinoma renal en adultos. No se han realizado estudios para identificar la eficacia del tratamiento adyuvante para pacientes con etapas avanzadas.

F. **Angiomiolipoma**

El angiomiolipoma se desarrolla en 80% de los pacientes con esclerosis tuberosa compleja. La incidencia de angiomiolipoma se incrementa con la edad en estos pacientes. Se recomienda la ecografía anual para detectar el crecimiento de tumores. Algunas lesiones tienen poco contenido de grasa y en estos niños puede ser difícil llevar a cabo la diferenciación de otros tumores renales, por ejemplo, el adenocarcinoma renal por estudios de imagen. En algunos casos podría ser necesaria la biopsia de la lesión para confirmar el diagnóstico de angiomiolipoma antes de proceder con el tratamiento. El riesgo de hemorragia se incrementa con lesiones de más de 4 cm de diámetro. Se han utilizado la embolización angiográfica selectiva con fines de tratamiento. En fecha reciente los inhibidores de mTOR han mostrado ser promisorios como un nuevo tipo de tratamiento para reducir el tamaño de los angiolipomas asociados con complejo de esclerosis tuberosa y representan el primer método terapéutico sistémico para el tratamiento de la causa subyacente de la esclerosis tuberosa compleja (que se dirige a la activación no regulada de mTOR).

V. TUMORES TESTICULARES

A. Epidemiología

Los tumores testiculares representan 1% de todos los tumores sólidos en pacientes pediátricos. Las lesiones benignas ocurren más a menudo en niños que en los adultos. Reportes recientes han notado que lesiones testiculares benignas como el teratoma ocurren más a menudo que las neoplasias de células germinativas. La incidencia de tumor testicular infantil alcanza su máximo a los 2 años de edad, pero nuevamente se incrementa después de la pubertad.

B. Patogenia y genética

Existe un incremento conocido en el riesgo de tumores de células germinativas en pacientes con antecedente de criptorquidia. Los pacientes con trastornos de la diferenciación sexual también se encuentran en mayor riesgo, en particular aquellos con material cromosómico Y en su cariotipo. La neoplasia intratubular de células germinativas se incrementa de incidencia en adultos con antecedente de testículos no descendidos. Parece que la neoplasia intratubular de células germinativas es una lesión precursora del desarrollo de tumores de células germinativas. Se han encontrado diversas anomalías cromosómicas en adolescentes y adultos con tumores de células germinativas, lo que incluye deleciones de 1p, pérdida de 6q y anomalías de 2, 3p y 12p. Esto quizá esté implicado en el desarrollo de neoplasias intertubulares de células germinativas, pero no se ha encontrado que alguna de ellas tenga importancia pronóstica.

C. Presentación clínica

Las tumoraciones testiculares indoloras son el hallazgo clínico más común. Por desgracia, muchos pacientes son diagnosticados de forma errónea con otras enfermedades benignas como epididimitis, hidrocele o hernia. La ecografía testicular es invaluable para valorar la patología escrotal. La ecografía es de particular utilidad para identificar el componente quístico de un teratoma testicular y también los quistes epidermoides; se les describe con aspecto de "piel de cebolla". El reconocimiento de estas lesiones en el preoperatorio puede permitir la realización de un procedimiento para conservación del testículo.

D. Diagnóstico

Las TC de retroperitoneo y tórax son necesarias para descartar lesiones metastásicas en tumores de células germinativas. Pueden identificarse la mayor parte de las metástasis a ganglios linfáticos retroperitoneales, pero son pasadas por alto en 15% a 20% de los casos.

Los marcadores tumorales son importantes en los tumores de células germinativas. Los tumores que contienen elementos del saco vitelino producen α-fetoproteína (AFP). Es esencial la valoración de AFP después de la ablación del tumor. Las concentraciones persistentemente elevadas reflejan enfermedad metastásica. En niños, la excepción es que no se alcanzan las concentraciones normales en adultos. Los tumores de células germinativas embrionarias y mixtas producen β-hCG, que no suele elevarse a menudo en pacientes prepúberes.

E. Patología y estadificación

1. Estadificación

Etapa	Extensión de la enfermedad
I	El tumor se limita al testículo. Los marcadores tumorales son negativos después de una reducción apropiada de la semivida.
II	Está presente la enfermedad residual microscópica en el escroto o en el cordón espermático. Los marcadores tumorales permanecen elevados después de un intervalo apropiado de semivida. Rotura del tumor o biopsia escrotal antes de completar la orquiectomía.
III	Metástasis a ganglios linfáticos retroperitoneales.
IV	Metástasis distantes.

2. Anatomía patológica

1. El teratoma es el tumor de células germinativas más común en niños prepúberes. El tumor puede tener elementos de más de una capa de células germinativas. El aspecto microscópico varía con el grado de maduración y con la cantidad de tejido de cada capa de células germinativa.

2. Los tumores del saco vitelino también se conocen como tumores del seno endodérmico. Un hallazgo característico en los tumores del saco vitelino es la presencia de cuerpos de Schiller-Duval. La tinción especial demuestra la presencia de α-fetoproteína.

3. Los tumores de las células de Leydig, de las células de Sartori y de las células de la granulosa tienen un origen embriológico común. Las características histopatológicas de los tumores de células de Leydig es la presencia de cristales de Reinke en 40% de los tumores.

4. Los gonadoblastomas son los tumores más comunes encontrados en pacientes con trastornos del desarrollo sexual. El componente de células germinativas del gonadoblastomas está propenso a degeneración maligna. Estos tumores ocurren en estrías gonadales o gónadas displásicas.

F. Tratamiento quirúrgico

Los tumores malignos se tratan con orquiectomía inguinal radical. Debe evitarse el acceso escrotal a un tumor testicular; esto ocasiona incremento en la etapa tumoral y requiere un tratamiento más intensivo. Los tumores benignos como teratoma y quistes epidermoides en algunos casos se tratan con métodos con conservación del testículo. Con la ablación completa de la lesión, no se han observado casos de recurrencia.

G. Tratamiento posoperatorio

1. Teratoma maduro: en pacientes prepúberes son curativas las orquiectomía radical o parcial. Es obligada la valoración de los ganglios linfáticos retroperitoneales después de la pubertad. El teratoma inmaduro es menos común. Ocurre más a menudo en el ovario que en el testículo. La recurrencia de un teratoma inmaduro puede ocurrir en pacientes con aumento de las concentraciones de AFP o en tumores del saco vitelino en la pieza quirúrgica.

2. Quiste epidermoide: representa 15% de las lesiones testiculares prepúberes. Puede tratarse con cirugía con conservación del testículo. Estos pacientes no requieren vigilancia activa después de la operación.

3. Tumores del saco vitelino: el tratamiento inicial para los tumores del saco vitelino es la orquiectomía radical. Ésta es curativa en la mayor parte de los casos. Los pacientes con etapa clínica I no reciben tratamiento adyuvante después de la orquiectomía radical. Se realiza vigilancia cuidadosa. Si se observa elevación de AFP se inicia con quimioterapia.

   Los pacientes con tumores en etapa II a IV recibirán tratamiento con tres ciclos de PEB en comprimidos (cisplatino, etopósido y bleomicina). Si el paciente tiene sólo respuesta parcial, entonces se administran seis ciclos de quimioterapia. Las tumoraciones retroperitoneales persistentes después de la quimioterapia son poco comunes. La supervivencia para todos los pacientes se acerca a 100%.

4. Tumores del estroma gonadal: la orquiectomía inguinal es curativa para los tumores de células de Leydig en niños prepúberes. Los tumores de las células de Sartori ocurren en niños desde los 4 años de edad. Algunos de estos tumores son hormonalmente activos. Los niños menores de 5 años de edad suelen tratarse sólo con orquiectomía. Sin embargo, aquellos con características histológicas adversas, por ejemplo invasión vascular o aumento de la actividad mitótica y niños mayores de 5 años de edad, requieren estadificación más amplia.

VI. OTROS TUMORES VESICALES

A. Adenoma nefrógeno

El adenoma nefrógeno es un tumor benigno que puede ocurrir en niños y en adultos. Típicamente se observa en pacientes con infecciones recurrentes, radiación, antecedentes de cirugía y otras formas de lesión vesical. También se ha reportado después del trasplante renal en pacientes con inmunodepresión. Se le considera una lesión metaplásica. Desde el punto de vista endoscópico, las lesiones típicamente son pequeñas y son consistentes con carcinoma papilar de células transicionales. Es necesaria la biopsia para establecer el diagnóstico inicial. El tratamiento consiste de ablación y fulguración. Estos tumores pueden presentar recurrencia y se requiere la vigilancia aunque a intervalos menos frecuentes que para el carcinoma vesical de células transicionales.

B. Carcinoma de células transicionales

El carcinoma de células transicionales de la vejiga rara vez ocurre niños y adolescentes. La mayor parte de los casos son informes de casos aislados. Estos tumores pueden ocurrir como una segunda neoplasia maligna después del tratamiento previo con ciclofosfamida. La mayor parte de las lesiones son superficiales y de baja malignidad. La resección endoscópica es el tratamiento primario y no se emplea de manera sistemática el tratamiento intravesical. Existen algunas sugerencias de que hay un bajo riesgo para la recurrencia en el carcinoma de células transicionales que ocurre en niños pequeños. Muchos autores recomiendan la vigilancia con ecografía vesical para detectar recurrencias.

LECTURAS RECOMENDADAS

Dome JS, Perlman EJ, Graf N. Risk stratification for Wilms tumor: current approach and future directions. *ASCO Educational Book*; 2014.

Ferrer FA. Pediatric urologic oncology: bladder and testis. In Wein AJ, Kavoussi LR, Partin AW, Peters CA, eds. *Campbell's Urology*, 11th ed. and *Campbell's Urology Study Guide*. Orlando, FL: WB Saunders; 2016:3582-3598.

Ritchey ML, Shamberger R. Pediatric urologic oncology: renal and adrenal. In Wein AJ, Kavoussi LR, Partin AW, Peters CA, eds. *Campbell's Urology*, 11th ed. and *Campbell's Urology Study Guide*. Orlando, FL: WB Saunders; 2016:3559-3581.

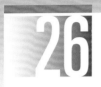

26

Cirugía robótica y laparoscópica en urología pediátrica

Eric A. Kurzrock

I. INTRODUCCIÓN

Desde la última edición de la obra *Handbook of Pediatric Urology*, los avances en cirugía asistida con robots han ocasionado un incremento exponencial en la cirugía laparoscópica pediátrica, en particular para la reconstrucción de las vías urinarias altas. Los métodos laparoscópicos tienen la ventaja de incisiones más pequeñas, menos dolor, estancias hospitalarias más breves y disminución de la convalecencia para adultos sometidos a cirugía abdominal. Los lactantes y niños se benefician, pero las ventajas de la cirugía abierta probablemente disminuyan con el tamaño del paciente. Como la vejiga y riñones del niño se encuentran mucho más cercanos con respecto a la superficie y más pequeños, pueden repararse o extirparse a través de incisiones pequeñas (2 a 5 cm) con menos división del músculo. La combinación de una exposición excelente y la visión a través de un laparoscopio con mejoría en el control motor fino con robots, han desafiado la superioridad de muchos procedimientos urológicos pediátricos abiertos.

II. FISIOLOGÍA

Inflar el abdomen con CO_2 a presión crea cambios fisiológicos singulares, que difieren a la cirugía abierta. La cirugía laparoscópica, por lo general, se realiza con presiones entre 10 y 15 mm Hg, lo que disminuye el movimiento diafragmático y la capacidad pulmonar. La absorción de CO_2 (hipercarbia) con la presión puede ocasionar cambios cardiopulmonares que el cirujano y el anestesiólogo deben vigilar y deben estar preparados para compensarlos. Éstos incluyen disminución del gasto cardiaco, aumento de la frecuencia cardiaca, disminución de la diuresis y aumento de la presión intracraneal. La duración más prolongada, las enfermedades cardiopulmonares asociadas, cirugías previas pueden evitar que algunos pacientes sean sometidos a cirugía laparoscópica.

III. INSTRUMENTACIÓN Y TÉCNICA

Los telescopios para laparoscopia se encuentran disponibles en tamaños que van de 2 a 12 mm. La colocación inicial del trocar puede realizarse a ciegas con una aguja de Veress, a través de una incisión abierta o con colocación del trocar bajo visión directa. Es importante asegurar que la vejiga esté vacía antes de colocar el primer trocar. Se colocan uno a cuatro trócares adicionales bajo visión laparoscópica directa. La mayor parte de los procedimientos pediátricos se realizan con instrumentos de trabajo de 3.5 o 5 mm. Se dispone de una amplia variedad de instrumentos lo que incluye disectores, sujetadores, portaagujas, electrocauterios bipolares y dispositivos de aspiración. La coagulación y división de los tejidos puede realizarse con instrumentos similares a los observados en cirugía abierta como tijeras, electrocauterio monopolar o bipolar y dispositivos ultrasónicos. La ligadura de los vasos sanguíneos y tejidos puede llevarse a cabo con material de sutura, grapas y grapadoras. La mayor parte de los cirujanos prefiere el uso de robots si hay un componente reconstructivo para la cirugía con uso de material de sutura. Pueden utilizarse morcelador y bolsas para piezas quirúrgicas para el retiro de la pieza quirúrgica.

El laparoscopio proporciona aumento, pero los instrumentos y ángulos obtenidos con los trócares a menudo limitan la destreza y movimientos del cirujano. La robótica puede evitar estos problemas. Como se mencionó antes, las ventajas del método laparoscópico disminuyen inversamente con el tamaño del paciente. El espacio de trabajo en niños pequeños y lactantes limita la distancia entre los trócares y los movimientos de los instrumentos. La cirugía con un solo trocar que permite el uso de hasta tres instrumentos a través de una incisión está ganando aceptación en adultos, pero probablemente sea de utilidad limitada en niños pequeños.

La mayor parte de los procedimientos laparoscópicos se realizan en la cavidad peritoneal. Algunos cirujanos emplean el acceso retroperitoneal para procedimientos renales. Operar en la cavidad peritoneal tiene la ventaja de mayor espacio de trabajo, pero existe el riesgo de lesionar el intestino por el riesgo teórico de inducir adherencias intestinales. El funcionamiento del retroperitoneoscopio se ve obstruido por un área de trabajo pequeña, pero el hilio renal se expone con facilidad sin interposición de intestino, hígado o bazo.

IV. USOS DIAGNÓSTICOS

A. Hernia inguinal

En 5% a 10% de los niños se desarrollará una hernia contralateral metácrona. La edad, género y lado afecta el riesgo. Antes de la laparoscopia, el estándar consistía en la exploración inguinal contralateral, abierta, para niños pequeños. La laparoscopia evita la incisión contralateral en la mayor parte de los niños. Durante la reparación de la hernia, se hace avanzar un telescopio de 70 o 120° a través del saco herniario ipsolateral. El anillo contralateral interno se observa con facilidad. Si la hernia se encuentra significativamente permeable, se realiza la reparación contralateral de la hernia. Se ha cuestionado la rentabilidad de esta práctica y se argumenta el uso limitado de la inspección contralateral a recién nacidos prematuros.

B. Testículos no descendidos, no palpables

No existen modalidades de imagen con sensibilidad de 100% para identificar un testículo intraabdominal. La laparoscopia puede determinar con facilidad la presencia y ubicación del testículo. Los hallazgos incluyen lo siguiente.

1. Testículos intraabdominales.
   a. Por lo general cerca del anillo interno.
      En ocasiones los testículos se ubican en la pelvis o cerca de los riñones.
2. El conducto deferente y vasos gonadales pasan a través del anillo interno.
   a. Un anillo abierto sugiere testículos inguinales.
   b. Los vasos sanguíneos atrésicos y un anillo cerrado sugiere atrofia testicular en el escroto o en el conducto inguinal.
3. Los vasos gonadales disminuyen de calibre antes de entrar al anillo interno
   a. Si es evidente un vaso con terminación ciega, muchos cirujanos consideran innecesaria la exploración inguinal

C. Trastornos del desarrollo sexual

La laparoscopia permite delinear las estructuras genitales internas y posiblemente obtener biopsias, así como la eliminación de las coordenadas internas en riesgo para cáncer.

V. USOS TERAPÉUTICOS

A. Testículos abdominales

Para los testículos intraabdominales, los resultados después de orquidopexia laparoscópica como posición escrotal testicular y viabilidad son comparables con las técnicas abiertas. La laparoscopia es particularmente ventajosa para niños mayores y para aquellos con testículos abdominales en posición alta. Para una orquidopexia de Fowler-Stephens de dos etapas, la ligadura de la arteria gonadal durante la primera etapa se simplifica por acceso laparoscópico. La segunda etapa puede completarse utilizando una técnica abierta o laparoscópica.

B. Pieloplastia

Después de la orquidopexia, la pieloplastia es el procedimiento laparoscópico pediátrico más común. Hoy en día se utiliza la asistencia robótica en la mayor parte de los centros hospitalarios (fig. 26-1).

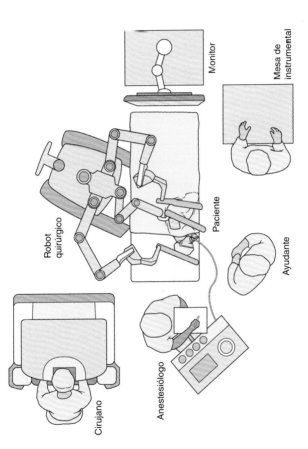

FIGURA 26-1. Pieloplastia robótica, posición del paciente y del cirujano.

El alivio a largo plazo de la obstrucción es equiparable entre los procedimientos abiertos y robótico. Los análisis más contemporáneos han demostrado que se obtienen estancias más breves con pieloplastia robótica y ya no se limita a niños mayores y muchos centros hoy en día tratan a lactantes y niños pequeños.

C. **Nefrectomía y nefroureterectomía**
  1. Indicaciones.
      a. Riñón no funcional secundario a lo siguiente.
          (1) Enfermedad quística.
          (2) Nefropatía por reflujo.
          (3) Hidronefrosis.
      b. Donador renal.
      c. Nefrectomía pretrasplante.
  2. Contraindicaciones relativas.
      a. Tumor.
      b. Traumatismos.
      c. Infección.

D. **Nefrectomía parcial**
  1. Indicaciones.
      a. Duplicación renal.
          (1) Polo superior poco funcional asociado con ureterocele o uréter ectópico (fig. 26-2).
          (2) Polo inferior poco funcional asociado con reflujo.

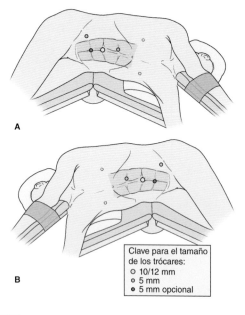

A

B

Clave para el tamaño
de los trócares:
○ 10/12 mm
○ 5 mm
● 5 mm opcional

FIGURA 26-2. Posición para nefrectomía laparoscópica del polo superior.

E. **Reimplantación ureteral**

Cuando se realiza por acceso laparoscópico, el acceso más utilizado es el Lich-Gregoir con asistencia robótica. Pocos centros hospitalarios utilizan un acceso laparoscópico para cirugía vesical, porque las alternativas endoscópicas se han visto más favorecidas por reflujo de baja intensidad y los ureteros con reflujo elevado son difíciles de tratar por accesos extravesicales.

F. **Otros procedimientos laparoscópicos (o asistidos por laparoscopia)**

1. Uréter o ureterostomía.
2. Apendicocecostomía
3. Ablación del uraco.
4. En ureterocistoplastia.
5. Derivación urinaria continente.

LECTURAS RECOMENDADAS

Chan Y, Sturm R, Durbin-Johnson B, Kurzrock EA. Outcomes after pediatric open, laparoscopic and robotic pyeloplasty at academic institutions. *J Pediatr Urol* epub ahead of print: http://www.sciencedirect.com/science/article/pii/S1477513116303047.

Docimo SG, Peters CA. Pediatric endourology and laparoscopy. In: Walsh PC, Retik AB, Vaughan ED, Wein AJ, eds. *Campbell-Walsh Urology*, 11th ed. Philadelphia, PA: Elsevier; 2016:2963.

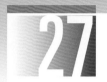

Anestesia para procedimientos urológicos

Melissa A. Ehlers e Igor Galay

I. INTRODUCCIÓN

La cirugía es un evento que produce estrés a cualquier individuo y aún más a niños, quienes no comprenden la razón de esta. Se requiere un plan anestésico bien diseñado para permitir una cirugía segura y eficaz, y también para reducir la cantidad de estrés que sufre el niño y sus familiares al momento que se realice.

Los objetivos del anestesiólogo se muestran a continuación:

- Reducir la ansiedad del paciente y de los padres.
- Asegurar la comodidad y seguridad del paciente durante y después del procedimiento.
- Proporcionar condiciones quirúrgicas óptimas.
- Reducir el impacto negativo de la respuesta del estrés a la cirugía.
- Facilitar la recuperación temprana.

II. PREPARACIÓN PREOPERATORIA

A. Calmar la angustia en forma temprana

La preparación para niños en edad escolar debe iniciar con 5 a 7 días de anticipación para que sea eficaz. Además de revisar con los padres los riesgos y beneficios de ciertos procedimientos (y con el paciente, si la edad es apropiada), suele ser de utilidad describir a la familia lo que puede esperarse cuando se llegue al hospital. Por lo general, en el consultorio del cirujano se entrega a los padres materiales impresos con instrucciones y descripciones sobre el proceso perioperatorio (véase un ejemplo de folleto, dirigido a intentar explicar algunos de los cuestionamientos comunes realizados cuando se someterá a un niño a anestesia; fig. 27-1). Algunos hospitales proporcionan recorridos a familiares de futuros pacientes de forma que pueden verificar el área quirúrgica, el área de espera, la sala de recuperación el área de hospitalización pediátrica o la unidad de cuidados intensivos si la hospitalización será programada. Otros hospitales quizá tengan videos en línea para pacientes que viven lejos o que tienen dificultades para acudir al recorrido hospitalario. La preparación extensa puede ser menos útil en niños menores de 3 años de edad o en aquellos con hospitalización previa.

B. ¿Quiénes deben recibir valoración preanestésica?

No todos los niños son valorados por un anestesiólogo en una valoración preanestésica formal. Para la mayoría de los niños sanos, una entrevista telefónica varios días antes de la cirugía puede ser suficiente. Los pacientes con enfermedades sistémicas, síndromes o antecedentes de problemas con la anestesia deben ser enviados para una valoración más formal. El objetivo de la valoración preoperatoria es obtener toda la información necesaria antes del arribo del paciente al hospital y, por tanto, evitar sorpresas y posibles retrasos o bien, cancelaciones el día de la intervención quirúrgica.

En niños pequeños programados para cirugía en las temporadas de frío, son frecuentes las infecciones de vías respiratorias altas. Se asocia con

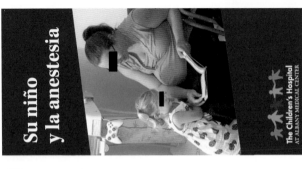

Su niño
y la anestesia

The Children's Hospital
AT ALBANY MEDICAL CENTER

KNOWN FOR
OUR EXPERTISE.
CHOSEN FOR
OUR CARE.

The Children's Hospital
AT ALBANY MEDICAL CENTER

www.amc.edu

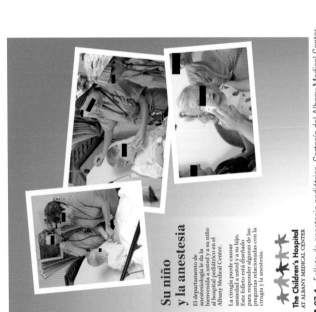

Su niño
y la anestesia

El departamento de
anestesiología le da la
bienvenida a usted y a su niño
al hospital pediátrico en el
Albany Medical Center.

La cirugía puede causar
ansiedad a usted y a su hijo.
Este folleto está diseñado
para responder algunas de las
preguntas relacionadas con la
cirugía y la anestesia.

The Children's Hospital
AT ALBANY MEDICAL CENTER

FIGURA 27-1. Folleto de anestesia pediátrica. Cortesía del Albany Medical Center.

Sin importar a qué tipo de cirugía se someterá su hijo, usted desea asegurar que se encuentre cómodo y seguro. El anestesiólogo (un médico especialista) y la enfermera anestesista son especialistas muy capacitados que asegurarán que esto ocurra.

¿Qué hace el anestesiólogo?

El anestesiólogo y enfermera anestesista que atenderán a su hijo le brindarán varios fármacos anestésicos para mantenerlo cómodo. Vigilarán constantemente los signos vitales de su hijo (presión arterial, frecuencia cardiaca, niveles de oxígeno en sangre, respiración y temperatura) durante toda la cirugía para mantenerlo seguro.

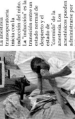

¿Cómo se administran los medicamentos?

La anestesia transoperatoria inicia con la inducción del niño. La "inducción" es la transición entre un estado normal de despierto y el estado de "dormido" de la anestesia. Los anestésicos pueden administrarse por vía IV, en forma de inyecciones o intravenosos (IV) o como anestésicos inhalados a través de una mascarilla. La mejor forma de inducir la anestesia depende de la edad del niño y de su estado físico y psicológico.

Durante la anestesia general su hijo permanecerá inconsciente

El método más común para hacer dormir a su hijo es permitir que el niño inhale gases anestésicos hasta que se quede dormido. Esto se denomina inducción por inhalación. Con este método se pedirá al niño que respire tranquilamente a través de una mascarilla hasta que haya quedado dormido. Una alternativa es colocar un catéter IV antes de la cirugía o utilizar un catéter IV existente o bien, administrar fármacos inductores.

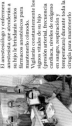

con aguja hasta que el niño haya quedado dormido. Con aguja hasta que el niño haya quedado dormido y no se realizarán punciones

¿Cuáles son los efectos secundarios?

Aunque la anestesia proporciona alivio del dolor y pérdida de la conciencia, en ocasiones puede acompañarse de efectos secundarios. Algunos de los más comunes incluyen somnolencia, irritabilidad, náusea, vómito y dolor faríngeo. El niño podría presentar incoordinación y podría necesitar ayuda hasta por 24 horas después de la cirugía.

Preparación del niño para cirugía

La educación es importante para usted y para su niño. Mientras más calmado y relajado esté usted, mayor será la relajación del niño. Los niños a menudo son muy sensibles al temor y ansiedad de los padres. Los padres calmados envían una señal positiva a su hijo. Si usted está interesado en aprender más sobre cómo preparar a su hijo para la cirugía o lo desea tomar un recorrido preoperatorio por favor comuníquese con nosotros para una cita. Si su hijo está programado para una cita en el hospital principal, por favor establezca comunicación con el departamento de cuidados infantiles al 262-3496. Si su hijo está programado para la cirugía en el hospital del Sur, establezca comunicación con Amy Fuhr al número telefónico 262-1493. Lo invitamos a ver el siguiente video: www.amc.edu/PrepareSurgery

¿Qué hay acerca de los alimentos?

Por seguridad, es muy importante que su hijo se encuentre con el estómago vacío al iniciar la anestesia y la cirugía. A continuación se mencionan algunas guías importantes para evitar el consumo de líquidos y alimentos:

1. No deben consumirse alimentos sólidos o leche, ya sea materna o de fórmula, antes de llegar al hospital. La goma de mascar, jarabes para la tos o caramelos duros se consideran alimentos sólidos.

2. Hasta 2 horas antes de llegar al hospital se permite el consumo de líquidos claros (jugo de manzana, agua mineral, bebidas carbonatadas, soluciones con electrólitos o agua). Nota: el jugo de naranja no se considera un líquido claro y no debe consumirse.

3. Los niños alimentados al seno materno deben ser alimentados 4 horas antes de llegar al hospital.

Si no se siguen las guías antes mencionadas, la cirugía de su hijo podría ser cancelada o retrasada.

El día previo a la cirugía se le llamará y se le indicará la hora de llegada al hospital el día de su cirugía. Durante esta llamada se repasarán con usted las guías para el consumo de alimentos y bebidas una vez más.

Recordatorio de citas

_____

_____

_____

Otra información de utilidad

1. Por favor informe a su cirujano si existe un cambio en el estado de salud de su hijo. Un resfriado, elevación de la temperatura, crisis asmática, etc.

2. Por favor no lleve al hospital a otro niño el día de la cirugía. No se permite su presencia en el área preoperatoria o posoperatoria y podría limitar su capacidad para atender al niño que será sometido a cirugía.

3. Si lo desea, recomendamos que traiga al juguete o manta favoritos.

4. Por favor informe si su hijo suele chupar su pulgar.

5. Cuando se ponga en contacto con el anestesiólogo o enfermera anestesista, debe decidir si se administra al niño un sedante leve por la boca. Si se considera que será de beneficio para el niño, podríamos ofrecerle que un padre o tutor entre a la sala de operaciones para el inicio de la anestesia. Es importante que esta persona se encuentre calmada.

6. Tan pronto como sea posible se permitirá la presencia hasta de dos adultos en la unidad de cuidados posanestésicos una vez que haya concluido la cirugía.

Si tiene alguna duda o preocupación, no dude en comunicarse al área preoperatoria al número telefónico (518) 262-4200. También podría llamar a la clínica de anestesia al número telefónico (518) 262-4855 o visite nuestra página electrónica www.amc.edu.

Esperamos hacer que su experiencia y la de su hijo sea tan placentera como sea posible.

The Children's Hospital
AT ALBANY MEDICAL CENTER

FIGURA 27-1 *(cont.)*

mayor incidencia de complicaciones respiratorias (laringoespasmo, broncoespasmo) después de la anestesia general. Si el niño tiene fiebre, tos productiva o afección de vías respiratorias bajas (sibilancias activas o estertores que no desaparecen con la tos), entonces es prudente retrasar la cirugía hasta que ceda la enfermedad, de manera ideal después de seis semanas.

C. **Clasificación del estado físico de la ASA (American Society of Anesthesiologists)**
1. Clase 1: no hay trastornos orgánicos, fisiológicos, bioquímicos o psiquiátricos. El proceso patológico para el cual se realizará la cirugía es un trastorno localizado y no una alteración sistémica.
2. Clase 2: trastorno sistémico leve a moderado causado por la enfermedad que se tratará quirúrgicamente o por otro proceso fisiopatológico.
3. Clase 3: trastorno sistémico grave por cualquier causa, que incluso podría no ser posible definir el grado de incapacidad al término del procedimiento.
4. Clase 4: indica que el sujeto padece un trastorno sistémico grave que ya pone de por sí en riesgo la vida, no siempre es susceptible de corrección con el procedimiento quirúrgico.
5. Clase 5: individuo moribundo con pocas posibilidades de sobrevivir, pero que se somete al procedimiento quirúrgico en calidad de medida desesperada.

D. **Síndromes comunes con implicaciones específicas para tratamiento anestésico (no es una lista exhaustiva)**
1. Síndrome de Beckwith-Wiedemann: vía aérea difícil, hipoglucemia neonatal.
2. Síndrome de Down (trisomía 21): vía aérea difícil, apnea del sueño, inestabilidad atlantoaxial, cardiopatía congénita.
3. Síndrome de Goldenhar: vía aérea difícil, cardiopatía congénita.
4. Síndrome urémico hemolítico (SUH): insuficiencia renal, falla hepática, convulsiones, coagulopatía.
5. Síndrome de Pierre Robin: vía aérea difícil, cardiopatía congénita.
6. Síndrome de vientre en ciruela: vía aérea difícil, cardiopatía congénita.
7. Síndrome VATER o VACTERL: cardiopatías congénitas, atresia gastrointestinal, fístula traqueoesofágica, trastornos renales.

E. **Guías para el ayuno**
El ayuno es necesario antes de un procedimiento quirúrgico para asegurar que el estómago esté vacío y reducir el riesgo de broncoaspiración durante la inducción anestésica cuando han desaparecido los reflejos protectores de las vías respiratorias.

La American Society of Anesthesiologists recomienda los siguientes tiempos de ayuno para pacientes sanos sin retraso del vaciamiento gástrico.

- 2 horas para líquidos claros.
- 4 horas para leche materna.
- 6 horas para alimentos ligeros con leche no humana. Los alimentos ricos en grasas pueden prolongar el tiempo de vaciamiento gástrico.

En caso de cirugía de urgencia, los anestesiólogos pueden utilizar algunas técnicas para reducir la posibilidad de broncoaspiración como aspiración gástrica e inducción en secuencia rápida. Sin embargo, el riesgo de broncoaspiración debe sopesarse contra el riesgo de retraso de cirugía.

III. DÍA DE LA CIRUGÍA

A. **Tranquilización de los padres y preparación para la cirugía**
Esto es muy importante, ya que si los padres están tranquilos, evitan que el niño se alarme en exceso por su visita al hospital, lo que también es aplicable para niños mayores o adolescentes que serán sometidos a una cirugía.

B. **Medicación preanestésica**

Dependiendo del nivel de ansiedad del niño y de la cooperación anticipada, a menudo se administra medicación preanestésica. El midazolam es el fármaco utilizado más a menudo ya que tiene un inicio de acción relativamente rápido, es fácil de administrar (funciona bien por vía oral al igual que por vías intranasal o rectal) y tiene un perfil bajo de efectos secundarios. Los estudios han demostrado que los niños que reciben medicación preanestésica muestran menos ansiedad durante la inducción, cooperan más y tienen menos conductas agresivas en el posoperatorio (p. ej., orinarse en la cama, espasmo del sollozo), todos los factores que contribuyen a una reducción significativa en la ansiedad de los padres.

C. **Presencia de los padres en la sala de operaciones**

Existe un acuerdo general sobre lo apropiado de la presencia de los padres con el niño durante la hospitalización; sin embargo, la presencia de los padres durante la inducción anestésica es motivo de controversia. La mayor parte de los hospitales pediátricos lo permiten, pero es menos eficaz para reducir la ansiedad en comparación con la medicación preanestésica con midazolam. Por otra parte, podría ser eficaz cuando la compañía de los padres calma y distrae a un niño con ansiedad en el trayecto a la sala de operaciones. Se ha demostrado que la satisfacción de los padres con el proceso preoperatorio mejora si se permite que permanezca con su niño durante la inducción anestésica.

D. **Modos de anestesia**

La mayor parte de los procedimientos urológicos pediátricos se realizan bajo anestesia general. La mayoría de los niños pequeños son sometidos a inducción inhalada de anestésico seguido de la colocación de un acceso IV y de control de la vía aérea.

En ocasiones puede utilizarse anestesia raquídea como único procedimiento anestésico para lactantes (por lo general, alrededor de los 6 meses de edad) o en adolescentes maduros. Cuando se utiliza anestesia raquídea, es importante recordar que no se permita que nadie eleve las piernas del paciente (lo que suele ocurrir para la colocación de la placa de electrocauterio) por al menos 10 min después de la aplicación del anestésico raquídeo, ya que esto podría permitir que el anestésico local se desplace en dirección craneal y cause compromiso respiratorio o incluso bloqueo medular total.

E. **Seguridad de la anestesia general en niños**

Ha existido un gran éxito histórico para mejorar la seguridad de la anestesia general en niños. La mortalidad relacionada con la anestesia disminuyó de $16 \times 10\,000$ en el decenio de 1950 hasta menos de $0.3 \times 10\,000$ en el decenio de 1990. Los recién nacidos y lactantes menores de 1 año de edad parecen tener el mayor riesgo de eventos adversos respiratorios y cardiacos en comparación con niños mayores.

Los niños muy pequeños (menores de 60 semanas de edad gestacional, en especial si el niño nació de menos de 36 semanas) podría ser hospitalizado para monitorización respiratoria incluso después de procedimientos menores, porque se encuentra en riesgo de apnea respiratoria. Es importante que el cirujano conozca la política hospitalaria con respecto a este problema.

F. **Anestesia general y desarrollo cerebral**

Ha existido gran preocupación con respecto a la seguridad de los fármacos anestésicos en niños. Múltiples estudios en animales han mostrado lesión a largo plazo en el desarrollo encefálico de animales neonatos expuestos a varios anestésicos. Algunos estudios, aunque no todos, sugieren problemas similares que podrían ocurrir en lactantes y preescolares. El 14 de diciembre de 2016 la U. S. Food and Drug Administration (FDA) publicó una declaración que menciona "Se está publicando un comunicado sobre seguridad farmacológica para informar al personal de salud, padres y cuidadores de niños menores de 3 años de edad y mujeres embarazadas en el tercer trimestre de gestación, que el uso de forma repetida o prolongada (más de 3 h) de anestésicos y sedantes podría afectar de manera adversa el desarrollo encefálico de los niños". Véase la dirección electrónica https://www.fda.gov/news-events/press-announcements/fda-statement-dr-janet-woodcock-director-fdas-center-drug-evaluation-and-research-new-safety. El problema se torna más prevalente en las noticias y los padres pueden hacer muchas preguntas a los anestesiólogos y a los médicos que ordenan el procedimiento que requiere anestesia. Por desgracia, la ciencia parece estar muy retrasada y por cada estudio que informa un posible daño por anestesia, parece haber otro que no reporta diferencias. En resumen, no es posible saber si el uso de fármacos anestésicos implica un riesgo y de ser así, si el riesgo es lo suficiente grande para superar los beneficios del procedimiento planificado, pero debe considerarse con precaución cuando se decide a qué edad debe realizarse una cirugía programada. Para información actualizada sobre el estado de este debate, visite la dirección electrónica http://smarttots.org.

IV. ANALGESIA

Numerosos estudios han encontrado que el dolor en niños suele ser tratado de forma insuficiente, de manera que es muy importante identificar y corregir este problema. Los sistemas de reporte por el propio paciente se utilizan para la valoración de niños mayores (en la fig. 27-2 se muestra una herramienta utilizada a menudo), mientras que para niños que no pueden expresarse de forma verbal se utilizan escalas conductuales u observacionales (escala FLACC, cara, piernas, actividad, llanto, consolabilidad). Sin embargo, los niños deben ser valorados en el contexto de sus fuentes de angustia (hambre, náusea, separación de los padres, etcétera).

A. La anestesia regional (bloqueo neuronal con anestésicos locales) rara vez se utiliza como único método anestésico en niños, pero a menudo se utiliza como auxiliar a la anestesia general. Los beneficios incluyen mejor analgesia, supresión de la respuesta metabólica de estrés, menor uso de fármacos volátiles, menor necesidad de apoyo ventilatorio después de cirugía mayor y menor necesidad de fármacos opioides para la analgesia posoperatoria. La mayor parte de los bloqueos nerviosos se aplican mientras el niño se encuentra anestesiado en la sala de operaciones. Una revisión reciente de más de 50 000 bloqueos nerviosos demostró que las complicaciones graves son raras (poco frecuentes).

1. Bloqueos neuroaxiles.
   a. Anestesia raquídea: inyección de un anestésico local en el espacio subaracnoideo con lo que se obtiene un bloqueo nervioso muy denso para cirugías perineales y de la porción inferior del abdomen. La duración del bloqueo se limita a menos de 2 horas, lo que limita su utilidad para la analgesia posoperatoria. Sin embargo, en lactantes permite completar procedimientos breves (p. ej., reparación de hernias o circuncisión) sin aplicación de anestesia general.
   b. Anestesia epidural: Probablemente éste es el tipo más común de anestesia regional realizada en pacientes urológicos pediátricos. Una inyección de anestésico local proporciona 4 a 5 h de analgesia incluso hasta el dermatoma torácico 10 (T10). La adición de ketamina o clonidina puede prolongar la analgesia hasta 9 h. Los opioides neuroaxiles

Escala de calificación del dolor de Wong-Baker

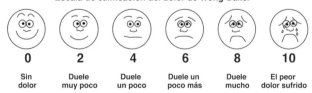

0	2	4	6	8	10
Sin dolor	Duele muy poco	Duele un poco	Duele un poco más	Duele mucho	El peor dolor sufrido

FIGURA 27-2. Escala de calificación del dolor de Wong-Baker. (© 1983 Wong-Baker FACES Foundation. www.WongBakerFACES.org. Utilizada con autorización. Publicado originalmente en Whaley & Wong's Nursing Care of Infants and Children. © Elsevier Inc.)

prolongan la duración del bloqueo hasta 24 h, pero incrementan el riesgo de depresión respiratoria, de forma que es necesario hospitalizar a estos pacientes para vigilancia. Otros efectos secundarios incluyen prurito y náusea.

Como el ligamento sacrococcígeo se osifica de forma progresiva, el bloqueo se torna más difícil desde el punto de vista técnico y tiene una tasa de fallas significativa después de los 7 años de edad.

Los bloqueos lumbares/torácicos epidurales con colocación de un catéter para administración continua de anestésico local es un procedimiento que puede realizarse para procedimientos abdominales con grandes incisiones cuando es de esperarse dolor significativo en el periodo posoperatorio.

2. Bloqueo ilioinguinal/bloqueo abdominal transverso/bloqueo de la vaina del músculo recto del abdomen: estos procedimientos se realizan con facilidad para el bloqueo de nervios periféricos y el empleo de ecografía permite mayor precisión en la aplicación de estas inyecciones. Para los bloqueos ilioinguinales/abdominales transversos se inyecta anestésico local entre los músculos transverso del abdomen y oblicuo interno; tales bloqueos son útiles para incisiones abdominales bajas. En el caso de incisiones periumbilicales, la inyección de anestésico local en la vaina posterior del músculo recto del abdomen es la elección preferida.

3. Bloqueo peniano: este bloqueo puede proporcionar analgesia para circuncisión o para reparación de hipospadias. La técnica más común implica la inyección del anestésico local en la base del pene, por debajo de la fascia de Buck en cualquiera de los lados sobre el ligamento suspensorio; un inconveniente potencial de este método es que no proporciona bloqueo a los nervios genitofemoral e ilioinguinal que proporcionan sensibilidad a la base del pene. El método de Dalens implica la infiltración de un anestésico local en el espacio subpúbico, bloqueando los nervios antes de su entrada en el pene. En teoría este procedimiento reduce el riesgo de lesión a estructuras neurovasculares u otras estructuras penianas. Un tercer método implica el bloqueo anular subcutáneo en la base del pene, lo que evita el traumatismo a estructuras importantes al tiempo que proporciona analgesia a la totalidad del cuerpo del pene.

B. Fármacos sistémicos

Los fármacos narcóticos son la base de la analgesia; se les administra por vía intravenosa (morfina) o por vía oral (oxicodona). Su seguridad y eficacia en niños, cuando se utilizan en dosis apropiadas, está bien establecida. Puede utilizarse analgesia controlada por el propio paciente cuando el niño comprende y es capaz de utilizarla (típicamente alrededor de los 5 años de edad o mayores). La tendencia actual es limitar el uso de opioides, por sus múltiples efectos secundarios (depresión respiratoria, náusea, íleo, prurito, tolerancia).

1. Fármacos antiinflamatorios no esteroideos (AINE): pueden utilizarse fármacos IV (ketorolaco) u orales (ibuprofeno) en niños mayores de 6 meses de edad (varios estudios clínicos han establecido su seguridad cuando se utilizan por periodos breves). Aunque la evidencia en su seguridad en pacientes sanos de 1 a 6 meses de edad es limitada, la mayor parte de los hospitales pediátricos se siente cómodo utilizando dosis únicas en esta población de pacientes. El ketorolaco es muy utilizado en procedimientos urológicos ya que es un analgésico potente con mínimos efectos secundarios. Dicho fármaco también permite el uso de opioides en dosis bajas o incluso eliminar los opioides, con lo que se reducen los efectos secundarios de estos fármacos. Además, el ketorolaco es eficaz para reducir el espasmo vesical, un problema común en niños con catéter vesical en el posoperatorio. Como los AINE inhiben la síntesis renal de prostaglandinas, deben utilizarse con precaución en pacientes con insuficiencia renal o si se administran de forma simultánea con fármacos nefrotóxicos (p. ej., gentamicina intravenosa y ketorolaco probablemente no deben administrarse con intervalos muy cercanos uno de otro). Además, los AINE inhiben la función plaquetaria lo que, en teoría, puede ser peligroso en

cualquier paciente con incremento en el riesgo de hemorragia transoperatoria o posoperatoria.

2. Paracetamol: es un fármaco muy utilizado, en especial para el control del dolor en el domicilio. Por su capacidad para reducir los requerimientos de opioides, su facilidad de administración (por vía oral, si es apropiado o por vía rectal como alternativa) y por su bajo perfil de efectos secundarios, probablemente siempre debe incluirse como parte de cualquier plan analgésico a menos que exista hepatopatía significativa. Para obtener la mayor ventaja posible con este fármaco es importante prescribirlo con horario y no por razón necesaria. Se cuenta con preparaciones IV pero por su costo, suele utilizarse como primera opción cuando no es posible el empleo de otras alternativas.

C. Auxiliares no farmacológicos

No debe olvidarse la importancia de las maniobras terapéuticas que no se encuentran en el *Physicians' Desk Reference* (PDR); el abrazo de un padre a menudo puede tornar a un niño con llanto inconsolable en un preescolar adorable, cooperador y somnoliento. Otros aspectos a considerar incluyen el tratamiento suave con calor en el sitio de molestia, técnicas de distracción (juegos, juguetes, videojuegos, etc.), masajes, entornos con baja estimulación (p. ej., luces bajas, ruido mínimo, poca manipulación) e incluso alimentos que sean preferencia del niño (si están permitidos desde el punto de vista médico).

V. CONCLUSIÓN

Un niño feliz y sin dolor, con padres satisfechos, debe ser el objetivo después de cualquier procedimiento quirúrgico. Para lograrlo, es importante que el cirujano, los padres, los anestesiólogos y el personal de enfermería trabajen en conjunto para optimizar sus funciones y llevar al máximo el cuidado del paciente.

LECTURAS RECOMENDADAS

Motoyama EK, Davis PJ. *Smith's Anesthesia for Infants and Children*, 7th ed. St. Louis: Mosby; 2006:789-816.

Pinyavat T, Warner DO, Flick RP, *et al. J Neurosurg Anesthesiol* 2016 Oct.;28(4):356-360. http://smarttots.org/ http://www.fda.gov/NewsEvents/Newsroom/Press Announcements/ucm533346.htm 2016 Summary of the Update Session on Clinical Neurotoxicity Studies.

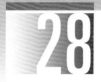

Recomendaciones deportivas para niños con riñón único y otras anormalidades genitourinarias

Jack S. Elder

I. GENERALIDADES: LESIONES DEPORTIVAS EN NIÑOS

Se carece de datos adecuados sobre los riesgos de un deporte en particular para un deportista; la estimación del riesgo se vuelve parte necesaria de la toma de decisiones médicas.

A. En Estados Unidos ocurren más de 3 millones de lesiones deportivas al año; 65% de ellas ocurren en la población pediátrica.
B. En decisiones legales previas, se había permitido a los deportistas participar en actividades deportivas a pesar de riesgos médicos conocidos (AAP, 1994). Cuando la familia de un deportista ignora el consejo médico en contra de la participación, el médico debe pedir a los padres o tutores que firmen un consentimiento informado por escrito, en el que se indique que se les ha informado de los riesgos potenciales de la participación y que los entienden. El médico también debe documentar, con la firma del niño, que el niño deportista también comprende los riesgos de la participación (AAP, 2001). Desde 2001 no se han actualizado las recomendaciones de la American Academy of Pediatrics (AAP).

II. ENFERMEDADES RENALES CON MAYOR RIESGO DE LESIONES GENITOURINARIAS DURANTE LA PARTICIPACIÓN DEPORTIVA

A. **Riñón único funcional**
   1. Por lo general hay hipertrofia compensadora, lo que aumenta el riesgo de daño y porque no está tan bien protegido por las costillas; la mayor parte de los riñones solitarios se encuentran del lado derecho y el riñón derecho generalmente se desplaza hacia abajo por el hígado.
   2. Agenesia renal: alta incidencia, de 1 en 1 000; relación hombre: mujer 1.8:1; el lado izquierdo se afecta más a menudo; reflujo vesicoureteral contralateral en 20%.
   3. Riñón displásico poliquístico: riñón no funcional con múltiples quistes; incidencia de 1 en 1 000 a 1 500; anomalía renal contralateral en 20% a 30%, lo que incluye reflujo vesicoureteral e hidronefrosis; puede involucionar y confundirse con agenesia renal.
   4. Después de nefrectomía por tumor (p. ej., nefroma mesoblástico congénito, tumor de Wilms, nefroma quístico multilocular, adenocarcinoma renal) o riñón no funcional o con mala función (obstrucción de la unión ureteropélvica [UUP], obstrucción de la unión ureterovesical, reflujo vesicoureteral, trombosis de la vena renal).
B. **Hidronefrosis**
   1. Obstrucción de la UUP o UUP anómala.
   2. Obstrucción de la unión ureterovesical.
   3. Reflujo vesicoureteral.

C. **Anomalías de la posición renal**
  1. Riñón en herradura: incidencia 1 en 450; relación hombre: mujer 2:1; es la anomalía más común de la fusión renal; istmo por debajo de la arteria mesentérica inferior; es común la hidronefrosis; la displasia multiquística unilateral es más común que en la población general.
  2. Otras anomalías de la fusión renal: incidencia estimada de 1 en 1 000; relación hombre: mujer 2:1; ectopia cruzada, con o sin fusión renal: el cruce del lado izquierdo al derecho representa dos tercios de los casos; son poco frecuentes el riñón sigmoideo, la fusión renal completa y el riñón discoide.
  3. Ectopia renal: pélvica, lumbar; más común del lado izquierdo.
  4. Trasplante renal: posición pélvica.
D. **Tamaño renal anormal**
  1. Enfermedad renal poliquística autosómica recesiva: la supervivencia más allá de la infancia es poco frecuente, pero los riñones son muy grandes.
  2. Enfermedad renal autosómica dominante: típicamente diagnosticada en la edad adulta, pero los niños afectados suelen tener hipertensión, proteinuria y agrandamiento renal.
  3. Angiomiolipoma asociado con esclerosis tuberosa; ambos riñones suelen verse afectados.
E. **Disminución de la función renal**
  1. Enfermedad renal: glomerulonefritis, enfermedad renal quística.
  2. Displasia renal: puede o no estar asociada con reflujo vesicoureteral.

III. ENFERMEDADES ABDOMINALES ASOCIADAS CON MAYOR RIESGO DE LESIONES GENITOURINARIAS DURANTE LA PARTICIPACIÓN EN ACTIVIDADES DEPORTIVAS

A. Síndrome del abdomen en ciruela pasa: la musculatura abdominal laxa predispone a la lesión de órganos abdominales sólidos, así como de órganos llenos de líquido (p. ej., vejiga) por traumatismo cerrado.
B. Después de cistoplastia de aumento o de construcción de neovejiga urinaria con derivación continente, por ejemplo, en niños con extrofia vesical, síndrome de VATER (vértebras, ano, tráquea, esófago, renal), espina bífida.

IV. ENFERMEDADES CON MAYOR RIESGO DE INFERTILIDAD POR LESIONES TESTICULARES DURANTE LA PARTICIPACIÓN DEPORTIVA

A. **Testículo solitario funcional; por lo general, el testículo solitario presenta hipertrofia compensadora**
  1. Secundaria a torsión *in utero*; el lado izquierdo se afecta en dos tercios de los casos.
  2. Secundaria a torsión testicular postnatal; más común en la adolescencia.
  3. Después de la extirpación de tumor testicular.
  4. Posterior a la extirpación de los testículos por traumatismos.
  5. Después de una orquidopexia fallida.
B. **Testículos no descendidos: incidencia de 1 en 60 a 100**
  1. Unilateral: fertilidad prácticamente normal, con mayor probabilidad porque el testículo no afectado funciona normalmente.
  2. Bilateral: fertilidad de aproximadamente 30% a 70%, en parte debido al desarrollo deficiente de las células germinales y en algunos casos debido a una lesión testicular transoperatoria yatrógena o por lesión del cordón espermático.

V. RECOMENDACIONES DEL AMERICAN ACADEMY OF PEDIATRICS COMMITTEE ON SPORTS MEDICINE AND FITNESS SOBRE LA PARTICIPACIÓN EN ACTIVIDADES DEPORTIVAS (2001) [NO HA SIDO ACTUALIZADO]

A. **Clasificación de los deportes por nivel de contacto**
  1. Colisión o contacto: en los deportes con colisiones, los deportistas se golpean o chocan deliberadamente con gran fuerza, entre sí o con objetos inanimados, incluido el suelo; en los deportes de contacto, los deportistas habitualmente hacen contacto entre ellos o con objetos inanimados, pero por lo general con menos fuerza que en los deportes de colisión; incluyen baloncesto, boxeo, buceo, hockey sobre césped, fútbol americano, hockey sobre hielo, lacrosse, artes marciales, rodeo, rugby, saltos con esquí, fútbol, balonmano, waterpolo, lucha libre.
  2. Contacto limitado: el contacto con otros deportistas u objetos inanimados es poco frecuente o inadvertido; incluye béisbol, ciclismo (las carreras competitivas de bicicletas no se listan por separado), porristas, canotaje o kayak (aguas bravas), esgrima, eventos de campo (salto de altura, salto con garrocha), hockey sobre piso, fútbol americano, gimnasia, balonmano, equitación, raquetbol, patinaje (hielo, en línea, sobre ruedas), esquí (esquí de fondo, cuesta abajo, agua), snowboard, softball, squash, *frisbee*, voleibol, surf, velero.
  3. Los deportes sin contacto incluyen todas las demás actividades deportivas.
B. **Riñón, ausencia unilateral**
  1. "Sí califica" para participar. "El deportista necesita una valoración individual para el deporte de contacto, la colisión y de contacto limitado".
C. **Testículo, no descendido o ausencia unilateral**
  1. "Sí" para participar. "Ciertos deportes pueden requerir una concha protectora".

VI. ACTITUDES DE URÓLOGOS PEDIATRAS (2002) Y NEFRÓLOGOS PEDIATRAS (2006) CON RESPECTO A LA PARTICIPACIÓN DEPORTIVA DE LOS NIÑOS CON RIÑÓN ÚNICO

A. Sharp y colaboradores (2002) realizaron una encuesta a 231 miembros de la American Academy of Pediatrics, Sección de Urología; de los que respondieron 182 (79%).
  1. No se recomienda la participación en deportes de contacto en 68% (deportes de contacto no definidos)?
  2. ¿Qué se aconseja para el paciente?
     No se aconseja participación: 26%.
     No se recomienda la participación, excepto en pacientes altamente calificados o motivados: 30%.
     No recomendado de ninguna manera:14%.
     Recomiendan permitir participación: 25%.
     Opinan firmemente que el paciente no debería tener restricciones: 4%.
     Tenga en cuenta que las recomendaciones a las preguntas 1 y 2 fueron inconsistentes.
  3. 71% de los encuestados recomendó el uso de un peto protector de flanco, incluso si no se usan normalmente para ese deporte.
B. Grinsell y colaboradores (2006) encuestaron a 430 miembros de la American Society of Pediatric Nephrology; respondieron 135 médicos (31%).
  1. De los que respondieron, 62% "no permitiría" deportes de contacto/colisión para pacientes con un riñón único normal.
     a. De aquellos que permitirían los deportes de contacto, 86% recomendó evitar el fútbol americano, 75% el boxeo, 70% el hockey sobre hielo, 64% el rugby, 60% las artes marciales y 54% el rodeo.

    b. El esquí alpino y el ciclismo son los deportes en que menos se limita la participación.

    c. Solo 5% se refirió a la declaración AAP 2001 como justificación.

  2. De aquellos que permiten la participación, 54% recomendó equipo de protección adicional.

  3. Se cumplió en 37% de los casos con la recomendación de que las familias firmaran una exención indicando que entendieron que existe riesgo de una lesión deportiva.

  4. Conclusión: los patrones actuales de práctica de los médicos y las recomendaciones de la AAP se deberían revalorar, modificar y aclarar, para ayudar a las familias a tomar decisiones razonables para sus hijos.

VII. DATOS RELACIONADOS AL TRAUMATISMO RENAL DESPUÉS DE LESIONES DEPORTIVAS

A. Gerstenbluth y colaboradores (2002): revisaron a 68 niños con traumatismo renal cerrado, edad media de 10 años.

  1. Veinte (29%) se asociaron con deportes recreativos: 8 ciclismo; 3 hockey; 3 vehículo todo terreno; 2 por patada de caballo y 2 por uso de trineo; 1 fútbol, 1 jet ski.

  2. El puntaje de gravedad de la lesión es de 20.6 para lesiones en bicicleta y 6.7 para traumatismos no relacionados con el ciclismo ($p < 0.05$).

  3. Lesiones renales por uso bicicleta: ninguna involucró colisión con el vehículo; 1 grado III, 2 grado IV, 3 grado V; 1 nefrectomía por hemorragia potencialmente letal.

  4. Hockey 1 grado II, 1 grado III, 1 grado IV; trineo 1 grado I, 1 grado II; fútbol 1 grado I.

  5. Conclusión: el ciclismo es la causa más común de lesión renal relacionada con el deporte. El deporte de contacto en equipo es un factor de riesgo poco común.

B. McAleer y colaboradores (2002): revisaron 14 763 pacientes con registro de traumatismos en San Diego de 1984 a 2000 e identificaron 193 lesiones renales.

  1. Sesenta y nueve casos (36%) se asociaron con deportes recreativos: 27 con uso de bicicleta; 8 en vehículo todo terreno; 6 en patineta, 6 en patines; 4 jugando a la pelota; 3 ecuestres; 1 en trampolín; 6 en deportes de equipo. Resultados centrados en deportes de equipo.

  2. Deportes de equipo: 2 contusiones en 1 fractura en fútbol americano; 1 contusión en fútbol soccer con obstrucción UUP; en baloncesto 1 hematoma y 1 contusión.

  3. Lesiones deportivas en equipo para toda la serie, 3.4% en comparación con 0.04% para lesión renal.

  4. Conclusión: las recomendaciones en contra de la participación deportiva en equipo podrías ser innecesarias en pacientes con un riñón o testículo únicos.

C. Johnson y colaboradores (2005): analizaron los datos de 49 651 casos de traumatismo pediátrico recolectados por 92 centros traumatológicos entre 1995 y 2001 como parte del *National Pediatric Trauma Registry*.

  1. Deportes grupales, 4 nefrectomías; asociado con el uso de trineos 2, con esquí 1 y patinaje 1.

  2. Actividades deportivas individuales/otro, 3 nefrectomías, todas en actividades ecuestres.

D. Grinsell y colaboradores (2012): datos revisados de la National Athletic Trainers' Association (NATA) de 1995 a 1997; 4.4 millones de deportistas expuestos.

  1. De 23 666 lesiones, 18 (0.07%) fueron renales; 3 laceraciones, ninguna requirió cirugía, sin pérdida renal; 15 ocurrieron en niños, 3 en niñas.

  2. Tasa de lesión renal por cada millón de exposiciones: béisbol 3.2, baloncesto 2.3, fútbol americano 9.2, fútbol soccer 2.6.

  3. En comparación, 3 500 lesiones de rodilla y 1 200 lesiones cerebrales.

E. Brophy y colaboradores (2008): revisaron las lesiones renales de la *National Football League* de 1986 a 2004.

  1. Un total de 52 lesiones; 6 laceraciones renales, 42 contusiones, 2 cálculos renales, 2 disfunciones renales (no relacionada con el traumatismo).

  2. Ninguno se sometió a nefrectomía.

  3. Tasa de daño renal durante los juegos fue de 0.000055 por exposición.

F. Psooy (2014): Informe de las *Canadian Urological Association Guidelines* sobre el deporte y el riñón único.
   1. La mayor parte de la evidencia relacionada con el traumatismo renal y la actividad deportiva/recreativa es Nivel 3.

VIII. RESUMEN DE DATOS RELACIONADOS CON TRAUMATISMO RENAL EN DEPORTES RECREATIVOS

A. El mayor riesgo de traumatismo renal es por viajar en bicicleta, fútbol americano, esquiar (incluyendo snowboard y trineo), hockey sobre hielo y equitación.
B. El riesgo de lesión renal por actividades deportivas varía por regiones, según las preferencias de actividades recreativas.
C. En los deportes de contacto, el riesgo es más alto es en fútbol americano, pero es significativamente menor en comparación con el ciclismo y el esquí.
D. Las niñas tienen bajo riesgo de lesión renal en los deportes de contacto.

IX. OTRAS CONSIDERACIONES CON RESPECTO AL TRAUMATISMO RENAL EN NIÑOS CON RIÑÓN ÚNICO

A. En una serie grande de traumatismos pediátricos, la lesión renal por vehículo motorizado (niño, paciente o peatón) ocurrió en 17 a 77% de los casos y por caída en 6 a 50%. En general, las causas relacionadas con actividades deportivas contribuyeron con 10% de los traumatismos renales.
B. Aunque el riñón es el órgano lesionado más a menudo en un traumatismo abdominal cerrado, las lesiones cefálicas son significativamente más comunes. El riesgo en los deportes de contacto es mayor hacia el hígado, bazo y cerebro, cada uno por separado. Aunque solo 10% de las lesiones en la cabeza están relacionadas con actividades deportivas, éstas causan 70% de las muertes por causa traumática y 20% de la incapacidad permanente en el deporte.
C. Después de lesiones renales cerradas es poco frecuente la nefrectomía o la insuficiencia renal importante.
D. En un niño con riñón único, el riñón generalmente se hipertrofia significativamente, mientras que en series clínicas de niños con traumatismo renal, casi todos tienen dos riñones normales.
E. No se ha reportado pérdida renal por actividad deportiva en un niño con obstrucción de la unión ureteropélvica y traumatismo cerrado.
F. No hay informes en la bibliografía médica de pérdida de riñón único por traumatismo.
G. Prácticamente todos los informes de lesión renal por deportes de equipo se dan en niños.
H. La pérdida de un riñón único por un traumatismo cerrado en deportes de contacto sería devastadora.
I. No hay datos recientes sobre el riesgo de lesión renal en pacientes pediátricos con anomalías renales o de vías urinarias (obstrucción de la unión ureteropélvica, riñón ectópico, ectopia con fusión renal cruzada, cistoplastia de aumento).
J. Las almohadillas de flanco y cinturones están disponibles para proteger contra lesiones urológicas. Sin embargo, no se han probado formalmente y no se ajustan a ninguna norma con respecto al grado de protección (Papagiannopoulos y Gong [2016]).

X. RECOMENDACIONES CON RESPECTO A LIMITACIONES EN NIÑOS O ADOLESCENTES CON RIÑONES ÚNICOS O ANOMALÍAS RENALES

A. Informe al paciente y a su familia que el riesgo de lesiones es mayor con el ciclismo, el fútbol americano, el esquí (incluido el snowboard y el trineo), el hockey sobre hielo y la equitación. Sin embargo, el riesgo de lesión renal por actividades deportivas representa 0.05% de los traumatismos pediátricos.
B. Informe que el riesgo en las niñas que participan en deportes de equipo suele ser extremadamente bajo.

C. Aconsejar no participar en deportes extremos que involucren bicicletas.
D. Indique que hay protectores de flanco disponibles, pero que no están estandarizados.
E. Aconsejar que se eviten los deportes con colisión en niños con anomalías en la fusión renal, síndrome de abdomen en ciruela pasa, cistoplastia de aumento o trasplante renal
F. Documente cuidadosamente en el expediente médico lo que se informa al paciente y su familia. Opción: pedirle a la familia que firme un documento con respecto a los temas revisados.

XI. DATOS RELATIVOS AL TRAUMATISMO TESTICULAR DESPUÉS DE LESIONES DEPORTIVAS

A. McAleer y colaboradores. (2002): revisaron 14 763 pacientes en el registro de traumatismos de San Diego de 1984 a 2000; identificaron 11 lesiones en los testículos por deportes recreativos; análisis centrado en los deportes de equipo.
   1. Causa de lesión testicular: 4 por deportes de equipo (2 por béisbol, 1 por baloncesto, 1 por fútbol); 2 jugando a la pelota, 2 jugando en los juegos infantiles del parque; 1 al patinar; 1 en ciclismo; 1 en deportes ecuestres.
   2. De 4 lesiones testiculares por deportes de equipo, 2 fracturas y 2 hematomas. Todos fueron explorados y ninguno sufrió pérdida testicular.
B. Grinsell y colaboradores (2012): revisaron los datos de la National Athletic Trainers' Association (NATA) de 1995 a 1997; 4.4 millones de deportistas expuestos.
   1. Diecisiete lesiones testiculares (en comparación con 18 lesiones renales reportadas); 1 por baloncesto, 12 por fútbol americano, 3 por fútbol, 1 por lucha.
   2. Tasa de lesiones testiculares por cada millón de exposiciones: béisbol 0, baloncesto 2.3, fútbol 9.2, fútbol soccer 7.8, lucha 1.9.
C. Bagga y colaboradores (2015): datos revisados del *National Electronic Injury Surveillance System* de 2002 a 2010; identificaron niños menores de 18 años que se presentaron a los servicios de urgencia con una lesión genitourinaria pediátrica en Estados Unidos.
   1. Las causas más comunes de lesiones escrotales fueron ciclismo (24.7%), béisbol/softball (13.5%), baloncesto (8%), fútbol americano (7.8%), ejercicio en aparatos (6.3%) y fútbol (6.1%).
   2. Se presentaron tres veces más lesiones testiculares en el servicio de urgencias que lesiones renales.
D. Bieniek y Sumfest (2014): encuestas distribuidas a 1 700 deportistas masculinos de secundaria y universidad, de 14 a 24 años, sobre lesiones testiculares informadas por el propio paciente y el uso de equipos de protección; se completaron 731 encuestas (tasa de respuesta de 43%).
   1. Lesión testicular definida como "dolor testicular durante una lesión que ocurre durante actividad deportiva ya sea que lo vea un médico o no". No hay datos sobre las visitas al servicio de urgencias o de tratamiento quirúrgico.
   2. Tasa de lesiones testiculares: béisbol 21%, baloncesto 11.8%, fútbol americano 17.8%, lacrosse 48.5%, fútbol 25.6%, lucha libre 32.8%.
   3. Tasa de uso de la concha protectora: béisbol 40.6%, baloncesto 2.6%, fútbol americano 8.4%, lacrosse 51.5%, fútbol soccer 2.4%, lucha libre 0%.
   4. Si la lesión testicular ocurrió sin usar una concha protectora, ¿utiliza ahora concha protectora? Béisbol 48.3%, baloncesto 0%, fútbol americano 8.2%, lacrosse 68.8%, fútbol soccer 0%.
E. No hay ninguna norma nacional (Estados Unidos) respecto al uso de equipos de protección para prevenir lesiones testiculares.

XII. RECOMENDACIONES CON RESPECTO A LAS LIMITACIONES EN NIÑOS O ADOLESCENTES CON TESTÍCULO ÚNICO O TESTÍCULOS ANORMALES

A. Informar al paciente y a su familia que los reportes de lesiones testiculares son poco frecuentes como consecuencia de actividades deportivas, pero que la falta de reportes probablemente se deba a que muchos deportistas masculinos usan una concha protectora.

B. Recomendar el uso de una concha protectora en niños que participan en deportes de contacto.

C. Documentar cuidadosamente en el expediente médico lo comentado con el paciente y su familia. Opción: pedir a la familia que firme un documento sobre lo comentado.

LECTURAS RECOMENDADAS

American Academy of Pediatrics, Committee on Sports Medicine and Fitness. Medical conditions affecting sports participation. *Pediatrics* 1994;94:757-760.

American Academy of Pediatrics, Committee on Sports Medicine and Fitness. Medical conditions affecting sports participation. *Pediatrics* 2001;107:1205-1209.

Bagga SH, Fisher PB, Tasian GE, *et al.* Sports-related genitourinary injuries presenting to United States emergency departments. *Urology* 2015;85:239-245.

Bieniek JM, Sumfest JM. Sports-related testicular injuries and the use of protective equipment among young male athletes. *Urology* 2014;84:1485-1489.

Brophy RH, Gamradt SC, Barnes RP, *et al.* Kidney injuries in professional American football: implications for management of an athlete with 1 functioning kidney. *Am J Sports Med* 2008;36:85-90.

Gerstenbluth RE, Spirnak JP, Elder JS. Sports participation and high grade renal injuries in children. *J Urol* 2002;168:2575-2578.

Grinsell MM, Butz K, Gurka MJ, *et al.* Sport-related kidney injury among high school athletes. *Pediatrics* 2012;130:e40-45.

Grinsell MM, Showalter S, Gordon KA, Norwood VF. Single kidney and sports participation: perception versus reality. *Pediatrics* 2006;118:1019-1027.

Johnson B, Christensen C, Dirusso S, *et al.* A need for reevaluation of sports participation recommendations for children with a solitary kidney. *J Urol* 2005;174:686-689.

McAleer IM, Kaplan GW, LoSasso BE. Renal and testis injuries in team sports. *J Urol* 2002;168:1805-1807.

Papagiannopoulos D, Gong E. Revisiting sports precautions in children with solitary kidneys and CAKUT (congenital anomalies of the kidney and urinary tract). *Urology* 2017;101:9-14.

Psooy K. Sports and the solitary kidney: what parents of a young child with a solitary kidney should know. *Can Urol Assoc J* 2014;8:233-235.

Sharp DS, Ross JH, Kay R. Attitudes of pediatric urologists regarding sports participation by children with a solitary kidney. *J Urol* 2002;168:1811-1815.

http://www.urologyhealth.org/patient-magazine/magazine-archives/2014/spring-2014/ask-a-urologist-athletic-cups-and-supporters

Urología pediátrica y abuso sexual infantil

Angelique M. Champeau

I. INTRODUCCIÓN

Debido a la gran cantidad de niños que han sido o serán abusados sexualmente, es importante que todos los médicos que valoran a niños estén bien informados con respecto al abuso sexual infantil. En específico, algunos niños que han sido víctimas de abuso sexual presentan trastornos urológicos, como la incontinencia. Además, los niños quizá sean referidos por sospecha de abuso sexual infantil por una enfermedad urológica no relacionada al abuso, como el prolapso uretral. Además, en el proceso de explorar los genitales de un niño por una enfermedad urológica se pueden revelar hallazgos inesperados; por lo tanto, es importante entender los hallazgos normales y potencialmente anormales en la exploración genital.

II. DEFINICIÓN

De acuerdo con la Organización Mundial de la Salud (OMS) el abuso sexual infantil es inducir la participación de un niño en actividades sexuales que no comprende plenamente, para las cuales no puede dar su consentimiento informado, o para las que el niño no tiene el desarrollo suficiente y no es posible que otorgue su consentimiento, o que viole las leyes o tabúes de la sociedad. El abuso sexual infantil se evidencia por la actividad entre un niño y un adulto u otro niño que por edad o desarrollo está en una relación de responsabilidad, confianza o poder, y cuyo fin es satisfacer las necesidades de la otra persona. Esto puede incluir, entre otros: el incentivo o la coacción de un niño para participar en cualquier actividad sexual ilegal; la explotación de niños en la prostitución u otras prácticas sexuales ilícitas; la explotación de niños en la realización de materiales pornográficos.

III. EPIDEMIOLOGÍA

A. En el Informe Mundial sobre la Violencia contra la Infancia del 2006 se estima que en 2002 aproximadamente 150 millones de niñas y 73 millones de niños fueron objeto de abuso sexual infantil en todo el mundo, incluidos 1.2 millones de niños víctimas de trata y 1.8 millones de personas explotadas a través de la prostitución o la pornografía.

B. En Estados Unidos se realizó entrevista cara a cara a una muestra poblacional de más 34 000 adultos, reportando que 10% de los encuestados refirieron haber sufrido abuso sexual infantil antes de los 18 años, de los cuales 25% eran varones.

C. En un metaanálisis de estudios de prevalencia global se incluyeron 65 artículos, en los que se analizaron 37 varones y 63 mujeres en 22 países, con un total de más de 10 000 individuos. Los investigadores reportaron una prevalencia media combinada de abuso sexual infantil de 7.9% en varones y 19.7% en mujeres.

D. Otro metaanálisis incluyó los datos de 331 estudios que representaban a casi 10 millones de individuos. En este análisis, la prevalencia total combinada fue de 11.8%, con 7.6% de hombres y 18% de mujeres que reportaron experiencias de abuso sexual infantil.

E. Los niños son víctimas de abuso con mayor frecuencia por varones; sin embargo, las mujeres también pueden ser perpetradoras, especialmente en las guarderías.

F. La mayoría de los perpetradores de abuso sexual son adultos conocidos y de confianza para el niño, por lo que anhelan su atención y carecen de la estrecha supervisión de los adultos.

IV. FACTORES DE RIESGO

A. Presencia de otras formas de abuso o negligencia.

B. Ambientes familiares con bajo apoyo familiar o alto estrés, tal como: pobreza, bajo nivel educativo de los padres, familia ausente o con un solo padre, padres que abusan de sustancias, violencia doméstica o bajo afecto de parte del cuidador.

C. Niños impulsivos, emocionalmente necesitados y que tienen discapacidades físicas o de aprendizaje, problemas de salud mental o consumo de sustancias.

D. El riesgo de abuso sexual infantil parece aumentar en la adolescencia.

E. Los jóvenes que se salen de casa suelen estar particularmente en riesgo.

F. Los niños con problemas legales a menudo están en riesgo de ser abusados por las autoridades tanto en la calle como en los sitios de detención.

G. Niños que viven en entornos de conflicto y después de éste.

V. PRESENTACIÓN

A. Los niños que son víctimas de abuso sexual suelen ser obligados a guardar el secreto, por lo tanto, se requiere un alto índice de sospecha para reconocer el problema.

B. Los niños que han sido víctimas de abuso sexual pueden presentarse de diversas maneras.
   1. Antecedentes.
      a. Malestar genital o rectal (tabla 29-1).
      b. Un padre puede expresar preocupación de que el niño haya sido abusado sexualmente.
      c. El niño en una visita médica, quizá haga una revelación inicial de contacto sexual (poco frecuente).

 TABLA 29-1 Indicadores médicos de posible abuso sexual

Traumatismo genital, anal o uretral
Prurito o sangrado genital o anal
Presencia de secreción o infección genital
Dolor de cabeza
Estreñimiento crónico, defecación dolorosa
Vulvitis o vulvovaginitis
Embarazo
Cuerpo extraño en la vagina o el recto
Inflamación anal
Disuria
Infecciones de vías urinarias recurrentes
Dolor abdominal
Dolor crónico genital o anal
Hematomas en paladar duro o blando, desgarro del frenillo
Enfermedad de transmisión sexual
Marcas de mordeduras en los pezones o mamas
Marcas de arañazos o moretones en las caderas o nalgas
Enuresis/encopresis

    d. Los problemas emocionales y de conducta quizá generen preocupación, aunque es importante tener en cuenta que éstos son inespecíficos y pueden estar relacionados con muchas otras causas.

  2. Exploración física.

    a. Durante la exploración genital, se pueden observar datos sospechosos.

VI. ANTECEDENTES

A. En casos de abuso sexual infantil demostrados legalmente, la mayoría de las víctimas no presentan manifestaciones físicas. Por lo tanto, la entrevista imparcial del niño se convierte en la parte más crítica de la valoración diagnóstica. Durante el proceso de investigación, las entrevistas deben ser realizadas por la agencia designada o individuos de la comunidad para disminuir el cuestionamiento repetitivo al niño. Sin embargo, no hay que dudar en hacer las preguntas relevantes necesarias para obtener una historia clínica pediátrica detallada.

B. Cualquier revelación hecha de forma espontánea por parte del niño durante la valoración debe documentarse cuidadosamente y a fondo, utilizando la terminología exacta que utilizó el niño. *Aunque los rumores suelen ser pruebas inadmisibles en los tribunales, las declaraciones hechas a un médico durante una valoración médica generalmente se reconocen como confiables y son una excepción importante a la regla de los rumores.*

VII. EXPLORACIÓN FÍSICA

A. Examen general

  1. Se debe realizar una exploración física general antes de la exploración genital. Siempre comente con el niño la exploración genital antes de iniciar. Los niños mayores deben poder elegir si desean que sus padres estén presentes o no. Proporcione privacidad. Después de los exámenes físicos de rutina, debe informarse que se continuará con la exploración genital (explicación apropiada para la edad); "Ahora voy a examinar la zona por donde sale la pipí, eso no es incorrecto porque tu cuidador está en la habitación y soy un profesional médico en un consultorio médico/hospital; de ninguna otra manera deben mirar o tocar tu área privada". Si hay sospecha de abuso sexual, termina esta declaración con: "¿Alguna vez alguien ha intentado tocarte aquí antes?". Informar al niño antes de cada ocasión en que se exploren sus genitales, permite que el menor se sienta cómodo y que la exploración sea una parte normal de la revisión y cuando sea necesaria la segunda revisión, también lo hará sentir cómodo. Para la exploración genital es necesario que haya cierto nivel confianza y comodidad. Aunque un niño podría no responder honestamente al principio, si todos los profesionales de la salud hacen estas preguntas, con el tiempo sería de esperarse que lo haga. Durante el examen se intentará distraerlo y relajarlo. Observe el comportamiento del niño durante el examen. *Ningún niño que se piense ha sido víctima de abuso sexual debe ser restringido por la fuerza y examinado en contra de su voluntad; deben adoptarse disposiciones para un examen bajo anestesia.*

  2. Los hallazgos del examen cambian dependiendo de la posición del niño (decúbito dorsal, genupectoral, lateral), grado de relajación, grado de tracción labial (suave, moderada) y momento de realización del examen. Todas estas variables influirán en el tamaño del orificio y la exposición del himen y las estructuras internas. Cuanto más relajada esté la niña, más visibles son los bordes del himen y mayor será el diámetro introito vaginal; por lo tanto, es muy importante ver los hallazgos utilizando diferentes grados de tracción y diferentes posiciones.

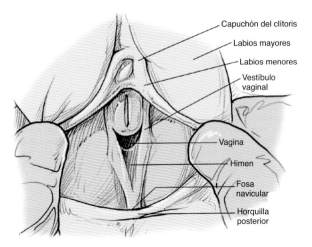

FIGURA 29-1. Anatomía genital de una niña prepúber.

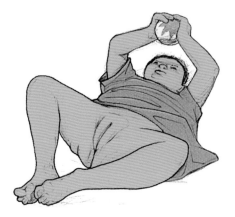

FIGURA 29-2. Posición en decúbito dorsal con piernas "en posición de rana".

3. En las niñas, la exploración genital debe incluir la inspección del borde interno de los muslos, los labios mayores, labios menores, clítoris, uretra, tejido periuretral, himen, abertura himenal, fosa navicular y la comisura posterior (horquilla posterior) (fig. 29-1). En los niños varones, se debe examinar el meato uretral, los muslos, el pene y el escroto.

4. En las niñas prepúberes, no es necesario el examen pélvico con espejo vaginal, a menos que haya un sangrado vaginal activo inexplicable.

B. **Posiciones para la exploración**

1. Decúbito dorsal con piernas "en posición de rana" (fig. 29-2).

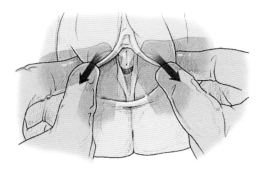

FIGURA 29-3. Tracción labial.

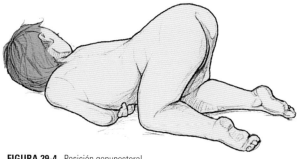

FIGURA 29-4. Posición genupectoral.

    a. La niña se acuesta con las piernas en abducción completa "como una rana" con los pies en aposición. En las niñas más pequeñas puede facilitarse el examen al sentarla niño en el regazo del cuidador.

    b. Examinar primero sin separación o tracción, y luego con separación simple (únicamente separando los labios en sentido lateral).

    c. La separación labial debe hacerse con suavidad y con precaución. La separación labial puede ser dolorosa y causar desgarros de la horquilla/comisura posterior. Si hay adhesión labial, la separación labial agresiva puede desgarrarla.

    d. Debe realizarse tracción suave (fig. 29-3) colocando el pulgar y el dedo índice en los labios mayores y jalando en sentido lateral y hacia abajo. La tensión de los músculos pélvicos puede obstaculizar o modificar el aspecto de las estructuras vestibulares vaginales, por lo tanto, se debe mantener la tracción labial durante unos segundos dando tiempo a la niña para relajarse. Este método es útil en la abertura del conducto vaginal sin causar traumatismos adicionales a los tejidos.

2. Posición genupectoral (fig. 29-4).

    a. Indique a la niña que se acueste en decúbito ventral en la mesa de exploración. Luego ayúdele a asumir la posición de las rodillas mientras mantiene la cabeza y el pecho en contacto con la mesa y la columna en lordosis. Una vez que la niña esté colocada correctamente, lleve los labios hacia arriba y sepárelos con suavidad.

b. Esta técnica permite una excelente visualización no invasiva de la región posterior del himen, vagina, ano y ocasionalmente del cuello uterino.

c. Esta posición puede permitir que el himen previamente adherido y redundante caiga hacia abajo.

d. Utilice esta posición de forma sistemática para confirmar hallazgos dudosos en la exploración y para verificar los hallazgos normales o anormales observados previamente en decúbito dorsal.

e. En los casos en que hay sangrado o sospecha de cuerpo extraño en la vagina, esta posición es útil ya que facilita la visualización del cuello uterino.

C. **Técnicas de exploración**

1. Agua o solución salina.

   a. Un himen redundante, pospuberal, dificulta la inspección minuciosa de los tejidos himenales en caso de lesión traumática en adolescentes.

   b. Si los bordes del himen son difíciles de visualizar, se pueden utilizar gotas de solución salina o agua tibia, para hacer flotar el himen, sin causar molestia alguna para la niña.

2. Hisopo humedecido.

   a. Se puede utilizar un hisopo humedecido para identificar los bordes del himen.

   b. El borde del himen es muy sensible en las niñas prepúberes, por lo tanto, se debe hacer todo lo posible para visualizar los genitales sin usar un hisopo. Si es necesario el hisopo para explorar el borde del himen en una niña prepúber, se puede aplicar gel tópico de lidocaína al 2% para facilitar su uso. El himen estrogénico es mucho más tolerante al uso del hisopo humedecido.

3. Sonda Foley.

   a. Se introduce la sonda en la vagina, se infla parcialmente el globo y luego se aplica tracción con lentitud sobre la sonda, hasta que todo el himen se pueda visualizar alrededor del globo. El globo debe desinflarse antes de retirar la sonda de la vagina.

4. Uso de lentes de aumento.

   a. También se puede utilizar un otoscopio o algún otro instrumento de mano para aumentar el tamaño de la imagen, para examinar los genitales y el ano.

   b. La colposcopia es un medio para aumentar la imagen y para la documentación fotográfica, por video o ambas de los hallazgos físicos del presunto abuso sexual. Se ha convertido en una práctica habitual para los exámenes de abuso sexual realizados por expertos; sin embargo, no es un equipo común en la mayoría de las instalaciones médicas y no se recomienda.

D. **Examen anal**

1. El ano se puede examinar en decúbito dorsal, lateral o en posición genupectoral (fig. 29-5). Al igual que con el examen vaginal, la posición puede influir en la anatomía. Los pliegues glúteos deben separarse suavemente y valorarse en busca de signos externos de traumatismo y buscar dilatación anal, y entonces se aplica una mayor tracción para inspeccionar el ano a fondo. Sólo si hay sangrado rectal se indica un examen endoscópico. Por lo general, no está indicado el tacto rectal.

E. **Documentación**

1. Todos los hallazgos físicos deben estar claramente documentados en el expediente clínico del niño.

2. Los hallazgos en el himen, del ano o ambos deben documentarse utilizando la carátula del reloj (es decir, "a las 6:00 según la carátula del reloj con el paciente en decúbito dorsal, con las piernas en 'posición de rana' y con tracción labial").

3. Siempre que sea posible, se debe utilizar un dibujo.

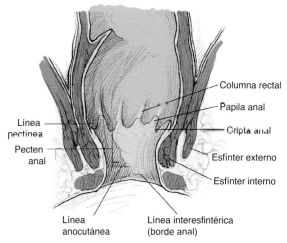

Columna rectal

Papila anal

Cripta anal

Esfínter externo

Esfínter interno

Línea pectínea

Pecten anal

Línea anocutánea

Línea interesfintérica (borde anal)

FIGURA 29-5. Anatomía del ano.

4. Para los niños víctimas de intento de abuso sexual es mejor describir los hallazgos en detalle y no comentar si éstos son consistentes con el abuso o no.

5. Nunca debe escribirse "himen intacto", "sin signos de penetración" o "ninguna evidencia de abuso sexual" porque incluso una exploración física normal no descarta la posibilidad de abuso sexual, incluida la penetración.

F. **Hallazgos de la exploración**

1. Variaciones normales del himen.

   a. Más común.

      (1) Semilunar: unido en las posiciones de las 11 y la 1 según la carátula del reloj, sin tejido himenal entre las dos uniones.

      (2) Himen anular: el tejido se extiende alrededor de la circunferencia del orificio vaginal.

   b. Menos común.

      (1) Cribriforme: himen con múltiples aberturas pequeñas.

      (2) Imperforado: el himen no tiene abertura.

      (3) Tabicado: el orificio del himen está dividido por una banda de tejido, creando dos o más orificios. El himen tabicado debe diferenciarse de una vagina bífida o duplicación vaginal.

2. Variaciones de apariencia del himen.

   a. Estrógeno.

      (1) La apariencia del himen puede variar con el tiempo debido a los efectos de la pubertad o de estrógenos exógenos.

      (2) Los estrógenos causan engrosamiento del tejido del himen y palidez de la mucosa.

   b. El tamaño de abertura varía según la posición del paciente, la técnica de exploración, el grado de relajación, la edad del paciente y el tamaño del paciente (generalmente, una niña obesa tiene un orificio más grande).

   c. Hay una gama de variantes anatómicas de hímenes prepúberales normales (tabla 29-2).

TABLA 29-2	Hallazgos de examen genital en niñas prepúberes sin abuso sexual
Hallazgos más comunes	**Hallazgos menos comunes**
Eritema del vestíbulo	Friabilidad de la horquilla posterior
Bandas periuretrales	Hendiduras del himen
Folículos linfoides en la fosa navicular	Himen imperforado
Adherencias labiales	Himen tabicado
Áreas avasculares en la línea media de la horquilla posterior	Secreción vaginal
Dilatación uretral y tracción labial	Cuerpo extraño
Proyecciones: residuos del tabique, fragmentos himenales, prominencias	
Crestas vaginales	
Pliegues	

    d. Recién nacido.
        (1) El himen de la recién nacida sana, generalmente está engrosado y redundante y puede describirse como fimbriado. A los 3 años de edad, la mayoría de las niñas han desarrollado un delgado himen semilunar y, en algunos casos, anular.

G. Hallazgos físicos en casos de abuso sexual
  1. El abuso sexual en niños a menudo no se acompaña de hallazgos físicos por las siguientes razones.
    a. Los perpetradores a menudo son amigos y evitan lesiones físicas al niño.
    b. Las caricias con los dedos quizá no dañen a los tejidos.
    c. Los tejidos vestibulares vaginales son muy elásticos.
    d. Los tejidos genitales sanan rápidamente y a menudo sanan por completo.
    e. El ano puede estirarse fácilmente sin causar daño a los tejidos.
    f. Los efectos puberales tempranos de los estrógenos aumentan la elasticidad del himen, la redundancia del himen y las secreciones vaginales fisiológicas, todo esto disminuye la probabilidad de desgarro traumático del himen.
    g. Los defectos del himen se vuelven menos visibles después de la pubertad.
    h. Algunos niños con exploración genital normal informan la penetración del pene que se verifica por confesión o por condena del perpetrador.
  2. Compatible con abuso sexual pero *no* diagnóstica del mismo, se incluye lo siguiente.
    a. Rozaduras, abrasiones o hematomas en la parte interna de los muslos o en los genitales.
    b. Cicatrices o desgarro del himen.
    c. Disminución de la cantidad o ausencia de tejido del himen.
    d. Cicatrices, lesiones, desgarro de la fosa navicular, horquilla posterior, labios menores.
    e. Ampliación de la abertura del himen.
    f. Himen con bordes engrosados, irregulares o estrechos.
    g. Exposición del contenido intravaginal.
  3. Las concavidades angulares normales o con defectos pueden observarse en sentido anterior, pero no posterior. La incidencia de concavidades angulares posteriores o con defectos aumenta con la edad, lo que sugiere lesiones adquiridas. La exploración física para el abuso sexual en las mujeres debe centrarse en las estructuras vestibulares posteriores.
  4. En niños víctimas de abuso sexual rara vez hay hallazgos anormales. Si están presentes, estos hallazgos con mayor frecuencia involucran el ano y se ven fácilmente con una inspección cuidadosa. Las lesiones del pene o del escroto son poco frecuentes.

5. Los hallazgos anales agudos en las relaciones sexuales pueden incluir hematomas alrededor del ano, hinchazón, eritema, abrasiones, cicatrices, desgarro anal (especialmente aquellas que se extienden en la piel perianal circundante) y ocasionalmente fisuras que se extienden hasta el borde anal. Si está presente, se observará la laxitud del esfínter. Estas lesiones superficiales sanan rápidamente. Es inusual encontrar laceraciones rectales por penetración forzada; tales lesiones más profundas ocasionalmente sanan formando cicatrices, que quizá se tornen menos visibles con el tiempo. Las laceraciones anales a menudo no dejan cicatrices. Los hallazgos anales que sugieren un traumatismo repetitivo crónico pueden incluir deformidades anales o colgajos cutáneos fuera de la línea media. Dilatación > 15 mm que se produce en 30 segundos sin heces en la ampolla rectal o un marcado engrosamiento e irregularidad de los pliegues anales después de la dilatación completa. En la tabla 29-3 se muestra la clasificación de los hallazgos físicos.

H. Diferenciación: abuso sexual infantil o lesión genital accidental

1. Las enfermedades confundidas a menudo con abuso sexual infantil incluyen vulvovaginitis por mala higiene, baños de burbujas, infección de transmisión no sexual (como estreptococos y *Shigella*), cuerpos extraños, traumatismo accidental y variaciones estructurales congénitas de la línea media.

2. Traumatismo genital femenino causado por un accidente en posición de montar típicamente afecta el clítoris, la cubierta del clítoris, pubis y las estructuras labiales. Estas estructuras son en su mayor parte anteriores y se lesionan cuando se comprime la región genital entre un objeto y el hueso púbico. Las lesiones en horcajadas suelen ser asimétricas y no involucran al himen.

3. En las niñas, cuando hay daño hístico resultante de penetración por abuso sexual, las lesiones generalmente involucran sobre todo la comisura posterior, fosa navicular e himen posterior. Se considera que se ha infligido una lesión, si no hay un antecedente claro (testigo o reporte inmediato del niño) de lesiones accidentales compatibles con el cuadro clínico en el niño. Incluso un niño demasiado pequeño para informar lo que sucedió, si hay una lesión de tejido significativa como para causar desgarro/sangrado, es poco probable que el adulto responsable no se dé cuenta del traumatismo y sea capaz de determinar a partir de las pistas en el entorno, lo que habría ocurrido (por ejemplo, "la escuché llorar y la encontré montada en la caja de juguetes").

I. Enfermedades de transmisión sexual (ETS)

1. No se recomiendan los cultivos de rutina o estudios para detección de gonorrea, sífilis, hepatitis, VIH u otras ETS. El resultado positivo para ETS es muy bajo en niños prepúberes asintomáticos, especialmente aquellos en que únicamente hubo historias de caricias. Cuando esté indicado epidemiológicamente o cuando la anamnesis o exploración física sugieran la posibilidad de contacto oral, genital o rectal, se deben realizar las pruebas apropiadas.

2. En el caso de las verrugas genitales puede haber transmisión vertical que no se manifiesta hasta los 2 años o más. Además, un niño que aún usa pañal puede contagiarse a partir de las manos de un cuidador cuando se realiza la limpieza y cambio de pañal. Los niños mayores se pueden autoinocular la zona genital con verrugas que tengan en los dedos.

3. Se debe diferenciar el herpes tipo I del tipo II; sin embargo, ambos se pueden encontrar en el área genital y ambos pueden ser transmitidos por medios sexuales o no sexuales.

4. La presencia de secreción vaginal o antecedentes de secreción vaginal después del abuso sexual aumenta la probabilidad de ETS.

TABLA
29-3

Clasificación de hallazgos físicos

Hallazgo específico/diagnóstico para contacto sexual (incluso en ausencia de antecedentes de abuso)
- Evidencia de eyaculación (semen, esperma, o antígenos o enzimas específicos del semen)
- Embarazo
- Sífilis, gonorrea o infección por VIH no adquirida por vía perinatal o intravenosa
- Lesiones genitales o anales recientes en ausencia de una explicación accidental adecuada: laceración, hematoma, equimosis, marca de mordida, abrasión, transección, contusión, petequias
- Abertura del himen de mayor tamaño para la edad, con hallazgo de rotura del himen en ausencia de una explicación adecuada: himen ausente, restos de himen, lesiones curadas o cicatrices.

Hallazgos compatibles con contacto sexual (la anamnesis y otras pruebas pueden ser importantes)
- *Trichomonas*, clamidia, condilomas acuminados, virus del herpes simple
- Rotura del himen: concavidad angular posterior/lateral, corte transversal, disminución de la cantidad, cicatrices
- Cambios anales específicos: cicatrices anales o colgajos cutáneos fuera de la línea media, dilatación > 15 mm sin heces en la ampolla rectal, irregularidad del orificio anal después de la dilatación.
- Dilatación marcada de la abertura del himen, persistente en las diferentes posiciones de exploración física

Hallazgos vistos algunas veces después del contacto sexual pero también por otras causas (la anamnesis y otras investigaciones son importantes en el diagnóstico de abuso sexual)
- Vaginosis bacteriana
- Adherencias labiales extensas en niñas que dejaron el pañal hace varios años, sin otra causa de rozaduras o desnudación labial
- Friabilidad de la horquilla posterior
- Otros cambios anales: dilatación anal repetida menor a 15 mm, acortamiento o eversión del conducto anal, fisuras perianales, piel perianal engrosada y reducción de pliegues cutáneos
- Erección del pene manteniendo la exploración física en niños prepúberes

Hallazgos de baja probabilidad de contacto sexual
- Hallazgos vestibulares: folículos linfoides o zonas avasculares en la línea media de la fosa navicular
- Hallazgos uretrales: bandas periuretrales, dilatación uretra con tracción labial
- Hallazgos en el himen: pequeñas prominencias o colgajos himenales, restos del tabique, hendiduras anteriores del himen, liso, curvado o edematizado, himen imperforado
- Hallazgos labiales: adherencias labiales pequeñas, extensas adherencias labiales en las niñas que usan pañal, áreas avasculares en la línea media en horquilla posterior
- Crestas intravaginales o pliegues rugosos detrás de un himen normal
- Hallazgos anales: eritema, aumento de la pigmentación, ingurgitación venosa después de 2 minutos en posición genupectoral, marcas en la línea media/pliegues anales anteriores, áreas lisas en la línea media, episodio único de dilatación anal menor a 15 mm, dilatación anal con heces en la ampolla rectal, aplanamiento de borde anal y pliegues durante la dilatación anal.
- *Candida albicans*

5. Si se hace un cultivo, sólo se debe utilizar el método ideal. No se deben utilizar pruebas que no sean cultivo, como el inmunoanálisis enzimático con anticuerpos fluorescentes directos o la secuenciación de ácido nucleico de DNA; carecen de una especificidad adecuada en las muestras obtenidos de la vagina o del ano de los niños.

6. Cabe destacar que el fondo vaginal es un recurso aceptable para realizar cultivo en la niña prepúber, pero se debe hacer con un hisopo cervical para las niñas puberales.

J. **Agresión sexual aguda**

1. Cuando el presunto abuso sexual se haya producido en las últimas 72 horas, el examen debe ser realizado inmediatamente por un examinador capacitado en abuso sexual. Deben seguirse los protocolos de violación para mantener la "cadena de custodia" y están fuera del alcance de la práctica pediátrica habitual.

VIII. ASPECTOS LEGALES

A. En todo Estados Unidos los médicos tienen la obligación por ley de informar a los Servicios de Protección Infantil (SPI) o a la policía local siempre que sospechen que un niño ha sido víctima de abuso sexual. Es útil tener estos números de teléfono listos de antemano para una referencia rápida y fácil. Además del número de la policía local y SPI, el médico debe contar con el número de teléfono del experto en abuso sexual infantil, quien suele ser un recurso invaluable cuando los hallazgos en la exploración son dudosos.

LECTURAS RECOMENDADAS

Adams J, Harper K, Knudson S, Revilla J. Examination findings in legally confirmed child sexual abuse: it's normal to be normal. *Pediatrics* 1994;94:310-317.

American Academy of Pediatrics Committee on Child Abuse and Neglect. Updated guidelines for the evaluation of sexual abuse of children. *Pediatrics* 1999;87:254-259.

Chadwick DL, Berkowitz CD, Kerns D, *et al. Color Atlas of Child Sexual Abuse*. Chicago, IL: Yearbook Medical Publishers; 1989.

Heger A, Emans SJ. *Evaluation of the Sexually Abused Child. A Medical Textbook and Photographic Atlas*. New York, NY: Oxford University Press; 1992.

Heger AH. Twenty years in the evaluation of the sexually abused child: has medicine helped or hurt the child and family? *Child Abuse Negl* 1996;20:893-897.

McCann J, Wells R, Simon M, Voris J. Genital findings in prepubertal girls selected for nonabuse: a descriptive study. *Pediatrics* 1990;86:428-439.

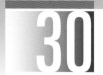

30 Ginecología en niñas y adolescentes

Bruce J. Schlomer

Los urólogos pediatras atienden a menudo a pacientes pediátricos con anomalías de la vagina y estructuras müllerianas. A continuación, se revisan algunos de los trastornos ginecológicos más comunes en niñas y adolescentes.

I. ANOMALÍAS INTRALABIALES

A. Himen imperforado

La obstrucción del aparato reproductor femenino en el útero es poco común, pero con mayor frecuencia es causada por himen imperforado. Esto se puede detectar en la etapa prenatal en donde una vagina/útero dilatados, se observan como una estructura quística en la pelvis. Sin embargo, el diagnóstico se realiza a menudo en el periodo neonatal, al observar una estructura quística abultada, posterior al introito, que típicamente tiene un aspecto blanquecino con una membrana delgada superpuesta. La exposición materna al estradiol es la causa de las secreciones vaginales. Si el himen imperforado se pasa por alto en el periodo neonatal, la dilatación puede resolverse una vez que termina la exposición materna al estradiol y la paciente llega a la pubertad, presentando dolor abdominal cíclico, amenorrea y una estructura abultada azulada en la parte posterior del introito (fig. 30-1). El himen imperforado en recién nacidas es tratado por incisión transversal del himen. No se recomienda la aspiración con aguja por el riesgo de infección.

B. Adherencias labiales

Son un hallazgo común en niñas pequeñas, en especial en edades previas al control de esfínteres. La fusión por lo general inicia posteriormente permaneciendo una abertura anterior (fig. 30-2). Se cree que las concentraciones bajas de estrógenos y la posible irritación por la orina en el pañal, conducen a estas adherencias. Si las adherencias labiales son asintomáticas, no se necesita tratamiento, ya que existe una alta tasa de resolución espontánea. Si hay síntomas como infección de vías urinarias (IVU), dolor vaginal o prurito, o preocupación importante por parte de los padres, se puede aplicar estrógenos tópicos o crema de esteroides por un periodo de 4 a 6 semanas, a menudo con éxito en la resolución de las adherencias. También es posible realizar lisis de las adherencias en el quirófano o en el consultorio con aplicación anestésicos tópicos. Después de cualquier intervención exitosa para adherencias labiales, la recurrencia es común, por lo tanto, se debe aplicar pomada lubricante como vaselina al realizar los cambios de pañal durante varias semanas a meses para evitar la recurrencia.

C. Prolapso uretral

En el prolapso uretral se observa a menudo sangre en el pañal o la ropa interior y una protuberancia rojiza en el introito de forma circunferencial alrededor de meato (fig. 30-3); quizá haya dolor. En el grupo de edad pediátrica, el prolapso uretral suele ocurrir en niñas prepúberes y es más común en las de raza negra. Al igual que en las adherencias labiales, se cree que el prolapso uretral se debe a concentraciones bajas de estrógenos antes de la

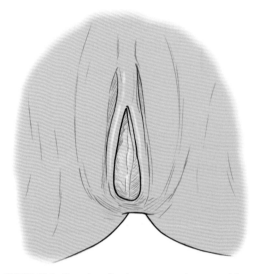

FIGURA 30-1. Himen imperforado que se presenta como protuberancia vaginal con dolor cíclico durante la pubertad.

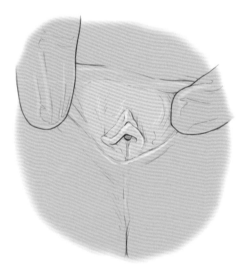

FIGURA 30-2. Adherencias labiales. Se observa la fusión posterior de los labios.

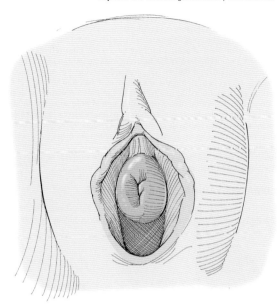

FIGURA 30-3. Prolapso uretral.

pubertad. La aplicación tópica de crema de estrógenos durante 4 a 6 semanas, a menudo es exitosa en el tratamiento del prolapso uretral, pero la recurrencia no es poco frecuente. En ocasiones, en casos recurrentes, se requiere ablación quirúrgica de la mucosa prolapsada seguida de una reaproximación de la mucosa con suturas absorbibles.

D. **Quistes introitales**

En niñas, los quistes en el introito, por lo general, son quistes parauretrales, quistes del conducto de Gartner o ureterocele prolapsado.

Los quistes parauretrales son dilataciones de las glándulas parauretrales; esos quistes desplazan el meato. En el periodo neonatal, los quistes parauretrales se resuelven a menudo con observación. En ocasiones es necesario el drenaje con una pequeña incisión o con el uso de aguja.

Los quistes de conductos de Gartner surgen de restos de los conductos de Wolffian. Se presentan a lo largo de la pared vaginal anterolateral, por lo general son benignos, y a menudo se resuelven por sí solos. Existe una asociación entre los quistes de conducto de Gartner y los uréteres ectópicos en la vagina, debido al origen embrionario de los quistes del conducto de Gartner. Si se observa un quiste a lo largo de la pared anterolateral de la vagina en una bebé o niña, se debe realizar valoración con ecografía renal por la posibilidad de uréter ectópico quístico.

El ureterocele prolapsado tiene el aspecto de una estructura quística de color rosado a púrpura localizado en el introito, y puede ser bastante grande. Por lo general, se asocia con el polo superior de un riñón duplicado y el diagnóstico se sugiere mediante ecografía renal/vesical.

E. **Incontinencia continua y uréter ectópico**

En niñas, el uréter ectópico se puede insertar distalmente al esfínter uretral y provocar incontinencia urinaria (véase cap. 14 y fig. 14-4). Como ya se mencionó, se piensa que los uréteres ectópicos en la vagina, pueden ser uréteres ectópicos o quistes del conducto de Gartner que se ha roto hacia la vagina. Los uréteres ectópicos también pueden encontrarse cerca del meato uretral, en el perineo, el útero y rara vez en el recto. Los uréteres ectópicos se descubren a menudo debido a la hidronefrosis prenatal o las infecciones de vías urinarias (IVU) en etapas tempranas de la vida. Sin embargo, algunas niñas con uréter ectópico no se diagnostican hasta que se inicia el control de esfínteres; a menudo hay incontinencia. Los uréteres ectópicos de presentación tardía, generalmente se encuentran en el polo superior de un riñón duplicado; este polo puede ser atrófico y no observarse en la ecografía renal. Es necesario un alto índice de sospecha para realizar el diagnóstico. Las urografías por resonancia magnética (RMN) pueden ser útiles para el diagnóstico o incluso hacer un examen bajo anestesia. La heminefrectomía del polo superior o la uréter-ureteroanastomosis del polo superior al inferior son los tratamientos de elección para la incontinencia continua.

II. ANOMALÍAS VAGINALES Y MÜLLERIANAS

Los conductos müllerianos forman las trompas de Falopio, el útero y la parte superior de la vagina. La porción distal de la vagina se forma a partir del seno

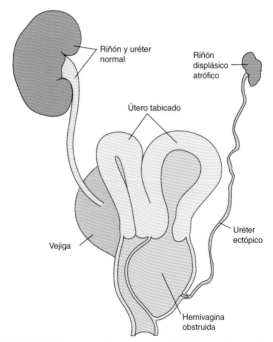

FIGURA 30-4. Representación esquemática del síndrome de anomalías renales y hemivagina obstruida ipsilateral (OHVIRA) con un riñón atrófico y displásico ipsilateral, con uréter ectópico hacia hemivagina obstruida. El riñón atrófico y displásico puede estar en una posición ectópica.

urogenital. Las anomalías de obstrucción, fusión o duplicación pueden presentarse en lactantes en la niñez o en la infancia (fig. 30-4).

A. Septo vaginal transversal

Se piensa que el septo vaginal transversal se debe a fallo en la canalización completa de la vagina y ocurre en menos de 1 en 50 000 mujeres. El septo vaginal transversal suele estar en la porción superior y media de la vagina y por lo común tiene menos de 1 cm de grosor. Por lo general, las pacientes en edad puberal presentan amenorrea y dolor abdominal cíclico por la obstrucción vaginal, pero puede ocurrir en edades más tempranas. La ecografía y RMN son útiles para el diagnóstico y muestran dilatación de la porción superior de la vagina y del útero. Se han descrito varias incisiones o escisiones quirúrgicas del septo vaginal, pero todas tienen riesgo de estenosis vaginal.

B. Atresia vaginal distal

La atresia vaginal ocurre cuando el seno urogenital no forma la porción distal de la vagina; esta condición es muy poco común y las pacientes suelen presentarse con dolor abdominal cíclico y amenorrea en la pubertad. La RMN y la ecografía son útiles para el diagnóstico.

El tratamiento quirúrgico consiste en estirar la porción superior de la vagina (que frecuentemente está dilatada) al introito.

C. Agenesia vaginal

La agenesia vaginal ocurre cuando los conductos müllerianos no forman la porción superior de la vagina. Esta afección también se conoce como síndrome de Mayer-Rokitansky-Küster-Hauser (MRKH) y ocurre en 1 de cada 5 000 nacimientos. Por lo general, se asocia con agenesia o displasia uterina y de las trompas de Falopio; rara vez hay un útero funcional. También se pueden presentar anomalías renales como la displasia renal y uréter ectópico. El tratamiento por lo común implica algún tipo de reemplazo vaginal ya sea por dilatación de la vagina distal o por reemplazo quirúrgico.

D. Anomalías de duplicación

Existe un amplio espectro de anomalías müllerianas y de duplicación vaginal, desde un útero parcialmente duplicado hasta un útero y una vagina completamente duplicados. Por lo general, mientras no se obstruyan los conductos müllerianos, estas pacientes no se presentan antes de la pubertad. En el momento de la pubertad, las niñas con una vagina duplicada pueden tener dificultad con la colocación de tampones; se puede realizar ablación del tabique entre las vaginas.

E. Hemivagina obstruida y anomalías renales ipsolaterales

El síndrome de hemivagina obstruida y anomalías renales ipsolaterales o síndrome de OHVIRA es una anomalía congénita interesante que afecta a las estructuras müllerianas, así como a las estructuras renales. En el síndrome de OHVIRA, tanto el útero como la vagina están duplicados. Una de las vaginas está obstruida, lo que conduce a la dilatación quística de esa vagina y útero asociado (fig. 30-4). Esto se puede detectar prenatalmente por ecografía. El riñón ipsolateral al útero y la vagina obstruidos es generalmente displásico y a menudo existe un uréter ectópico a la vagina obstruida. En la infancia, la dilatación quística de la vagina y el útero puede resolverse con el tiempo. Si hay dilatación persistente de la vagina o síntomas como IVU, se puede realizar en la infancia la incisión del tabique vaginal. Si hay sospecha de riñón displásico y atrófico con un uréter ectópico, se debe realizar una laparoscopia diagnóstica con la extracción del riñón atrófico. Estos riñones displásicos y atróficos se encuentran localizados a menudo de forma ectópica en la pelvis. Si una niña con síndrome de OHVIRA no se trata en la infancia, se le debe realizar ablación del tabique vaginal en la pubertad. Se debe sospechar síndrome de OHVIRA en adolescentes con dolor abdominal cíclico, una estructura quística en la pelvis y aparente agenesia renal ipsolateral, y se debe realizar la ablación del tabique vaginal. Se puede extirpar el riñón ipsolateral si se produce incontinencia continua después de la ablación del tabique vaginal.

III. TUMORACIONES OVÁRICAS

Las tumoraciones ováricas son poco frecuentes en la infancia y la adolescencia y los urólogos pediátricos deben estar familiarizados con los tipos de tumoraciones ováricas y el manejo básico. Alrededor de 70% a 80% de las masas ováricas en la infancia son benignas y, dada la preocupación por la fertilidad futura en esta población, se opta por la cirugía de preservación del ovario, cuando es apropiado.

Las pacientes con tumoraciones ováricas en la infancia suelen presentarse con síntomas como dolor abdominal, tumoración abdominal o ambas. Se pueden presentar síntomas constitucionales como malestar general, náuseas, falta de apetito o pérdida de peso, así como síntomas por la extensión local del tumor, como la frecuencia urinaria o constipación. Si el tumor es activo hormonalmente, puede ocurrir pubertad precoz o virilización.

Se realiza ecografía transabdominal inicialmente, seguida por tomografía computarizada o RMN. Cuando hay una tumoración ovárica, se deben realizar estudios de laboratorio que incluyan α-fetoproteína (AFP), gonadotropina coriónica humana beta (β-hCG), lactato deshidrogenasa (LDH), antígeno cancerígeno 125 (CA-125) e inhibina. Si hay preocupación por el tumor hormonalmente activo, se miden las concentraciones de estrógenos y testosterona.

Las diferentes categorías de tumoraciones ováricas primarias son tumores de células germinales, tumores estromales de cordón sexual y tumores epiteliales.

A. Tumores de células germinales

Los tumores de células germinales del ovario incluyen teratoma quístico maduro (quiste dermoides), teratoma inmaduro, tumor del saco de yolk, coriocarcinoma, carcinoma embrionario, disgerminoma y gonadoblatoma. Todos los tumores de células germinales se consideran malignos, excepto el teratoma maduro.

Los teratomas quísticos maduros (también llamados quistes dermoides) son los tumores de células germinales de ovario más comunes en la infancia y pueden ser bastante grandes al momento de manifestarse. La imagen típica es la de un quiste con un área sólida focal en su interior llamado nódulo de Rokitansky. Las concentraciones de AFP y otras concentraciones no se encuentran elevadas y el estudio histopatológico muestra tejido bien diferenciado de más de una capa de células germinales. El tratamiento suele ser curativo y consiste en ablación del quiste.

Todos los otros tipos de tumores ováricos de células germinales a menudo tienen marcadores tumorales elevados (AFP, β-hCG) y se tratan mediante salpingo-oforectomía ipsolateral seguida por cirugía de estadificación y quimioterapia, si es necesario.

B. Tumores estromales de los cordones sexuales

Los tumores estromales de los cordones sexuales incluyen tipos malignos como los tumores de células de la granulosa juvenil y tumores Sertoli-Leydig, también se incluyen tumores benignos raros como el tecoma y el fibroma.

Los tumores de células de la granulosa juvenil (TCGJ) se presentan a menudo en la pubertad precoz debido a la secreción de estradiol por el tumor. Las concentraciones de la hormona luteinizante y la hormona folículoestimulante son bajas. La mayoría de los TCGJ está localizado y se pueden tratar mediante la salpingooforectomía ipsolateral. Los tumores de células de Sertoli-Leydig son muy raros y las pacientes suelen presentar signos de exceso de andrógenos. La mayoría de los casos son unilaterales y se tratan con salpingooforectomía ipsilateral.

C. Tumores epiteliales

Los tumores epiteliales incluyen el cistadenoma benigno, el cistadenocarcinoma maligno y el adenocarcinoma. Por fortuna, en la infancia y la adolescencia, la mayoría de los tumores epiteliales son cistadenomas benignos, en ocasiones se presentan con dolor abdominal y son bastante grandes. Si se sospecha cistadenoma, el tratamiento de elección es la ablación quirúrgica del cistadenoma con la preservación del ovario remanente. Al momento de la cirugía se deben realizar lavados peritoneales e inspección del peritoneo y biopsia cuando sea necesario.

El cistoadenocarcinoma ovárico maligno y el adenocarcinoma son raros en la infancia. Las concentraciones de CA-125 suelen estar elevadas. El tratamiento consiste en ooforectomía ipsilateral, lavado pélvico y biopsia de cualquier área sospechosa en la cavidad peritoneal o de los ganglios linfáticos. De acuerdo con el estadio de malignidad, quizá sea necesario el tratamiento con quimioterapia y cirugía.

LECTURAS RECOMENDADAS

Kaefer M. Management of abnormalities of the genitalia in girls. In: Wein AJ, Kavoussi LR, Partin AW, Peters CA, eds. *Campbell-Walsh Urology*, 11th ed. Philadelphia, PA: Elsevier; 2016:3453-3468.

Schlomer B, Rodriguez E, Baskin L. Obstructed hemivagina and ipsilateral renal agenesis (OHVIRA) syndrome should be redefined as ipsilateral renal anomalies: cases of symptomatic atrophic and dysplastic kidney with ectopic ureter to obstructed hemivagina. *J Pediatr Urol* 2015;11(2):77.

Yeskes EB, Rink RC. What urologists should know about pediatric gynecologic abnormalities. *Contemp Urol* 2002;14:12.

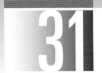

31 Urología de la adolescencia: infecciones de transmisión sexual

Bruce J. Schlomer

ENFERMEDADES DE TRANSMISIÓN SEXUAL

Las enfermedades de transmisión sexual (ETS) no siempre se valoran por el urólogo pediatra. Sin embargo, los urólogos pediatras deben tener presentes diversos tipos de presentaciones, diagnósticos diferenciales, métodos diagnósticos y tratamientos para las ETS. Además, el diagnóstico de algunas ETS pueden ser indicación para otras ETS y en algunos casos deben ser reportadas al Departamento de salud pública. Para la mayor parte de diagnósticos de ETS se recomienda que todas las parejas sexuales en los últimos 60 días sean verificadas y que se evite la actividad sexual mientras permanezcan los síntomas y hasta al menos siete días después de haber completado el tratamiento.

A continuación se revisan los diversos tipos de ETS con base en los tipos comunes de presentación del paciente. El tratamiento, pruebas diagnósticas y los reportes a los departamentos de salud pública se informaron de forma tabular con base en las recomendaciones más recientes de los Centers for Disease Control (CDC); se recomienda revisar las guías de los CDC al momento de establecer el diagnóstico de ETS.

I. URETRITIS

Los síntomas de uretritis incluyen disuria y secreción ureteral mucopurulenta o purulenta. Las ETS típicamente se clasifican como uretritis gonocócica causada por *Neisseria gonorrhoeae* y uretritis no gonocócica, que puede ser causada por diversos microorganismos. *Chlamydia trachomatis* origina muchos casos de uretritis no gonocócica junto con otros microorganismos como *Mycoplasma genitalium, Tricomonas vaginalis*, virus del herpes simple y adenovirus. Además, es común que no se identifique patógeno alguno en casos de uretritis no gonocócica.

El diagnóstico de uretritis a la fecha se realiza utilizando pruebas de amplificación de ácidos nucleicos (PAAN) en busca de *N. gonorrhoeae* y *C. trachomatis* en una muestra de orina reciente. El análisis de orina debe obtenerse para valorar la inflamación ureteral. El cultivo de una muestra obtenida con hisopo en la uretra puede realizarse, pero tiene baja sensibilidad y no se recomienda si se dispone de PAAN. El manejo de la uretritis gonocócica incluye el tratamiento para *N. gonorrhoeae* y posible infección por *C. trachomatis*. El tratamiento de la uretritis no gonocócica implica atender sólo la causa probable de uretritis no gonocócica, típicamente *C. trachomatis*.

II. EPIDIDIMITIS

La epididimitis en varones menores de 35 años de edad es causada por microorganismos similares a aquellos que causan uretritis, siendo los más comunes *N. gonorrhoeae* y *C. trachomatis*. Para varones que practican el coito anal, el tratamiento debe incluir fármacos contra microorganismos entéricos. Los síntomas incluyen dolor, hinchazón, inflamación del epidídimo y en ocasiones también del testículo. La uretritis puede manifestarse con absceso del epidídimo. La ecografía escrotal suele obtenerse para descartar torsión o absceso testiculares. El análisis de orina, los urocultivos y PAAN deben utilizarse para el diagnóstico. En varones que probablemente tienen ETS (menos de 35 años y epididimitis), se administra tratamiento para *N. gonorrhoeae* y *C. trachomatis*. Para varones que practican el coito anal, se administra también tratamiento para microorganismos entéricos (tabla 31-1).

III. CERVICITIS

La cervicitis se caracteriza por secreción purulenta mucopurulenta que se origina en el cuello uterino y en una mucosa cervical friable. La cervicitis puede cursar asintomática o manifestarse con secreción vaginal o hemorragia después del coito. La cervicitis puede ser causada por *N. gonorrhoeae* y *C. trachomatis*. Deben obtenerse pruebas de PAAN de muestras de secreciones vaginales, cervicales o urinarias. *Trichomoniasis vaginalis* también es causa de cervicitis y debe ser estudiada utilizando los diversos análisis aprobados por la U. S. Food and Drug Administration (FDA) que son muy sensibles y específicos, incluida PAAN. El método antiguo de valoración microscópica de una preparación en fresco de secreciones genitales tiene baja sensibilidad, por tanto, es factible emplearlo para diagnosticar infección por *T. vaginalis*, pero no la descarta en caso de ser negativa.

IV. ÚLCERAS GENITALES

Las úlceras genitales por ETS a menudo son causadas por herpes genital o sífilis; otras ETS que causan úlceras genitales incluyen chancroide, granuloma inguinal y linfogranuloma venéreo. Más de una causa llega a manifestarse como úlcera genital. El diagnóstico puede establecerse a menudo con base en la anamnesis y en la exploración física. Todos los pacientes con úlceras genitales por presunta ETS deben ser estudiados en busca de herpes y sífilis. Deben investigarse otras causas de úlceras genitales si se sabe que se han presentado brotes epidémicos en la región o si existe la sospecha clínica. En la tabla 31-2 se describen las presentaciones clínicas de las enfermedades con úlceras genitales.

El herpes es muy común y casi 50 000 000 de personas en Estados Unidos han tenido infección, aunque la mayor parte de los casos no se ha diagnosticado y muchos cursan asintomáticos. El herpes genital suele ser causado por virus del herpes simple-2 (VHS2) o por el virus del herpes simple-1 (VHS1). Los pacientes con infección por virus del herpes deben ser informados de que quizá se presenten episodios recurrentes y que puede ocurrir la diseminación viral de HSV cuando se encuentran asintomáticos. Deben ser informados de la importancia de notificar a sus parejas sexuales actuales y futuras y del incremento en la probabilidad de transmisión de VIH durante la activación de una úlcera. Si el herpes ocasiona cuadros recurrentes, puede administrarse tratamiento supresor como aciclovir, 400 mg por vía oral (VO) cada 12 h o valaciclovir, 1 g cada 24 h por VO.

La sífilis es causada por *Treponema pallidum*. La sífilis primaria es el tipo más común que se presenta ante el urólogo y se caracteriza por úlceras indoloras (chancro) en el sitio de infección. El chancro típicamente se resuelve después de 3 a 6 semanas. La sífilis secundaria aparece unos cuantos meses después de la sífilis primaria y se caracteriza por exantema en piel cabelluda, palmas de las manos y plantas de los pies, así como con síntomas generales como fiebre y malestar general. El exantema es maculopapular y pueden ocurrir lesiones del tipo de verrugas. Una vez que se ha resuelto la sífilis secundaria, la infección se torna en sífilis latente y asintomática. La sífilis terciaria incluye múltiples manifestaciones tardías como neurosífilis y sífilis cardiovascular. El exudado o tejido proveniente del chancro puede ser analizado con microscopia de campo oscuro para detectar *T. pallidum* y es el método definitivo para el diagnóstico de sífilis primaria en etapa temprana. Una prueba no treponematosa (ya sea Venereal Disease Research Laboratory [VDRL] o regina plasmática rápida

TABLA 31-1 Diagnóstico y tratamiento de las enfermedades de transmisión sexual

Diagnóstico	Prueba diagnóstica preferida	Tratamiento preferido	¿Reporte al departamento de salud?	Pruebas para otras ETS
Uretritis				
Neisseria gonorrhoeae	Examen de orina PAAN	Ceftriaxona, 250 mg IV cada 24 h y azitromicina 1 g en dosis única	Sí	VIH, sífilis
Chlamydia trachomatis	Examen de orina PAAN	Azitromicina, 1 g VO dosis única	Sí	VIH, sífilis
Epididimitis				
Menores de 35 años de edad y probablemente causada por *N. gonorrhoeae* y *C. trachomatis*	Examen de crina PAAN Cultivo de or na	Ceftriaxona, 250 mg IV dosis única y doxiciclina, 100 mg VO cada 12 h por 10 días	Sí	VIH, sífilis
Con mayor probabilidad ocasionada por infecciones de transmisión sexual y microorganismos entéricos (coito anal)	Examen de orina PAAN Cultivo de orina	Ceftriaxona, 250 mg IV en dosis única y levofloxacina, 500 mg por día por 10 días	Sí	VIH, sífilis
Cervicitis				
N. gonorrhoeae	Examen de orina PAAN	Ceftriaxona, 250 mg IV dosis única y azitromicina, 1 g por VO en dosis única	Sí	VIH, sífilis
C. trachomatis	Examen de or na PAAN	Azitromicina, 1 g por VO en dosis única	Sí	VIH, sífilis
Trichomonas vaginalis	Análisis PAAN, APTIMA, OSOM o Affrm VP II	Metronidazol, 2 g por VO cada 24 h o tinidazol, 2 g por VO en dosis única	No	VIH, sífilis
Úlceras genitales				
Herpes	PCR para VHS1 y VHS2	Aciclovir, 400 mg por VO cada 8 h por 7 a 10 días o valaciclovir, 1 g por VO cada 12 h por 7 a 10 días	No	VIH, sífilis

(continúa)

TABLA 31-1

Diagnóstico y tratamiento de las enfermedades de transmisión sexual *(continuación)*

Diagnóstico	Prueba diagnóstica preferida	Tratamiento preferido	¿Reporte al departamento de salud?	Pruebas para otras ETS
Sífilis	Microscopia de campo oscuro para sífilis primaria; pruebas treponematosas y no treponematosas para detección y para etapas tardías	Penicilina G benzatínica, 2.4 millones de unidades por vía IM en dosis única para sífilis primaria, secundaria y latente en etapas tempranas Penicilina G benzatínica, 2.4 millones de unidades por vía IM una vez por semana por 3 semanas para sífilis latente y sífilis terciaria no neurológica Penicilina G cristalina, 3 a 4 millones de unidades IV cada 4 h por 10 a 14 días para neurosífilis	Sí	VIH
Chancroide	Cultivo de *H. ducreyi* en medio especial, PCR si está disponible	Azitromicina, 1 g por VO en dosis única o ceftriaxona, 250 mg por vía IM dosis única o ciprofloxacina, 500 mg cada 12 h por 3 días	Sí	VIH, sífilis
Granuloma inguinal	Microscopia con cuerpos de Donovan	Azitromicina, 1 g por VO una vez por semana por 3 semanas y hasta que cicatrizan todas las lesiones	No	VIH, sífilis
Linfogranuloma venéreo	Véase texto	Doxiciclina, 100 mg por VO cada 12 h por 21 días	No	VIH, sífilis, gonorrea

TABLA 31-2 Diferenciación de las ETS que causan úlceras genitales	
Enfermedad que causa úlceras genitales	**Signos y síntomas para el diagnóstico diferencial**
Herpes	Grupos de pápulas y vesículas dolorosas casi 1 semana después de la relación sexual.
	Puede haber un periodo prodrómico con fiebre, malestar general cefalea y mialgias.
	Infección inicial con lesiones que pueden durar unas cuantas semanas.
	Puede haber recurrencias pero suelen ser leves.
Sífilis	Típicamente una úlcera indolora denominada chancro que ocurre 2 a 3 semanas después de la infección.
	Es común la linfadenopatía indolora.
	El chancro cicatriza en 3 a 6 semanas.
	Sífilis secundaria: exantema en palmas y plantas, síntomas generales varios meses después de la infección primaria.
	Sífilis terciaria: afección del encéfalo, médula espinal o bien, del aparato cardiovascular y lesiones gomosas.
	Sífilis latente: asintomática, diagnosticada por estudios de detección cuando se realiza el estudio por otras enfermedades de trasmisión sexual.
Chancroide	Úlcera genital indolora (o úlceras) con linfadenopatía inguinal supurativa 3 a 10 días después de la infección.
	La linfadenopatía inguinal suele ser muy dolorosa y puede progresar a formación de bubones.
	Típicamente se asocia con brotes epidémicos o con viajes a regiones endémicas como África o Asia.
Granuloma inguinal	Muy poco común en Estados Unidos.
	Úlceras genitales de progresión lenta sin linfadenopatía inguinal.
	"Úlceras en carne cruda" friables.
Linfogranuloma venéreo	Una pequeña pápula o úlcera, pero a menudo pasa desapercibida.
	Los pacientes acuden con linfadenopatía inguinal dolorosa.
	Aquellos que practican coito anal pueden presentar proctocolitis.
	Pueden ocurrir brotes epidémicos en varones que tienen relaciones sexuales con varones.

[RPR]) y pruebas treponomatosas (absorción con anticuerpos treponematosos fluorescentes, análisis de *Treponema pallidum* por aglutinación de partículas u otros análisis) deben ser enviados para el estudio de sífilis primaria cuando se realiza la detección de sífilis por la presencia de otras ETS o cuando se realizan pruebas para sífilis en etapas avanzadas. Quizá sea difícil diagnosticar sífilis, el tratamiento suele ser con penicilina G como fármaco preferido y su duración depende de la etapa de la enfermedad (tabla 31-1).

El chancroide causado por *Haemophilus ducreyi* es relativamente poco común en Estados Unidos y se asocia principalmente con brotes epidémicos. Debe sospecharse el diagnóstico si existe un brote epidémico en el área y el paciente se presenta con úlceras genitales dolorosas con linfadenopatía inguinal supurativa. El diagnóstico puede confirmarse con el cultivo de *H. ducreyi* en medios de cultivo especiales, pero la sensibilidad es relativamente baja. La reacción en cadena de polimerasa (RCP) está disponible en algunos centros.

El granuloma inguinal o donovanosis es causado por *Klebsiella granulomatis*. Es poco frecuente en Estados Unidos. *K. granulomatis* es difícil de cultivar y el diagnóstico se confirma por la visualización en microscopio de los cuerpos de Donovan, bacterias en forma de bastón a ovaladas que se observan en el citoplasma de leucocitos que se tiñen de color morado con la tinción de Wright. La adenopatía inguinal no suele ser visible y las úlceras son indoloras.

El linfogranuloma venéreo es causado por *C. trachomatis*, en sus variedades serológicas L1, L2 y L3; en ocasiones se encuentran úlceras genitales que ceden en forma espontánea, pero a menudo los pacientes se presentan con linfadenopatía inguinal dolorosa. La exposición en la región rectal puede ocasionar síntomas de proctocolitis; quizá ocurran brotes epidémicos en grupos de riesgo, como varones que tienen relaciones sexuales con varones. El diagnóstico a menudo se basa en la sospecha clínica y en descartar otras causas de proctocolitis. En ocasiones se emplean pruebas de PAAN, pero no han sido aprobadas por la FDA para el diagnóstico de linfogranuloma venéreo; también es factible implementar otras pruebas como cultivos, inmunofluorescencia y reacción en cadena de polimerasa.

LECTURAS RECOMENDADAS

Centers for Disease Control. *Sexually Transmitted Diseases Treatment Guidelines* 2015. Morbidity and Mortality Weekly Report Recommendations and Reports 2015; 64(No. RR-3):1-137. www.cdc.gov/std/tg2015

Pontari MA. Sexually transmitted diseases. In: Wein AJ, Kavoussi LR, Partin AW, Peters CA, eds. Campbell-Walsh Urology, 11th ed. Philadelphia, PA: Elsevier; 2016:371-386.

32 Urología transicional

Robert Caleb Kovell y Dana A. Weiss

I. INTRODUCCIÓN

Algunos niños nacen con una amplia variedad de anomalías congénitas; puesto que muchos de ellos en la actualidad viven más gracias a los avances médicos, ahora alcanzan la edad adulta con el tratamiento de sus problemas, sin embargo, no están curados. Estos niños se transforman en adultos con la necesidad de cuidados médicos y urológicos complejos. Conforme estos individuos envejecen, a menudo siguen teniendo problemas urológicos activos y cambiantes que requieren cuidado continuo durante toda su vida. También desarrollan problemas no urológicos y enfermedades mucho más familiares para los médicos de personas adultas. Además, los anestesistas que laboran en hospitales para pacientes adultos a menudo están mejor equipados para tratar enfermedades asociadas particulares y la fisiología específica del adulto. Aunque los urólogos que tratan a sujetos adultos están al tanto de sus necesidades reconstructivas específicas y son expertos en su tratamiento, a menudo no tienen los mismos sistemas de soporte multidisciplinario que existen en los hospitales pediátricos.

Hasta ahora, no hay una sola definición de urología transicional o congenitalismo. En general el campo intenta, de manera efectiva y continua, realizar la transición de pacientes con complicados problemas urológicos congénitos o infantiles al mundo adulto. Dada la complejidad de los problemas que enfrentan estos individuos, a menudo establecen relaciones a largo plazo con sus cuidadores del ámbito pediátrico. Como los urólogos pediatras tienden a estar muy interesados en el cuidado de estos pacientes, también tienen un fuerte deseo de identificar personal capaz de mantener el mismo estándar de cuidado. El urólogo transicional lucha para atender de manera efectiva este nicho.

A. Retos

El cuidado transicional ciertamente implica retos para los pacientes y sus médicos. Los individuos a menudo se resisten a transferir su atención médica a proveedores e instituciones que no sean aquellos con los que se han vinculado desde una edad temprana y quienes los conocen bien. Los urólogos que atienden a individuos adultos a menudo se sienten poco preparados para tratar los problemas que enfrentan estos individuos con problemas complejos. Además, las citas iniciales pueden ser abrumadoras tanto para los pacientes como para los médicos, puesto que quizá sea difícil obtener los registros de múltiples cirugías previas, hospitalizaciones y tratamientos y en ocasiones se requiere mucho tiempo para revisarlos.

Se necesita un gran compromiso para entender las singulares historias, la anatomía y la situación social de estas personas. En un clima sanitario que a menudo es regido por consideraciones económicas, los esquemas de reembolso actuales a menudo no incentivan que los proveedores de servicios de salud se comprometan con este tipo de pacientes o visitas. Además, el personal de las clínicas de urología para adultos a menudo no está familiarizado con muchas enfermedades urológicas pediátricas. Los recepcionistas, las enfermeras y los médicos especializados requieren educación sobre las necesidades específicas de esta población, para sentirse cómodos al abordar sus problemas, al participar en su cuidado y al interactuar con sus familias.

El desarrollo de grupos de tratamiento multidisciplinarios no es una tarea fácil y requiere compromiso por parte de un amplio rango de proveedores de servicios de salud. A menudo esto es difícil incluso en los centros pediátricos y se convierte en un reto casi inalcanzable en el ocupado mundo de los adultos. Identificar proveedores de atención primaria y especialistas pertinentes con interés y pericia en el cuidado transicional es vital para trasladar, de forma exitosa, el cuidado de estos complejos pacientes al ambiente sanitario del adulto.

Aunque todo esto puede parecer desalentador, para los proveedores que se enfocan en el cuidado transicional ayudar a los individuos a obtener un excelente cuidado en la edad adulta hace que estos esfuerzos valgan la pena.

B. Investigación

La investigación y los datos clínicos en el área son escasos, pero se han incrementado de manera constante. No es sorprendente que la mayoría de los estudios hasta la fecha haya sido limitada por la recolección retrospectiva de datos, poblaciones pequeñas de pacientes y un restringido seguimiento a largo plazo. Hasta ahora se ha establecido poca colaboración entre los departamentos de pediatría y los de atención para adultos, e incluso entre instituciones. Conforme continúe creciendo el campo, sin duda habrá más espacio para mejorar el cuidado que se le proporcione a estos pacientes, con mejor investigación y recolección de datos para guiar una práctica más adecuada. Además, cuantificar mejor los resultados a largo plazo permitirá mejorar el cuidado de estas personas desde las etapas más tempranas.

C. Enfermedades

Muchos pacientes sufren enfermedades que comienzan en la niñez y continúan en la edad adulta, como varicoceles, litiasis e infecciones de vías urinarias (tabla 32-1). La transición de la mayor parte de estas enfermedades al cuidado adulto puede ser estable, puesto que dichas enfermedades se adecuan bien a la práctica de muchos urólogos para adultos. Los especialistas en infertilidad o en litiasis también tienen la capacidad de cuidar incluso a pacientes complicados con estas alteraciones, que estén transfiriendo su atención sanitaria de un pediatra a un médico de adultos. Las áreas clave para la urología transicional son aquellas que requieren un cuidado especializado y destrezas de las que no dispone el urólogo tratante de personas adultas o que demandan un tratamiento multidisciplinar. Por lo tanto, se limitará el alcance de este capítulo a dichas áreas.

En general, muchas anomalías congénitas que persisten hasta la edad adulta provocan cambios en la fertilidad, la sexualidad, la calidad de vida y la independencia. Conforme los niños crecen, la pubertad y la adolescencia provocan cambios físicos, psicológicos y fisiológicos. Es fundamental adaptarse a estos cambios y guiar a los individuos por el camino correcto para su cuidado continuo. Algunos sujetos enfrentan retos específicos del mantenimiento de reconstrucciones complejas, como complicaciones de estomas, obstrucciones del cuello vesical y estenosis de reconstrucciones de uretra, vagina y uréteres. Otros pacientes enfrentan problemas continuos de continencia, tanto fecal como urinaria. Además, la prevención estándar de la salud se hace crítica en

TABLA 32-1	Cuidado transicional: congenitalismo

Tratamiento recomendado por urólogos para pacientes adultos con especialización:
varicoceles, litiasis e infecciones de vías urinarias

Tratamiento recomendado por especialistas en cuidado transicional, expertos en urología pediátrica y de adultos:
extrofia, hipospadias, válvulas uretrales posteriores, espina bífida, trastornos del desarrollo sexual y cánceres urológicos infantiles

individuos predispuestos a enfermedades cardiovasculares, litiasis, insuficiencia renal y cáncer.

D. Momento de la transición

Aún tiene que definirse el momento óptimo para comenzar la transición de pacientes pediátricos a médicos que tratan adultos; es probable que varíe con base en diversos factores. Dicho esto, la transición puede suavizarse presentando a una edad temprana a los pacientes y sus familiares con el nuevo médico tratante en un ambiente familiar, en presencia del pediatra. Establecer un plan para darle continuidad a la atención de la salud del individuo tiene un gran valor y reconforta en gran medida a este y sus familiares.

II. EXTROFIA

La extrofia vesical es una anomalía congénita poco frecuente, que ocurre en 1 de cada 50 000 recién nacidos y que existe en un espectro que va de epispadias aisladas a extrofia cloacal, un trastorno incluso menos frecuente. El cuidado de la extrofia vesical es un reto incluso para los urólogos pediatras capacitados, que en promedio pueden ver tres de estos pacientes al año en centros con "mucha demanda". La reconstrucción quirúrgica inicial y el manejo del desarrollo vesical temprano son complicados y hay pocos datos concretos que guíen cada paso, sin embargo, hay incluso menos lineamientos disponibles conforme estos niños se convierten en adultos. Los pacientes con extrofia de la vejiga se ven aquejados toda la vida por problemas de continencia, infecciones de vías urinarias, trastornos de la fertilidad, de la función sexual y estéticos (situaciones con las que se enfrenta cualquier urólogo pediatra o de adultos).

A. Continencia

Las tasas de continencia a largo plazo en individuos con extrofia son variables y los datos disponibles no siempre pueden aplicarse a la generación actual debido a que los patrones de oclusión han cambiado. La mayoría de los sujetos con procedimientos quirúrgicos de aumento, con creación de conductos para vaciamiento con catéteres o procedimientos de derivación urinaria completa no tendrá problemas de continencia, pero incluso algunos de ellos presentarán fugas a través del estoma o tendrán incontinencia de esfuerzo. Una pequeña minoría no experimenta incontinencia sólo con la reconstrucción inicial. Es importante recordar que aunque quizá parezca que los pacientes que logran la continencia sólo con la reconstrucción o con la reconstrucción del cuello vesical pueden vaciar la vejiga de forma adecuada por un tiempo, éstos siguen en riesgo de que la vejiga no se vacíe por completo y sufran las secuelas que esto conlleva, así como descompensación vesical a largo plazo (puesto que la vejiga se vacía contra una resistencia fija al nivel del cuello vesical). Este nivel bajo de obstrucción se tolera bien al inicio, pero puede provocar descompensación de las vías urinarias altas, por lo cual estos sujetos tienen que ser vigilados durante toda su vida.

B. Infecciones de las vías urinarias (UTI)

Los pacientes con extrofia vesical que son sometidos a reconstrucción con aumento o derivación urinaria se encuentran en particular en riesgo de desarrollar infecciones de vías urinarias. Incluso aquellos individuos sometidos en primera instancia a una reconstrucción tienen cierto riesgo de desarrollar infecciones por vaciado vesical incompleto. Además, varones con antecedentes de extrofia vesical pueden evacuar la vejiga con el aumento de la presión, mediante el vaciado con la maniobra de Valsalva o tener un componente de obstrucción que los predispone a desarrollar epididimitis. Por lo tanto, estas personas tienen que valorarse de manera cuidadosa cuando se presenten a consulta con UTI recurrentes o epididimitis, para garantizar que las vías urinarias altas están preservadas y para descartar la presencia de una obstrucción significativa.

C. Aspectos estéticos

La apariencia externa de los varones con extrofia vesical es notable no sólo por la forma del pene, sino también por la distribución del vello púbico; el cual crece a ambos lados de la línea media, pero no en el área donde se encuentra la diástasis. Esto en ocasiones puede ser incómodo para los pacientes y es posible corregirlo al rotar en dirección medial colgajos de piel que tengan vello para cubrir el defecto.

Algunas de las mayores preocupaciones de los varones con extrofia vesical son la longitud del pene y el encordamiento dorsal. Aunque es posible corregir los encordamientos dorsales si hay un problema funcional específico, poco puede hacerse sobre la longitud del pene. Hay informes de faloplastia radial mediante colgajo libre con prótesis inflables de pene, pero éste no es un procedimiento que se realice con frecuencia y está plagado de complicaciones.

El perineo de mujeres con extrofia vesical está desplazado en dirección anterior y la vagina se ubica casi de forma paralela al piso cuando la paciente está en posición ortostática. La vagina también tiende a ser más corta de lo normal. Los labios son pequeños y no están fusionados para formar un frenillo. El clítoris es bífido, lo cual puede persistir incluso después de la reconstrucción. Aunque parte de esta reconstrucción puede realizarse en la infancia durante la reparación inicial, cualquier cirugía del clítoris se tiene que realizar con precaución; la reconstrucción en la edad adulta puede disminuir la sensibilidad.

D. Fertilidad

Los testículos en niños con extrofia vesical pueden ser normales en términos anatómicos; sin embargo, hay una mayor asociación con criptorquidia lo cual, según algunos informes, ocurre en hasta en 23% de los niños. No hay datos contundentes sobre la calidad del semen en varones con antecedentes de extrofia vesical. Se cree que 20 a 33% de los varones con extrofia vesical puede procrear, pero quizá se requieran técnicas de reproducción asistida. La infertilidad en ocasiones se debe a leucospermia, cicatrización de túbulos seminíferos por inflamación, alteración del tránsito del semen por lesión de los conductos eyaculatorios o incapacidad de transmitir el semen al cuello uterino de la pareja.

En mujeres con extrofia vesical, los ovarios y el útero son normales y no están involucrados; sin embargo, el cuello uterino se encuentra en una posición baja y cercana al introito. Además hay deficiencia funcional del piso pélvico puesto que la musculatura del mismo se encuentra en ubicación posterior, lo cual proporciona menos soporte a la vagina y la vejiga; esta falta de sustento predispone a las mujeres al prolapso. En una cohorte de mujeres españolas, 31% de las pacientes con extrofia reparada tuvo prolapso genital y, en algunas series, hasta 50% de las mujeres con extrofia desarrolló prolapso. El prolapso genital fue más común después del embarazo, aunque ocurrió también en nulíparas.

Las mujeres con extrofia vesical pueden tener embarazos exitosos. Se les debe informar sobre el incremento del riesgo de experimentar infección de vías urinarias durante el embarazo y la posibilidad de que sean sometidas a cesárea. En mujeres con estoma para vaciamiento por cateterismo, el embarazo puede provocar alteraciones de la anatomía del conducto, lo cual dificulta el drenaje. En 2015, un grupo de Seattle publicó un estudio longitudinal en el que se incluyeron 12 mujeres con antecedentes de extrofia vesical que intentaron embarazarse. Se lograron 22 embarazos (20 con extrofia vesical y 2 con extrofia cloacal), de los cuales se obtuvieron 14 productos vivos, 4 abortos espontáneos y 4 con interrupción del embarazo. La mayoría de estas personas tuvo cirugía de aumento vesical y algunas de ellas tenían conductos para vaciamiento por cateterismo o practicaban cateterismo limpio intermitente por vía uretral. Todos los bebés vivos nacieron por cesárea a través de una incisión paramediana vertical en vez de por la incisión estándar de Pfannenstiel.

E. Función sexual

La anatomía de la extrofia vesical no debe afectar la tumescencia peniana. Los varones con extrofia vesical tienen una mayor tasa de disfunción eréctil con base en la puntuación del *International Index of Erectile Function*; 58% de estos sujetos tiene una calificación de 15 o menos, en comparación con 23% de los testigos.

Las áreas de disfunción radicaban en la capacidad para mantener una erección y lograr la penetración, pero no en la frecuencia y la rigidez de las erecciones.

La valoración de la disfunción eréctil en pacientes con extrofia vesical no es diferente a la de varones sin dicho trastorno; es factible intentar el tratamiento farmacológico estándar. Sin embargo, el médico tiene que recordar que cada cuerpo cavernoso está separado y no hay circulación cruzada (en consecuencia las inyecciones en los cuerpos cavernosos deben administrarse en cada lado de forma separada).

La dispareunia es un problema significativo para mujeres con extrofia vesical; en algunos estudios se ha informado que ocurre en 42 a 50% de las mujeres. Esto se debe en parte a la anatomía con introito estrecho. En pacientes con extrofia vesical el deseo sexual parece ser normal y las mujeres han reportado masturbarse de forma regular y lograr orgasmos en proporciones de 50 y 67%, respectivamente. No hay datos contundentes sobre las especificidades de la función sexual. En general, cerca de 79% de las mujeres con extrofia vesical informa ser sexualmente activa, aunque este dato se obtuvo sólo de un grupo pequeño de mujeres con extrofia vesical por lo cual, de nuevo, es crítico considerar los sesgos de información. En otro pequeño reporte de extrofia vesical clásica, siete mujeres dijeron estar satisfechas con sus vidas sexuales y cuatro no, tres por cuestiones estéticas y una por dispareunia.

F. Calidad de vida

No hay muchas publicaciones médicas sobre la calidad de vida de pacientes que han crecido con extrofia vesical, aunque se trata de un tema de estudio importante en la actualidad. Además, puesto que han cambiado los métodos de reparación, los niños crecerán con experiencias diferentes, de manera que es crítica la recolección prospectiva de datos sobre la calidad de vida. Antecedentes de extrofia vesical pueden tener efectos sobre la función sexual y la continencia, lo cual afecta la salud mental y genera trastornos de ansiedad. Los sesgos de selección son una falla inherente de todas las investigaciones sobre la calidad de vida. Sin embargo, hasta que se respondan cuestionarios prospectivos de forma rutinaria en cada visita de seguimiento, los informes retrospectivos serán los únicos datos disponibles. En un estudio retrospectivo reciente basado en cuestionarios, los investigadores encontraron que los sujetos con extrofia vesical tuvieron puntuaciones iguales a las de los testigos en todos los rubros, excepto en el funcionamiento físico, la salud mental y la participación emocional. Es positivo que los resultados de este estudio hayan concordado con hallazgos previos, que indican que el número de pacientes con extrofia vesical que se gradúa de bachillerato y persigue en el futuro grados académicos más altos es mayor que en personas sin la enfermedad.

III. HIPOSPADIAS

Dada la frecuencia con la que los urólogos pediatras se encuentran con casos de hipospadias (1 de cada 200 a 300 niños nacidos vivos, lo cual es probable que esté aumentando en la era de la fertilización *in vitro*), no es sorprendente que muchos varones adultos ya hayan sido tratados por este trastorno. Es interesante mencionar que quizá un buen número de varones desconoce tener dicho padecimiento, hayan tenido corrección quirúrgica en el pasado o no. Por lo tanto, el seguimiento de estos individuos a menudo es deficiente, lo cual limita la dimensión real del número de varones jóvenes y adultos. Aunque, sin duda, muchos de estos sujetos no tienen problemas urinarios ni sexuales, un subgrupo de ellos requerirá cuidado continuo hasta la edad adulta. En la actualidad se desconoce la incidencia de fallas tardías, puesto que presumiblemente derivan de una miríada de factores (tanto técnicos como específicos de los pacientes) de la reparación inicial.

A. Aspectos estéticos

La apariencia del pene es preocupante para muchos varones conforme llegan a la edad adulta y las personas con hipospadias no son la excepción.

Las principales insatisfacciones incluyen el tamaño del pene y el encordamiento residual. Es complicado valorar la satisfacción de los individuos con procedimientos estéticos del pene, sin embargo, se han desarrollado muchos métodos objetivos para esta población. Las herramientas *Hypospadias Objective Scoring Evaluation* y *Pediatric Penile Perception Score* se han utilizado para ponderar de forma objetiva la apariencia del pene y realizar comparaciones. En general, los índices de satisfacción estética reportados por los pacientes después de la reparación de hipospadias son mucho menores que los índices informados por los padres o los cirujanos.

B. Estenosis uretrales y problemas urinarios

Puesto que el hipospadias se caracteriza por la ausencia del cuerpo esponjoso distal normal y, en consecuencia, una irrigación anormal de la uretra, la estenosis uretral es mucho más común en la población con hipospadias. Por las mismas razones, estas estenosis son más difíciles de tratar que las estenosis postraumáticas que se encuentran con mayor frecuencia en pacientes adultos. Además, después de múltiples operaciones previas, estos sujetos también parecen tener una mayor incidencia de liquen escleroso, lo cual complica la reconstrucción. Por fortuna, muchos urólogos reconstructivos de adultos están muy familiarizados con el tratamiento de estenosis en personas con hipospadias. Como ya se mencionó, la reparación de estas estenosis tiende a ser relativamente complicada, dadas la escasez congénita de cuerpo esponjoso, aunado y la disminución de la vascularidad y la calidad hística, secundaria a múltiples intentos de reparación previos.

Incluso con una reparación exitosa, muchos sujetos con hipospadias continuarán teniendo anomalías del chorro urinario. Sin una fosa navicular natural, el chorro urinario no gira naturalmente en forma de espiral, lo cual altera la dinámica del flujo y hace al caudal menos consistente y recto. Los pacientes tienen mayor probabilidad de tener un flujo disperso o en forma de aerosol después de la reparación de hipospadias, incluso si la uretra aparece con una permeabilidad adecuada en estudios de imagen o en la cistoscopia. Como la punta del meato uretral podría no llevarse hasta la punta del glande, muchos de estos pacientes continúan con hipospadias leves, que dirigen hacia abajo el chorro.

Además, el uso de colgajos e injertos en reparaciones de hipospadias disminuye la elasticidad natural del urotelio de la uretra. Esto provoca alteraciones en la curva del flujo urinario y, en algunos varones, una disminución leve del flujo, aunque no llega a ser patológica. La orina también puede acumularse ligeramente en estas áreas, lo cual provoca goteo posmiccional que en ocasiones requiere "ordeñar" la uretra para expulsar la orina residual.

C. Salud sexual

El encordamiento residual después de la reparación de hipospadias a menudo se manifiesta en la pubertad. Este trastorno con frecuencia requerirá tratamiento intensivo (además de cualquier enfermedad estenótica) para obtener resultados favorables. En la actualidad, hay poca información en las publicaciones médicas con respecto a resultados a largo plazo sobre la curvatura del pene o la calidad eréctil en individuos sometidos a diferentes tipos de reparaciones de encordamiento en la niñez. Aunque los datos son limitados, no parece haber un incremento de la disfunción eréctil en adultos con hipospadias, sin importar si se han sometido a reparaciones en el pasado.

Los problemas eyaculatorios en la edad adulta también pueden ser muy preocupantes para personas con hipospadias y parece que ocurren más en varones con antecedentes de la enfermedad. Esto no sólo concierne a los varones desde una perspectiva de salud sexual, sino que también suele ser importante desde el punto de vista reproductivo. Aunque esto parece ocurrir quizá por la falta natural de cuerpo esponjoso en la uretra (sea natural o reconstruida) o por el desarrollo potencial de estenosis uretral, otras causas menos comunes incluyen acumulación de semen en divertículos, cicatrización de los conductos eyaculadores o eyaculación retrógrada. Por lo tanto, en esta población deben considerarse estos trastornos.

Cabe mencionar que aunque los pacientes con hipospadias aisladas parecen tener parámetros seminales similares a los de varones sin la enfermedad, los primeros procrean menos en términos generales y tienden a buscar servicios de fertilidad en mayor medida.

D. Reparación

Los pacientes con estenosis vinculadas con hipospadias en la edad adulta requieren consideraciones especiales cuando se contempla una reparación. Puesto que muchos de estos sujetos se han sometido antes a uno o más procedimientos quirúrgicos, los planos de los tejidos y la vascularidad tienden a estar comprometidos en grados diversos. Algunas porciones de la uretra presentan cicatrización significativa, lo cual requiere un reemplazo completo. Además puede haber factores que compliquen la situación, como una fístula uretrocutánea o divertículos uretrales, lo cual compromete aún más la integridad del tejido.

Es muy importante realizar una valoración preoperatoria cuidadosa de la calidad del tejido local y del tejido disponible para hacer un injerto o crear un colgajo. Además, es necesario realizar una valoración preoperatoria con estudios de imagen (como uretrografía retrógrada, cistouretrograma miccional o ambos) y hacer una valoración endoscópica (si es posible), para proporcionar una estadificación precisa. Aunque a menudo es complicado, puede ser muy útil conseguir cualquier reporte quirúrgico previo cuando se planean procedimientos operatorios recurrentes.

En pacientes selectos con tejido sano, adecuado y disponible, las reparaciones recurrentes pueden realizarse en una sola etapa utilizando técnicas reconstructivas estándar. Si se utilizan injertos como material de sustitución (como la mucosa oral) se debe tener cuidado para garantizar la presencia de una base con una vascularidad adecuada en el lecho receptor, que permita la viabilidad del injerto. De manera alternativa, si se utiliza un colgajo de piel del pene para remplazar tejido, debe haber piel local saludable disponible para la movilización. Además, también debe movilizarse tejido sano y vascularizado para cubrir el sitio de la uretroplastia y reducir el riesgo de fistulización. Cuando cualquiera de estas consideraciones es dudosa, es posible hacer reparaciones en múltiples etapas para transferir tejido saludable y valorar la recuperación en cada paso. Como con otros tipos de cirugías reconstructivas, las reparaciones con injertos tubulares por lo general tienen tasas de éxito menores que las sustituciones por aposición o interposición y deben evitarse. Técnicas quirúrgicas estándar como las reparaciones con placas tubularizadas a menudo son menos efectivas en los pacientes reincidentes. La uretrotomía interna con guía visual directa para tratar estenosis de la uretra peniana por hipospadias tiende a tener tasas de éxito notables.

Con mayor frecuencia, los adultos con operaciones repetitivas de hipospadias necesitan un tratamiento en etapas para corregir de forma adecuada el encordamiento residual, traer tejido vascularizado para proporcionar una base para el injerto, transferir tejido para la reconstrucción uretral, recrear el tubo uretral y proporcionar una cobertura de piel adecuada. Para obtener resultados exitosos es crucial revisar con el paciente en forma abierta y honesta el plan quirúrgico, lo que puede esperarse en las diferentes etapas y comprender que el plan puede requerir modificaciones. En muchos varones adultos el miedo a someterse a un procedimiento en etapas, los cambios estéticos vinculados con las cirugías del pene y el temor a la disminución de la función sexual, pueden retrasar de manera significativa la búsqueda de atención médica.

Para los adultos con hipospadias no corregidas que solicitan reparación, técnicas estándar como las reparaciones de Thiersch-Duplay o con placa tubularizada han demostrado ser muy eficaces en individuos que ya han pasado la pubertad. Parece haber una mayor tasa de complicaciones uretrales en reparaciones primarias de hipospadias en adultos (de 10 a 50%) que en niños, utilizando técnicas estándar.

IV. ESPINA BÍFIDA

Los niños que nacen con espina bífida constituyen una de las poblaciones más grandes que requieren transición de su cuidado, puesto que logran llegar a la edad adulta. Muchos centros pediátricos tienen clínicas de espina bífida en las que los pacientes son atendidos por pediatras especializados y enfermeras, urólogos, ortopedistas, neurocirujanos, fisioterapeutas y trabajadores sociales pediatras. Por desgracia, estas clínicas por lo general no existen en hospitales para adultos. Incluso cuando se pueda encontrar a un urólogo capaz que esté dispuesto a cuidar a estos pacientes con problemas complejos, sigue siendo un reto encontrar a todos los diferentes especialistas necesarios.

En esta época, la mayoría de los pacientes se trata con cateterismo limpio intermitente con o sin procedimientos de aumento vesical y algunos individuos se tratan con vesicostomía. El estado de la vejiga puede cambiar con el transcurso del tiempo y, por lo tanto, se debe vigilar a estos individuos durante todas las edades. Estos pacientes con vejiga neurógena, tanto niños como adultos, siguen en riesgo de desarrollar infecciones, litiasis, estenosis uretrales, cáncer de vejiga y cambios de la elasticidad que provocan deterioro de las vías urinarias altas a largo plazo. Los pacientes que se someten a cirugías o derivación urinaria con conductos que se vacían por cateterismo también tienen riesgo de desarrollar estenosis de los conductos, aumento de la frecuencia de perforaciones o trastornos metabólicos como acidosis metabólica, deficiencia de vitamina B_{12} y anomalías de la densidad mineral ósea. Además de estas complicaciones, algunos pacientes continúan luchando con problemas de continencia durante toda su vida.

El tratamiento de la vejiga neurógena siempre va de la mano con el intestino neurógeno. En algunos centros, estos pacientes son tratados por un equipo de gastroenterólogos especialistas. Sin embargo, en la mayor parte de los casos, el urólogo determina el tratamiento de los problemas intestinales, los cuales no terminan necesariamente en la niñez. Las opciones disponibles para el tratamiento del intestino neurógeno en adultos siguen siendo las mismas que para los niños; tienen como objetivo iniciar con fármacos de administración oral y después cambiar de forma escalonada a supositorios rectales y enemas, sistemas de irrigación retrógrada (cono y sistema de irrigación anal Peristeen®), sistemas de enema anterógrado (Malone, tubos de Chait) y por último colostomía.

El tratamiento a largo plazo de pacientes con vejiga neurógena (en primera instancia por espina bífida, pero también por otras patologías de la vejiga como válvulas uretrales posteriores y extrofia vesical) implica la monitorización en busca de cáncer de vejiga en etapas posteriores de la vida. Se ha encontrado que esos sujetos no sólo tienen mayor riesgo de sufrir cáncer de vejiga (hasta 4.6 contra 2%), sino que éste ocurre antes y se presenta en fases más avanzadas que en la población general. Además, no sólo es el procedimiento de aumento vesical el que predispone al cáncer, como antes se pensaba, sino también la inflamación potencial que provoca el cateterismo limpio intermitente o el estado de inmunodepresión que resulta después de un trasplante renal. Aunque aún no se ha establecido de forma concluyente la estrategia de vigilancia a largo plazo, es muy importante que estos pacientes cuenten con un urólogo que vigile de forma rutinaria los análisis urológicos y los estudios de laboratorio y que solicite estudios de imagen y cistoscopias adicionales cuando esté indicado.

V. VÁLVULAS URETRALES POSTERIORES

El cuidado a largo plazo de niños con válvulas uretrales posteriores (VUP) incluye el tratamiento de la continencia, del vaciado vesical, de infecciones de vías urinarias y de la progresión a insuficiencia renal. La vejiga con válvulas se caracteriza por distensión excesiva crónica por vaciado incompleto (por disfunción del músculo detrusor y drenaje inadecuado de vías urinarias altas dilatadas), poliuria que genera dilatación y disminución de la sensación vesical. Esta constelación de eventos a menudo puede mejorar mediante drenaje por catéter durante toda la noche, con o sin cateterismo limpio intermitente diurno.

Aunque un gran subgrupo de estos individuos progresará a *nefropatía en etapa terminal* (ESRD) en etapas tempranas de la niñez o en la adolescencia, hay un conjunto que puede progresar a ESRD sólo en la edad adulta. Un equipo de investigación de Helsinki observó un grupo de 193 pacientes de 6 a 69 años de edad y encontró que 22.8% (44 sujetos) progresó a ESRD, pero de ellos, 14 (32%) desarrollaron nefropatía en etapa terminal tiempo después, pero no después de los 34 años. Por lo tanto, es crucial vigilar a estos niños de manera estrecha, incluso cuando se hacen adultos, en particular a aquellos que tuvieron una presentación temprana más problemática, neumotórax perinatal, reflujo vesicoureteral bilateral e infecciones recurrentes de vías urinarias.

Además de problemas vesicales y renales que progresan hasta la edad adulta, los niños con VUP en ocasiones experimentan disfunción persistente del vaciado vesical y problemas de fertilidad y de la función sexual. En otro estudio basado en cuestionarios, se valoraron pacientes españoles con VUP; fue posible establecer comunicación con 16 de 47 sujetos, que respondieron el cuestionario. Se encontró que hubo una incidencia muy baja de incontinencia leve y chorro urinario débil, mientras ningún individuo informó hiperreactividad vesical. Además, sólo cuatro personas tuvieron algún grado de disfunción eréctil y la eyaculación fue normal, excepto por un paciente que se sometía a diálisis.

VI. TRASTORNOS DE DIFERENCIACIÓN SEXUAL

Los niños con trastornos de diferenciación sexual requieren estrecha vigilancia urológica y endocrinológica. Este cuidado debe continuar en la edad adulta y se tiene que incluir monitorización para cáncer que se desarrolle a partir de remanentes de los conductos müllerianos y estructuras gonadales. Las niñas con *hiperplasia suprarrenal congénita* no tienen un riesgo mayor de experimentar malignidad gonadal, sin embargo, tiene mayor probabilidad cualquier persona con trastornos de la diferenciación sexual con gónadas disgenésicas y un cromosoma Y. Las gónadas disgenésicas incrementan el riesgo de desarrollar gonadoblastoma.

La incidencia en niñas que nacen con una cloaca persistente es cercana a 1 de cada 50 000. El manejo inmediato consiste en estabilización, descompresión de hidrometrocolpos y drenaje vesical, sin embargo la reconstrucción secundaria a menudo es lo más complicado.

Cuando estas niñas llegan a la edad adulta, enfrentan problemas de obstrucción y estenosis del aparato genital. En una cohorte de pacientes con reparación de anormalidades cloacales durante la niñez, 56% requirió reconstrucción vaginal para facilitar la menstruación y permitir una actividad sexual satisfactoria. Además, en este grupo se observó una tasa elevada de anomalías de los conductos de Müller que se identificaron y trataron a una edad más avanzada. Estas mujeres pueden requerir dilatación de la vagina o reconstrucción completa con la aplicación de injertos para agrandar la luz vaginal.

Los retos anatómicos en estas personas comprenden la longitud del conducto común disponible para transformarlo en una uretra y una vagina funcionales y anormalidades müllerianas variables (incluyendo sistemas duplicados u obstruidos). Es posible que la uretra desarrolle estenosis o que la vejiga no se drene por completo, lo cual genera la necesidad de realizar cateterismo intermitente o conductos continentes vaciados con catéter para garantizar un vaciamiento adecuado.

Aunque los procedimientos reconstructivos han evolucionado, es crítica la vigilancia de estas niñas, a partir de la menarca y en lo sucesivo. Asimismo, conforme más de estas mujeres alcancen la edad reproductiva, será fundamental tener un abordaje ginecológico y urológico unificado para lograr un tratamiento óptimo. Además, las pacientes que se han sometido a una reconstrucción completa con la creación de una neovagina presentan riesgo de desarrollar cáncer en dicha estructura, incluyendo cánceres espinocelulares de injertos de piel y adenocarcinoma de segmentos intestinales. Por lo tanto, aunque es poco común, tiene que valorarse a cualquier mujer que presente secreción sanguinolenta o sangrado poscoital.

Las pacientes con trastornos de la diferenciación sexual y anomalías cloacales tienen que estar enteradas de que es probable que tengan dificultades para procrear. Algunas niñas requieren dilatación vaginal o dilatación de la estenosis. La mayoría de ellas será fértil, sin embargo, se incrementa la probabilidad de que los nacimientos ocurran por cesárea. Los varones con trastornos de la diferenciación sexual pueden tener curvaturas o hipospadias persistentes.

VII. NIÑOS CON CÁNCERES INFANTILES

Las tasas de supervivencia de los pacientes con tumores de Wilms y rabdomiosarcoma han alcanzado 90 y 80%, respectivamente. En consecuencia, estos individuos requerirán vigilancia y el tratamiento de secuelas quirúrgicas potenciales en la edad adulta. Las resecciones quirúrgicas mayores que a menudo se requieren en casos de rabdomiosarcoma, pueden provocar derivaciones urinarias que incluyen ureterostomías, conductos ileales o neovejigas ileales. Además, estos pacientes siguen en riesgo de desarrollar a cualquier edad estenosis, dilatación de vías urinarias y obstrucción intestinal.

Muchos de estos pacientes recibirán quimioterapia y radiación durante su tratamiento, lo cual puede provocar efectos sobre órganos terminales, como hipertensión pulmonar, neumopatías e incluso cistitis hemorrágica. Los tratamientos por sí mismos incrementan el riesgo de cánceres secundarios que requieren vigilancia. La quimioterapia en ocasiones provoca infertilidad por disfunción espermática o alteración de los niveles hormonales, lo cual requerirá orientación cuidadosa y planeación del tratamiento cuando los pacientes deseen formar familias. Además, la quimioterapia con cisplatino puede provocar cistitis hemorrágica y cambios fibrosos de la vejiga.

Todos los niños con antecedentes de cáncer urológico infantil tienen que trasladar su cuidado a un médico de adultos que entienda sus antecedentes y tratamientos anteriores y que sea capaz de tratar complicaciones que puedan surgir en el futuro.

VIII. IMPLICACIONES PARA EL FUTURO

A diferencia de muchos pacientes que se observan en la práctica urológica tanto de adultos como de niños, los individuos con problemas urológicos congénitos a menudo requieren un tratamiento multidisciplinario de por vida para garantizar un manejo óptimo. Coordinar el grupo correcto de médicos de atención primaria y especialistas para proporcionar una atención constante, hace que la transición de estos pacientes sea desalentadora, en particular si no hay un sistema ya establecido.

Puesto que el cuidado urológico transicional está en las primeras etapas de desarrollo, se aproximan retos importantes. Es necesario continuar aprendiendo de la experiencia para definir si existe una estructura de transición óptima o si cada paciente y sus familiares deben abordarse de manera individualizada. Lo que funciona bien en una institución puede no ser ideal para otra. Es necesario identificar a los urólogos que están dispuestos a recibir capacitación y especializarse en el cuidado transicional y deben recibir respaldo. Es necesario obtener los recursos necesarios para financiar de forma adecuada los programas necesarios para estos individuos y sustentar esfuerzos de investigación significativos.

Es necesario que continúe la investigación, no sólo con un enfoque en los resultados, sino también en medidas que mejoren la calidad de vida, el cuidado de estos individuos en la edad adulta y la manera en la que se tratan desde la infancia (o quizá desde antes). Aunque diseñar estos estudios y recolectar los datos necesarios puede ser complicado, esto seguramente permitirá mejorar aún más el cuidado de esta población, que a menudo no recibe el tratamiento que requiere.

IX. RESUMEN

La transición exitosa de pacientes con problemas urológicos congénitos requiere un equipo dedicado de médicos que coordine su atención, que a menudo es compleja (tabla 32-1). Las personas con trastornos como extrofia, hipospadias, válvulas uretrales posteriores, espina bífida, trastornos de desarrollo sexual y cánceres urológicos infantiles enfrentan un conjunto único de problemas que a menudo son poco familiares para muchos urólogos que atienden pacientes adultos. Con frecuencia se requiere cuidado vitalicio para optimizar sus enfermedades tanto urológicas como no urológicas. Ayudar a los pacientes a lograr una transición efectiva debe garantizar los mejores resultados posibles a largo plazo tanto para ellos como pacientes como para los médicos tratantes. Todavía se requiere mucho trabajo para garantizar que esto se logre de forma exitosa.

LECTURAS RECOMENDADAS

Anusionwu I, Baradaran N, Trock BJ, *et al.* Is pelvic osteotomy associated with lower risk of pelvic organ prolapse in postpubertal females with classic bladder exstrophy? *J Urol* 2012;188(6):2343-2346. doi: 10.1016/j.juro.2012.08.034. PubMed PMID: 23088967.

Austin JC, Elliott S, Cooper CS. Patients with spina bifida and bladder cancer: atypical presentation, advanced stage and poor survival. *J Urol* 2007;178(3 Pt 1):798-801. doi: 10.1016/j.juro.2007.05.055. PubMed PMID:17631349.

Ben-Chaim J, Binyamini Y, Segev E, *et al.* Can classic bladder exstrophy be safely and successfully reconstructed at a low volume center? *J Urol* 2016;195(1):150-154. doi: 10.1016/j.juro.2015.06.094. PubMed PMID: 26144337.

Bujons A, Lopategui DM, Rodriguez N, *et al.* Quality of life in female patients with bladder exstrophy-epispadias complex: long-term follow-up. *J Pediatr Urol* 2016;12(4):210 e1-6. doi: 10.1016/j.jpurol.2016.05.005. PubMed PMID: 27290615.

Couchman A, Creighton SM, Wood D. Adolescent and adult outcomes in women following childhood vaginal reconstruction for cloacal anomaly. *J Urol* 2015;193 (5 Suppl):1819-1822. doi: 10.1016/j.juro.2014.10.112. PubMed PMID: 25817152.

Dy GW, Willihnganz-Lawson KH, Shnorhavorian M, *et al.* Successful pregnancy in patients with exstrophy-epispadias complex: a University of Washington experience. *J Pediatr Urol* 2015;11(4):213 e1-6. doi: 10.1016/j.jpurol.2015.04.019. PubMed PMID: 26092092.

Gor RA, Katorski JR, Elliott SP. Medical and surgical management of neurogenic bowel. *Curr Opin Urol* 2016;26(4):369-375. doi: 10.1097/MOU.0000000000000299. PubMed PMID: 27152922.

Heikkila J, Holmberg C, Kyllonen L, *et al.* Long-term risk of end stage renal disease in patients with posterior urethral valves. *J Urol* 2011;186(6):2392-2396. doi: 10.1016/j.juro.2011.07.109. PubMed PMID: 22014822.

Higuchi T, Holmdahl G, Kaefer M, *et al.* International consultation on urological diseases: congenital anomalies of the genitalia in adolescence. *Urology* 2016;94:288-310. doi: 10.1016/j.urology.2016.03.019. PubMed PMID: 27015945.

Husmann DA, Rathbun SR. Long-term follow up of enteric bladder augmentations: the risk for malignancy. *J Pediatr Urol* 2008;4(5):381-385; discussion 6. doi: 10.1016/j.jpurol.2008.06.003. PubMed PMID: 18653384.

Lambert SM. Transitional care in pediatric urology. *Semin Pediatr Surg* 2015;24(2):73-78. doi: 10.1053/j.sempedsurg.2015.01.004. PubMed PMID: 25770367.

Lopez Pereira P, Miguel M, Martinez Urrutia MJ, *et al.* Long-term bladder function, fertility and sexual function in patients with posterior urethral valves treated in infancy. *J Pediatr Urol* 2013;9(1):38-41. doi: 10.1016/j.jpurol.2011.11.006. PubMed PMID: 22154080.

Mathews RI, Gan M, Gearhart JP. Urogynaecological and obstetric issues in women with the exstrophy-epispadias complex. *Br J Urol Int* 2003;91(9):845-849. doi: 10.1046/j.1464-410X.2003.04244.x. PubMed PMID: 12780845.

Park W, Zwink N, Rosch WH, *et al.* Sexual function in adult patients with classic bladder exstrophy: a multicenter study. *J Pediatr Urol* 2015;11(3):125 e1-6. doi: 10.1016/j.jpurol.2015.02.001. PubMed PMID: 25986209.

Rove KO, Higuchi TT. Monitoring and malignancy concerns in patients with congenital bladder anomalies. *Curr Opin Urol* 2016;26(4):344-350. doi: 10.1097/MOU.0000000000000297. PubMed PMID: 27139193.

Schober JM. Cancer of the neovagina. *J Pediatr Urol* 2007;3(3):167-170. doi: 10.1016/j.jpurol.2006.07.010. PubMed PMID: 18947728.

Warne SA, Wilcox DT, Creighton S, Ransley PG. Long-term gynecological outcome of patients with persistent cloaca. *J Urol* 2003;170(4 Pt 2):1493-1496. doi: 10.1097/01.ju.0000086702.87930.c2. PubMed PMID: 14501643.

Woodhouse CR, Redgrave NG. Late failure of the reconstructed exstrophy bladder. *Br J Urol* 1996;77(4):590-592. doi: 10.1046/j.1464-410X.1996.94121.x. PubMed PMID: 8777625.

Yerkes EB, Adams MC, Rink RC, Pope JI, Brock JW, 3rd. How well do patients with exstrophy actually void? *J Urol* 2000;164(3 Pt 2):1044-1047. doi: 10.1016/S0022-5347(05)67246-1. PubMed PMID: 10958737.

Base de datos de urología pediátrica

Jeffrey A. Stock

I. TRATAMIENTO CON SOLUCIONES INTRAVENOSAS

A. **Mantenimiento de la función renal normal**
1. Necesidades de líquidos.
   a. Método para calcular la tasa diaria de mantenimiento de líquidos.
      (1) Primeros 10 kg de peso: 100 mL/kg por día.
      (2) Segundos 10 kg de peso corporal: 50 mL/kg por día.
      (3) Terceros 10 kg de peso corporal o más: 25 mL/kg por día.
      (4) Ejemplo 1: un lactante de 3 kg requiere 300 mL de líquidos por día.
      (5) Ejemplo 2: un niño de 13 kg requiere 1 150 mL de líquidos por día (1 000 + 150 mL).
      (6) Ejemplo 3: un adolescente de 40 kg necesita 2 000 mL de líquidos por día (1 000 + 500 + 500 mL).
   b. Método para calcular la tasa horaria de mantenimiento de líquidos.
      (1) Primeros 10 kg de peso: 4 mL/kg por hora.
      (2) Segundos 10 kg de peso corporal: 2 mL/kg por hora.
      (3) Terceros 10 kg de peso corporal o más: 1 mL/kg por hora.
      (4) Ejemplo 1: un lactante de 3 kg requiere 12 mL por hora (3 kg × 4 mL/kg/h = 12 mL/h).
      (5) Ejemplo 2: un niño de 13 kg requiere 46 mL por hora [(10 kg × 4 mL/kg/h) + (3 kg × 2 mL/kg/h)] = 46 mL/h).
      (6) Ejemplo 3: un adolescente de 40 kg necesita 80 mL por hora [(10 kg × 4 mL/kg/h) + (10 kg × 2 mL/kg/h) + (20 kg × 1 mL/kg/h) = 80 mL/h)].
2. Requerimientos de electrolitos.
   a. Na$^+$: 50 mEq/m^2 por día o de 3 a 4 mEq/kg por día.
   b. K$^+$: 20 mEq/m^2 por día o 2 mEq/kg por día.
3. Solución apropiada: la solución más apropiada para el tratamiento de rutina de líquidos en pacientes posoperatorios es Ringer con lactato (RL).
4. Pérdidas: las pérdidas (p. ej., succión nasogástrica) deben reponerse de forma precisa. El estado de hidratación de los niños se monitorea mejor mediante la producción urinaria. Si ésta se encuentra entre 1 y 2 mL/kg por hora, es probable que se esté administrando la cantidad apropiada de líquidos.

II. FORMULARIO DE UROLOGÍA PEDIÁTRICA

La información proporcionada aquí no es exhaustiva. Por favor consúltese bibliografía más completa antes de utilizar medicamentos con los cuales el lector no esté familiarizado (note que en la categoría "presentación", las unidades cuantitativas en las que se comercializa un fármaco están entre paréntesis después de la concentración del mismo; tabla 33-1).

TABLA
33-1

Dosificación pediátrica

Fármaco	Dosis	Presentación
Analgésicos		
Paracetamol (Tylenol)	10-15 mg/kg/dosis Q4-6 h VO	Tabletas: 160, 325, 500 y 650 mg Tabletas masticables: 80 mg Gotas: 80 mg/0.8 mL Elixir: 120, 130, 160 y 325 mg/5 mL Comprimidos oblongos: 160, 325 y 500 mg Supositorios: 120, 125, 300, 325 y 650 mg
Paracetamol (Ofirmev)	Lactantes y niños < 2 años: los datos disponibles son limitados: 7.5-15 mg/kg/dosis cada 6 h; dosis diaria máxima: 60 mg/kg/día (Wilson-Smith, 2009) Niños ≥ 2 años y adolescentes: < 50 kg: 15 mg/kg/dosis cada 6 h o 12.5 mg/kg/dosis cada 4 h; dosis única máxima: 15 mg/kg/día hasta 750 mg; dosis diaria máxima: 75 mg/kg/día ≥ 50 kg: 1000 mg cada 6 h o 650 mg cada 4 h; dosis única máxima: 1000 mg; dosis diaria máxima: 4000 mg/día	Inyectable
NOTA:	Está contraindicado en pacientes con deficiencia de glucosa-6-fosfato deshidrogenasa No exceder 5 dosis en 24 h Modificar la dosis en pacientes con insuficiencia renal	
Paracetamol y codeína (Tylenol con codeína)	Dosis basada en la concentración de codeína: 0.5-1.0 mg/kg/dosis Q4-6 h VO	Elixir: 120 mg de paracetamol y codeína (12 mg/5 mL) con 7% de alcohol Suspensión, oral, libre de alcohol: 120 mg de paracetamol y codeína (12 mg/5 mL) Tabletas: Tylenol No. 1: 300 mg de paracetamol + 7.5 mg de codeína Tylenol No. 2: 300 mg de paracetamol + 15 mg de codeína Tylenol No. 3: 300 mg de paracetamol + 30 mg de codeína Tylenol No. 4: 300 mg de paracetamol + 40 mg de codeína

Ibuprofeno (Motrin, Advil) 4-10 mg/kg/dosis Q6-8 h VO

Suspensión: 100 mg/5 mL
Tabletas: 200, 300, 400, 600 y 800 mg

NOTA: Úsese con precaución en pacientes con hipersensibilidad al ácido acetilsalicílico, insuficiencia hepática/renal o enfermedades GI (sangrado o úlceras)

Ketorolaco (Toradol) IM, IV: 0.5 mg/kg cada 6 h; dosis máxima: 30 mg/dosis, duración usual reportada: 48-72 h; no se deben exceder 5 días de tratamiento

NOTA: Su uso está contraindicado en pacientes con insuficiencia renal avanzada y en individuos con riesgo de falla renal por depleción de volumen

Sulfato de morfina Recién nacidos: 0.05-0.2 mg/kg/dosis IM/IV Q4 h   Inyectable
Niños: 0.1-0.2 mg/kg/dosis IM/IV Q2-4 h

NOTA: Puede causar depresión de los sistemas respiratorio y nervioso central
Pueden usarse 0.01 mg/kg de naloxona para revertir los efectos; repítase cada 2-3 min conforme sea necesario, con base en la respuesta

Anestésicos locales

Bupivacaína (Marcaine) Dosis máxima: 2.5 mg/kg (sola), 3.0 mg/kg (con epinefrina, 1:200 000)   Solución al 0.25% = 2.5 mg/mL
Lidocaína Dosis máxima: 4.5 mg/kg/dosis (sola), 7 mg/kg/dosis (con epinefrina, 1:200 000)   Solución al 1% = 10 mg/mL

Antibióticos

Amikacina (Amikin) Recién nacidos: 75 mg/kg/dosis IV/IM   Inyectable
Intervalo de dosificación:

Edad Gestacional	Edad posnatal	
	< 7 d	> 7 d
< 28 semanas	Q24 h	Q18 h
28-34 semanas	Q18 h	Q12 h
> 34 semanas	Q12 h	Q8 h

Niños: 15-22.5 mg/kg/24 h ÷ Q8-12 h IV/IM

NOTA: Niveles terapéuticos: 20-30 μg/L (máximo); 5-10 μg/ L (de sostén)
Tasa de infusión: lactantes: 1-2 h; niños: 30-60 min
Modificar la dosis en pacientes con insuficiencia renal

(continúa)

Fármaco	Dosis	Presentación
Amoxicilina (Amoxil)	De 20-50 mg/kg/24 h ÷ Q8 h VO Profilaxis de infecciones de las vías urinarias: 25 mg/kg QD	Gotas: 50 mg/mL (15 y 30 mL) Suspensión: 125 y 250 mg/5 mL (80, 100, 150 y 200 mL) Cápsulas: 250 y 500 mg Tabletas masticables: 125 y 250 mg
Amoxicilina-ácido clavulánico (Augmentin)	**NOTA:** Modificar la dosis en pacientes con insuficiencia renal < 40 kg: 20-40 mg/kg/24 h ÷ Q8 h VO > 40 kg: 250-500 mg Q8 h VO	Tabletas: 250 y 500 mg Tabletas masticables: 125 y 250 mg Suspensión: 125 y 250 mg/5 mL (75 y 150 mL)
	NOTA: La incidencia de diarrea es mayor que con el uso sólo de amoxicilina Modificar la dosis en pacientes con insuficiencia renal	
Ampicilina	Recién nacidos: Edad posnatal <7 d: < 2 000 g: 50 mg/kg/24 h ÷ Q12 h IM/IV > 2 000 g: 75 mg/kg/24 h ÷ Q8 h IM/IV Edad posnatal >7 d: < 2 000 g: 75 mg/kg/24 h ÷ Q8h IM/IV > 2 000 g: 100 mg/kg/24 h ÷ Q6 h IM/ IV Lactantes y niños: 50-100 mg/kg/24 h ÷ Q6 h IM/IV/VO	Gotas: 100 mg/mL (20 mL) Suspensión: 125 y 250 mg/5 mg (80, 100, 150 y 200 mL), y 500 mg/5 mL (100 mL) Cápsulas: 250 y 500 mg Inyectable
	NOTA: Modificar la dosis en pacientes con insuficiencia renal	
Aztreonam (Azactam)	Recién nacidos: Edad posnatal < 7 d: < 2 000 g: 60 mg/kg/24 h ÷ Q12 h IM/IV > 2 000 g: 90 mg/kg/24 h ÷ Q8 h IM/IV Edad posnatal > 7 d: < 2 000 g: 90 mg/kg/24 h ÷ Q8 h IM/IV > 2 000 g: 120 mg/kg/24 h ÷ Q6 h IM/IV Niños >1 mes: 90-120 mg/kg/24 h ÷ Q6-8 h IM/IV	Inyectable
	NOTA: Reducir la dosis en pacientes con fibrosis quística Modificar la dosis en individuos con insuficiencia renal	

Cefazolina (Ancef) (1.ª generación)	Recién nacidos: Edad posnatal < 7 d: 40 mg/kg/24 h ÷ Q12 h Edad posnatal > 7 d: < 2 000 g 40 mg/kg/d ÷ Q12 h > 2 000 g 60 mg/kg/d ÷ Q8 h Lactantes (>1 mes) y niños: 50-100 mg/kg/24 h ÷ Q8 h	Inyectable
NOTA:	Modificar la dosis en pacientes con insuficiencia renal	
Ceftriaxona (Rocephin) (3.ª generación)	Lactantes y niños: 50-75 mg/kg/24 h ÷ Q12-24 h IM/IV Adultos: 1-4 g/24 h ÷ Q12-24 h IM/IV	Inyectable
Cefalexina (Keflex) (1.ª generación)	Niños: 25-100 mg/kg/24 h ÷ Q6 h VO Adultos: 250-500 mg Q6 h VO	Cápsulas: 250 y 500 mg Gotas: 100 mg/mL (10 mL) Suspensión: 125 mg/5 mL (50, 60, 100 y 200 mL) y 250 mg/ 5 mL (5, 100 y 200 mL) Tabletas: 250, 500 y 1 000 mg
Ciprofloxacino (Cipro)	20-30 mg/kg/24 h ÷ Q12 h IV/VO	Tabletas: 250, 500 y 750 mg Inyecciones: 200 mg/20 mL
NOTA:	Modificar la dosis en pacientes con insuficiencia renal	
NOTA:	No se recomienda su uso en niños < 16-18 años Modificar la dosis en pacientes con insuficiencia renal Advertencia impresa en el empaque: las fluoroquinolonas se han vinculado con graves reacciones adversas incapacitantes y potencialmente irreversibles (que pueden presentarse de forma simultánea), que incluyen tendinitis y rotura de tendones, neuropatía periférica y efectos sobre el sistema nervioso central. Descontinúe la administración de ciprofloxacino de inmediato y evite el uso de fluoroquinolonas en pacientes que experimenten cualquiera de estas graves reacciones adversas. Debido a que las fluoroquinolonas se han relacionado con reacciones adversas graves, resérvese el uso de ciprofloxacino para pacientes que no tengan la opción de un tratamiento alternativo y que padezcan alguna de las siguientes condiciones: exacerbación aguda de bronquitis crónica, sinusitis aguda y cistitis aguda no complicada.	

Gentamicina — Recién nacido: 2.5 mg/kg/dosis IV/IM — Inyectable

Intervalo de dosificación:

	Edad posnatal	
Edad gestacional	< 7 d	> 7 d
< 28 semanas	Q24 h	Q18 h
28-34 semanas	Q14 h	Q12 h
> 34 semanas	Q12 h	Q8 h

Niños: 6-7.5 mg/kg/24 h ÷ Q8 h IV/IM
Adultos: 3-5 mg/kg/d ÷ Q8 h IV/IM

(continúa)

Fármaco	Dosis	Presentación
	NOTA: Niveles terapéuticos: 6-10 µg/L (máximo); < 2 µg/L (de sostén) Modificar la dosis en pacientes con insuficiencia renal	
Metronidazol (Flagyl)	Infecciones por bacterias anaerobias: 30 mg/kg/d ÷ Q6 h IV/VO Infección por *Clostridium difficile*: 20 mg/kg/d ÷ Q6 h VO	Tabletas: 250 y 500 mg Inyectable
Nitrofurantoína (Furadantin, Macrodantin)	Niños > 1 mes: 5-7 mg/kg/24 h ÷ Q6 h VO Profilaxis: 1-2 mg/kg/QD	Suspensión: 25 mg/5mL Tabletas: 50 y 100 mg Cápsulas: 25, 50 y 100 mg
	NOTA: Su uso está contraindicado en lactantes < 1 mes de edad Modificar la dosis en pacientes con insuficiencia renal	
Trimetoprim (TMP)-sulfametoxazol (Septra)	Dosis basada en la concentración de TMP: 8-10 mg/kg/24 h ÷ Q12 h VO Profilaxis: 2 mg/kg/24 h QD	Suspensión: 40 mg de TMP por 5 mL (20, 100, 150, 200 y 480 mL) Tabletas: 80 mg de TMP (concentración original [SS, *single strength*]), 160 mg TMP (concentración doble [DS, *double strength*])
	NOTA: Puede causar kernícterus en recién nacidos Modificar la dosis en pacientes con insuficiencia renal	
Tobramicina (Tobrex)	Recién nacidos: 2.5 mg/kg/dosis IV/IM Intervalo de dosificación:	Inyectable

		Edad posnatal	
Edad gestacional		< 7 d	> 7 d
< 28 semanas		Q24 h	Q18 h
28-34 semanas		Q18 h	Q12 h
> 34 semanas		Q12 h	Q8 h

Niños: 6-7.5 mg/kg/24 h ÷ Q8 h IV/IM   Adultos: 3-5 mg/kg/24 h ÷ Q8 h IV/IM

NOTA: Niveles terapéuticos: 6-10 µg/L (máximo); <2 µg/L (de sostén)
Modificar la dosis en pacientes con insuficiencia renal

Fármacos antifúngicos

Anfotericina B (Fungizone)

Irrigación de la vejiga: 15-50 mg/d en 1 L de agua estéril o sorbitol/manitol; la irrigación se debe instilar en 24 h

Lactantes y niños:

Dosis de prueba: 0.1 mg/kg/dosis IV hasta máximo 1 mg; infusiónese en un lapso de 30-60 min. Dosis terapéutica inicial (si se tolera la dosis de prueba): 0.25 mg/kg. La dosis diaria después puede aumentarse de forma gradual, por lo general en incrementos de 0.25 mg/kg cada día subsiguiente, hasta alcanzar la dosis deseada

Dosis de mantenimiento: 0.25-1 mg/kg/d QD, infusiónese en 2-6 h

NOTA: Modificar la dosis en pacientes con insuficiencia renal

Inyectable

Fluconazole (Diflucan)

Niños (3-13 años):

Dosis de carga: 10 mg/kg IV/VO

Mantenimiento (comenzar 24 h después de la dosis de carga): 3-6 mg/kg/24 h IV/VO QD

NOTA: Las dosis por VO e IV son equivalentes

Tabletas: 50, 100 y 200 mg

Inyectable

Flucitosina (5-FC)

Modificar la dosis en pacientes con insuficiencia renal

Recién nacidos: 20-40 mg/kg/dosis Q6 h VO

Niños y adultos: 50-150 mg/kg/d ÷ Q6 h VO

NOTA: Modificar la dosis en pacientes con insuficiencia renal

Cápsulas: 250 y 500 mg

Antieméticos

Ondansetrón (Zofran)

Niños > 3 años: 0.15 mg/kg/dosis IV Q4 h

NOTA: Se ha informado que disminuye la efectividad cuando se administran más de 3 dosis

Inyectable

Proclorperazina (Compazine)

Oral, rectal: 0.4 mg/kg/24 h ÷ Q6-8 h VO/PR

IM: 0.1-0.15 mg/kg/dosis TID

Tabletas: 5, 10 y 25 mg

Jarabe: 5 mg/5 mL (120 mL)

Supositorios: 2.5, 5 y 25 mg

NOTA: No se han establecido la seguridad ni la eficacia en niños < 9 kg o < 2 años de edad

(continúa)

Fármaco	Dosis	Presentación
Trimetobenzamida (Tigan)	Niños: Oral, rectal: 15-20 mg/kg/d ÷ 3-4 dosis IM: No se recomienda Adultos: Oral: 250 mg 3-4 veces/24 h IM, rectal: 200 mg 3-4 veces/24 h	Inyectable Cápsulas: 100 y 250 mg Supositorios: 100 y 200 mg
NOTA:	Está contraindicado en recién nacidos y lactantes prematuros	
Fármacos contra la enuresis		
Acetato de desmopresina (DDAVP)	Enuresis nocturna (> 6 años): 20 µg por vía intranasal a la hora de acostarse Rango de 10 a 40 µg	Espray: botella de 5 mL con bomba de aspersión que administra 50 dosis de 10 µg
Imipramina	Enuresis nocturna (> 6 años): Inicial: 10-25 mg QHS VO Titulación: 10-25 mg/dosis en intervalos de 1-2 semanas hasta llegar a la dosis máxima para la edad o hasta lograr el efecto deseado	Tabletas: 10, 25 y 50 mg Cápsulas: 75, 100, 125 y 150 mg
NOTA:	Dosis máxima: 6-12 años: 50 mg/24 h; 12-14 años: 75 mg/24 h o 2 mg/kg/d Advertencia impresa en el empaque: los antidepresivos incrementan el riesgo de ideación y conducta suicidas en comparación con el placebo en estudios a corto plazo, en niños, adolescentes y adultos jóvenes con trastorno depresivo mayor, además de otros desórdenes psiquiátricos. Siempre que se considere usar imipramina o cualquier otro antidepresivo en un niño, adolescente o adulto joven, es necesario ponderar dichos riesgos con la necesidad clínica. Estudios a corto plazo no han demostrado un incremento del riesgo de suicidio con antidepresivos en comparación con el placebo en adultos mayores a 24 años; el riesgo disminuyó con antidepresivos en comparación con el placebo en adultos de 65 años o mayores. La depresión y otros trastornos psiquiátricos específicos están vinculados con aumento de la probabilidad de cometer suicidio. Es necesario monitorizar y observar de manera estrecha a todos los pacientes de todas las edades que hayan iniciado terapia antidepresiva, para detectar exacerbación de los síntomas, conducta suicida o cambios inusuales del comportamiento. A las familias y los cuidadores se les debe informar la importancia de la observación estrecha del paciente y la comunicación con el médico tratante. La imipramina no está aprobada para tratar pacientes pediátricos, excepto a aquellos que padecen enuresis nocturna	
Analgésicos para la vejiga		
Fenazopiridina (Pyridium)	Niños de 6 a 12 años: 12 mg/kg/24 h ÷ TID	Tabletas: 100 y 200 mg
NOTA:	Este fármaco torna la orina de color naranja e incluso puede manchar los lentes de contacto y la ropa	

Bloqueadores de la histamina$_2$

Cimetidina (Tagamet)
- Recién nacidos: 5-10 mg/kg/d ÷ Q8-12 h VO/IV/IM
- Lactantes: 10-20 mg/kg/d ÷ Q6-12 h VO/IV/IM
- Niños: 20-30 mg/kg/d ÷ Q6 h VO/IV/IM
- Adultos: 300 mg/dosis Q6 h VO/IV/IM, 400 mg/dosis Q12 h u 800 mg/dosis QHS

NOTA: Modificar la dosis en pacientes con insuf ciencia renal

Tabletas: 200, 300, 400 y 800 mg
Jarabe: 300 mg/5 mL (237 mL)
Inyectable

Ranitidina (Zantac)
- VO: 2-4 mg/kg/24 h ÷ Q12 h
- IV: 1-2 mg/kg/24 h ÷ Q8-8 h

NOTA: Modificar la dosis en pacientes con insuficiencia renal

Tabletas: 150 y 300 mg
Jarabe: 15 mg/mL (7.5% c e alcohol)

Farmacoterapia para la disfunción neurógena de la vejiga

Anticolinérgicos

Hiosciamina (Levsin)
- Tabletas sublinguales:
  - Niños 2-12 años: 1/2 a 1 tableta Q4 h
  - No excederse de 6 tabletas en 24 h
  - 12 años de edad o más: 1-2 tabletas Q4 h
  - No excederse de 12 tabletas en 24 h

Tabletas sublinguales: 0.125 mg

Oxibutinina (Ditropan)
- Niños
  - < 5 años: edad en años = mL por dosis BID/TID
  - > 5 años: 0.2 mg/kg BID-QID 0.03 mg/kg BID-0.1 mg/kg QID

Tabletas: 5 mg
Jarabe: 5 mg/5 m L (473 mL)

Propantelina (Pro-Banthine)
- 0.5 mg/kg BID-QID

Tabletas: 7.5 y 15 mg

Simpaticomiméticos

Seudoefedrina (Sudafed)
- 0.4 mg/kg BID-0.9 mg/kg TID

Tabletas: 30 y 60 mg
Solución: 15 mg 5 mL (120 mL) y 30 mg/5 mL (120 mL, 240 mL y 473 mL)

Simpaticolíticos

Tamsulosina (Flomax) Niños > 3 años: dosis inicial 0.2 mg una vez al día, aumentar en incrementos de 0.2 mg con base en la respuesta (sin tomas y estudios urodinámicos) y la tolerancia. Dosis máxima reportada 0.8 mg/día

Cápsulas: 0.4 mg

Tratamiento hormonal de testículos retráctiles

Gonadotropina coriónica (Pregnyl)
- 50 USP U/kg IM Q5 d × 5 dosis

NOTA:
- Dosis única máxima: 2 000 USP U
- Dosis total máxima: 10 000 USP U

Inyectable

(continúa)

Fármaco	Dosis	Presentación
Catárticos		
Bisacodilo (Dulcolax)	Solución oral: niños 3-12 años: 5-10 mg o 0.3 mg/kg/d como dosis única Supositorios: niños < 2 años: 5 mg/d como dosis única niños 2-11 años: 5-10 mg/d como dosis única	Tabletas: 5 mg Supositorios: 5 y 10 mg
Docusato (Colace)	< 3 años: 10-40 mg/24 h ÷ QD-QID 3-6 años: 20-60 mg/24 h ÷ QD-QID 6-12 años: 40-120 mg/24 h ÷ QD-QID >12 años: 50-500 mg/24 h ÷ QD-QID	Cápsulas: 50, 100, 240, 250 y 300 mg Tabletas: 50 y 100 mg Jarabe: 20 mg/5 mL (240 mL)
Aceite mineral	5-11 años: 5-20 mL QD > 12 años: 15-45 mL QD	Emulsión: 1.4 g/5 mL (480 mL), 2.5 mL/5 mL (420 mL), 2.75 mL/5 mL (480 mL) y 4.75 mL/5 mL (240 mL)
Polietilenglicol (Miralax)	0.2-0.8 g/kg/d, dosis máxima 17 g/d	Solución: 500, 1 000 y 4 000 mL Gránulos: 325 mg/cucharada cafetera
Senna (Senokot)	Oral: niños: 10-20 mg/kg/dosis a la hora de ir a dormir Rectal: niños > 27 kg: 1/2 supositorio a la hora de ir a dormir	Solución: 7% (130 mL y 360 mL) y 6.5% (75 mg y 150 mL) Jarabe: 218 mg/5 mL (60 mL y 240 mL) Tabletas: 187, 217 y 600 mg Supositorios rectales: 652 mg
NOTA:	Dosis máxima = 872 mg	

BID (*bis in die*), dos veces al día; d, día; GI, gastrointestinal; h, hora; IM, vía intramuscular; IV, vía intravenosa; VO vía oral; Q (*quaque*), cada; QD, (*quaque die*), una vez al día; HS (*quaque hora somni*), en las noches antes de dormir; QID (*quater in die*), cuatro veces al día; TID (*ter in die*), tres veces al día.
Tabla tomada de Stock JA, Packer MG, Kaplan GW. Pediatric urology facts and figures: data useful in the management of pediatric urologic patients. *Urol Clin N Am* 1995;22:205-219.

TABLA 33-2	Dosis de fármacos para pacientes con insuficiencia renal				
Fármaco	**Intervalo de la dosis normal**	**Método**	**Depuración de creatinina (mL/min)**		
			> 50	**10-50**	**< 10**
Antibióticos					
Amikacina	Q8-12 h	EI	Q12 h	Q12-18 h	Q24 h
		RD	60-90%	30-70%	20-30%
Amoxicilina	Q8 h	EI	Q8 h	Q9-12 h	Q12-16 h
Amoxicilina y ácido clavulánico	Q8 h	EI	Q8 h	Q12-18 h	Q24-36 h
Ampicilina	Q4-6 h	EI	Q6 h	Q6-12 h	Q12-16 h
Aztreonam	Q6-8 h	RD	100%	50%	25%
Cefazolina	Q8 h	EI	Q8 h	Q8-12 h	Q24-48 h
Cefixima	Q12-24 h	RD	100%	75%	50%
Cefalexina	Q6 h	EI	Q6 h	Q6-8 h	Q8-12 h
Ciprofloxacina	Q12 h	EI	Q12 h	Q18-24 h	Q18-24 h
Gentamicina	Q8 h	EI	Q8-12 h	Q12 h	Q24 h
		RD	60-90%	30-70%	20-30%
Nitrofurantoína	Q8 h	EI	Q8 h	Evíteco	Evítese
Sulfametoxazol	Q12 h	EI	Q12 h	Q18 h	Q24 h
Trimetoprima	Q12 h	EI	Q12 h	Q18 h	Q24 h
Tobramicina	Q8 h	EI	Q8-12 h	Q12h	Q24 h
		RD	60-90%	30-70%	20-30%
Antifúngicos					
Anfotericina B	Q24 h	EI	Q24 h	Q24 h	Q24-36 h
Flucitosina	Q6 h	EI	Q6 h	Q12-24 h	Q24-48 h
		RD	50%	30–50%	20–30%
Fluconazol	QD	RD	100%	50%	25%
Fármacos no antibióticos					
Cimetidina	Q12 h	EI	Q6 h	Q8 h	Q12 h
		RD	100%	75%	50%
Paracetamol	Q4 h	EI	Q4 h	Q6 h	Q8 h
Ranitidina	Q8-12 h	RD	100%	75%	50%

h, hora; EI, extensión del intervalo; RD, reducción de la dosis.
Tabla tomada de Stock JA, Packer MG, Kaplan GW. Pediatric urology facts and figures: data useful in the management of pediatric urologic patients. *Urol Clin N Am* 1995;22:205-219.

III. DOSIS DE FÁRMACOS PARA PACIENTES CON INSUFICIENCIA RENAL

A. La dosificación en pacientes con insuficiencia renal (tabla 33-2) puede ajustarse según los siguientes criterios:

1. Extensión del intervalo (EI): se prolonga el intervalo entre la dosis, manteniendo la concentración normal.
2. Reducción de la dosis (RD): se disminuye la dosis individual, manteniendo el intervalo normal entre las dosis.

B. Nota: estas modificaciones de las dosis de los fármacos son aproximaciones. Los pacientes deben monitorizarse de manera estrecha en busca de signos de toxicidad.

IV. PREPARACIÓN INTESTINAL

Véase la tabla 33-3.

TABLA 33-3	Preparación intestinal	
Fármaco	**Dosis**	**Presentación**
Citrato de magnesio	4 mL/kg/dosis VO. Repítase Q4-6 h hasta lograr heces líquidas Nota: dosis máxima = 200 mL. Utilizar con precaución en pacientes con insuficiencia renal	Solución de 300 mL
Solución de polietilenglicol con electrolitos (GoLYTELY)	Oral: 25-40 mL/kg/h hasta aclarar el efluente rectal Nasogástrica: 20–30 mL/min a 4 L (1.2-1.8 L/h) Nota: Monitorización de las concentraciones de electrolitos cuando se administre de forma prolongada. Es preferible beber cada porción de forma rápida en vez de ingerir pequeñas cantidades de forma continua	Polvo para solución oral: 2 000 mL, 4 000 mL, 4 800 mL y 6 000 mL
Neomicina	Antisepsia intestinal preoperatoria: Niños: 25 mg/kg VO a la 1, las 2 y las 11 p.m. del día anterior a la cirugía Adultos: 1 g VO a la 1, las 2 y las 11 p.m. del día anterior a la cirugía	Tabletas: 500 mg Solución: 125 mg/ 5 mL (480 mL)
Eritromicina	Antisepsia intestinal preoperatoria: Niños: 20 mg/kg base VO a la 1, las 2 y las 11 p.m. del día anterior a la cirugía Adultos: 1 g base VO a la 1, las 2 y las 11 p.m. del día anterior a la cirugía	Cápsulas: 125, 250 mg

Tabla tomada de Stock JA, Packer MG, Kaplan GW. Pediatric urology facts and figures: data useful in the management of pediatric urologic patients. Urol Clin N Am 1995;22:205-219.

V. FÓRMULAS

A. **Peso corporal ideal** (niños de 1 a 18 años) en kg = [altura^2 (cm) × 1.65]/1 000
B. **Área de superficie corporal** (fig. 33-1)
C. **Depuración de creatinina**
   1. Cálculo de la depuración de creatinina utilizando la longitud corporal
      Depuración de creatinina (mL/min/1.73 m^2) = [K × longitud (cm)]/creatinina sérica (mg/100 mL).
      Donde K = constante específica según la edad
      a. Recién nacido con bajo peso al nacer, 1 año o menos: K = 0.33.
      b. Recién nacido a término, 1 año o menos: K = 0.45.
      c. Niños y niñas de 7 a 12 años: K = 0.55.
      d. Niñas de 13 a 21 años: K = 0.55.
      e. Niños de 13 a 21 años: K = 0.70.
   2. Cálculo de la depuración de creatinina utilizando el área de superficie corporal (ASC).
      Niños de 1 a 18 años:
      Depuración de creatinina (mL/min/1.73 m^2) = 0.48 × talla (cm) × ASC nivel de creatinina sérica (mg/100 mL) × 1.73.
   3. Nomograma (fig. 33-2).
   4. Valores normales para la tasa de filtración glomerular en niños (fig. 33-3).
D. **Capacidad vesical**
   1. Niños menores a 2 años de edad: capacidad vesical (mL) = 7.0 × peso (kg)

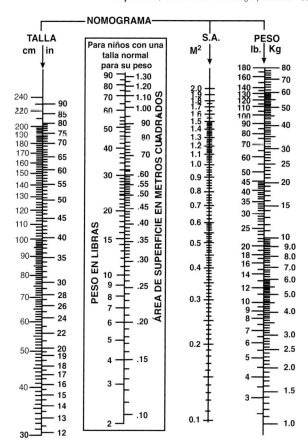

FIGURA 33-1. Nomograma del cálculo de área de superficie. El área de superficie se observa donde una línea recta que conecta la talla con el peso, intersecta con el valor de la columna de área de superficie; o si el paciente tiene un tamaño cercano al promedio, se calcula considerando sólo el peso (utilizando el recuadro). (Imagen tomada de Behrman RE, Kliegman RM. *Nelson Textbook of Pediatrics,* 13.ª ed. Filadelfia, PA: WB Saunders; 1987:1521).

    2. Niños de 2 a 11 años de edad: capacidad vesical (mL) = [edad (años) + 2 × 30]

E. Longitud normal del pene estirado (fig. 33-4)

F. Signos vitales (tabla 33-4)

G. Presión arterial (tabla 33-5)

H. Longitud renal contra la edad, talla, peso y ASC total (tabla 33-6)

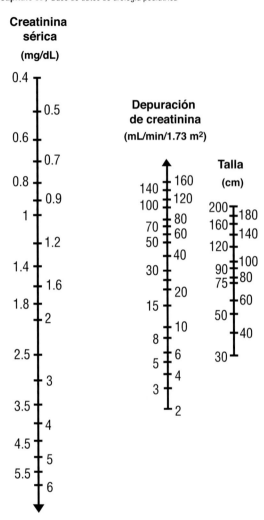

FIGURA 33-2. Nomograma para la valoración rápida de la depuración de creatinina endógena en niños (1 a 18 años de edad). A fin de pronosticar la depuración de creatinina, conecte la concentración de creatinina sérica del niño con la talla usando una regla; el valor de interés se encuentra dónde intersecta dicha línea en la columna de "depuración de creatinina". (Imagen tomada de Traub SL, John CE. Comparison of methods of estimating creatinine clearance in children. *Am J Hosp Pharm* 1980;37:195).

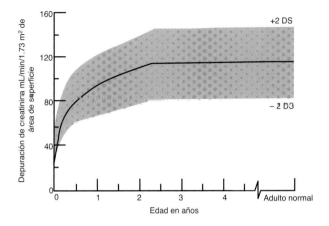

FIGURA 33-3. Cambios del valor normal de la tasa de filtración glomerular (TFG) desde el nacimiento hasta la niñez tardía. La TFG se derivó de la depuración de creatinina endógena. DS, desviación estándar. (Imagen tomada de McCrory WN. *Developmental Nephrology.* Cambridge, MA: Harvard University Press; 1972:98. Gráfica creada con datos de Winberg J. The 24 hour true endogenous creatinine clearance in infants and children without renal disease. *Acta Pediatr* 1959;48:443– 452).

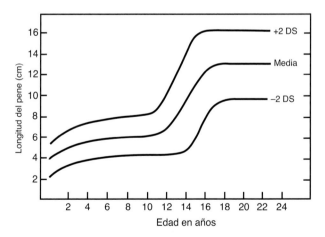

FIGURA 33-4. Nomograma del rango normal de la longitud del pene estirado en varones, en función de la edad. DS, desviación estándar. (Imagen tomada de Griffin JE, Wilson JD. *Disorders of sexual differentiation.* En: Walsh PC, Retik AB, Stamey TA, *et al.*, eds. *Campbell's Urology*, 6.ª ed. Filadelfia, PA: WB Saunders; 1992:1531).

T A B L A 33-4	Valores normales de signos vitales en niños de hasta 10 años de edad		
Edad (años)	**Pulso (latidos/minuto)**	**Presión arterial (mm Hg)**	**Respiraciones (respiraciones/min)**
0-1	120	80/40	40
0-5	100	100/60	30
5-10	80	120/80	20

Tabla tomada de Coran AG. Perioperative care of the pediatric surgical patient. *Sci Amer Surg* 1994;VIII:3, con autorización.

T A B L A 33-5	Clasificación de hipertensión por grupo de edad	
Grupo de edad	**Hipertensión significativa (mm Hg)**	**Hipertensión grave (mm Hg)**
Recién nacido (7 d)		
PA sistólica	≥ 96	> 106
Recién nacido (8-30 d)		
PA sistólica	≥ 104	≥ 110
Lactante (< 2 años)		
PA sistólica	≥112	≥ 118
PA diastólica	≥74	≥ 82
Niños (3-5 años)		
PA sistólica	≥ 116	≥ 124
PA diastólica	≥ 76	≥ 84
Niños (6-9 años)		
PA sistólica	≥ 122	≥ 130
PA diastólica	≥ 78	≥ 86
Niños (10-12 años)		
PA sistólica	≥126	≥ 134
PA diastólica	≥ 82	> 90
Adolescentes (13-15 años)		
PA sistólica	≥ 136	≥ 144
PA diastólica	≥ 86	≥ 92
Adolescentes (16-18 años)		
PA sistólica	≥ 142	≥ 150
PA diastólica	≥ 92	≥ 98

PA, presión arterial. Tabla tomada de Task force on blood pressure control in children: report on the second task force on blood pressure control in children. *Pediatrics* 1987;7:1, con autorización.

Fórmula basada en la edad para pronosticar la longitud renal en niños
En niños de un año de edad o más: longitud (cm) = edad (años) × 0.3 + 6

I. **Desarrollo físico** (tabla 33-7)

J. **Etapas de Tanner** (fig. 33-5)

K. **Producción de orina y hábitos de vaciado vesical** (tablas 33-8 y 33-9)

	Longitud renal por talla, edad, área de superficie corporal total (ASC) y peso

Longitud renal (cm)

Talla (cm)	X̄-2σ	X̄	X̄+2σ	ASC (cm² x 1 000)	X̄-2σ	X̄	X̄+2σ
35	2.8	4	5.3	3	4.8	5.8	6.8
50	3.5	4.8	6.0	6	6.2	7.2	8.2
70	4.8	6.0	7.2	9	7.4	8.4	9.4
90	5.9	7.0	8.1	12	8.4	9.5	10.6
110	6.8	8.1	9.1	15	9.3	10.4	11.5
130	7.7	8.8	10.1	18	10.1	11.2	12.3
150	8.4	9.7	10.8				
170	9.1	10.3	11.6	**Peso (Kg)**	**X̄-2σ**	**X̄**	**X̄+2σ**
190	9.7	11.0	12.2	0	3.1	4.2	5.3
				10	5.3	6.5	7.6
Edad	**X̄-2σ**	**X̄**	**X̄+2σ**	20	6.7	7.8	8.9
0 m	3.9	4.9	6.0	30	7.7	8.9	10
2 m	4.2	5.2	6.3	40	8.5	9.7	10.8
4 m	4.5	5.5	6.6	50	9.3	10.5	11.5
6 m	4.7	5.8	6.9	60	10	11.2	12.3
8 m	5	6.1	7.2	70	10.6	11.8	12.9
10 m	5.3	6.4	7.5	80	11.2	12.4	13.4
12 m	5.3	6.7	8.0				
5 a	6.4	7.8	9.1				
10 a	7.7	9.1	10.4				
15 a	9.0	10.4	11.8				

X̄: Media aritmética; X̄-2σ: media menos dos desviaciones estándar; X̄+2σ: media más dos desviaciones estándar. Con datos de Han BK, Babcock DS. *Sonographic measurements and appearance of normal kidneys in children*. Am J Roentgenol 1985;145:611

	Desarrollo físico

Los recién nacidos a término pueden perder hasta 10% de su peso corporal en los primeros días de vida y por lo general recuperan su peso (el registrado en el nacimiento) entre los 10 y los 14 días.

Los recién nacidos ganan aproximadamente 30 g al día (1 oz al día) hasta los 3 meses.

Los lactantes ganan cerca de 20 g al día (0.67 oz al día) entre los 3 y los 6 meses de edad y aproximadamente 10 g la día entre los meses 6 y 12.

Los lactantes duplican el peso registrado en su nacimiento a los 4 meses y lo triplican al cumplir 1 año de edad.

Los niños ganan 2 kg al año (4.4 libras al año) desde los 2 años hasta la pubertad.

La longitud promedio al nacer de un producto a término es 50 cm (20 pulg).

Los lactantes crecen 25 cm (4 pulg) durante el primer año de vida.

Los lactantes crecen 10 cm (4 pulg) entre los 12 y los 24 meses y 7.5 cm (3 pulg) entre los 24 y los 48 meses.

Los niños alcanzan la mitad de la talla que lograran en la edad adulta ente los 24 y los 30 meses de edad.

Los niños crecen 5 cm al año (2 pulg al año) entre los 4 años y la pubertad.

Hay una desaceleración normal de la velocidad del desarrollo antes del crecimiento repentino puberal.

Tabla tomada de Nichols J. Normal growth patterns in infants and prepubertal children. Duryea, T. UpToDate. Waltham, MA: UpToDate Inc. http://www.uptodate.com (sitio de internet consultado el 5 de noviembre de 2017).

	Senos	Vello púbico	Genitales	Vello púbico
Etapa 1	Pezones pequeños. Sin mamas	Sin vello púbico.	Sin signos de pubertad. Escroto, testículos y pene con características morfológicas de la niñez.	Sin vello púbico.
Etapa 2	Los senos y los pezones han comenzado a crecer. La areola está agrandada. El tejido mamario que protruye se siente firme debajo del pezón.	Crecimiento inicial de vello púbico largo, lacio y de color claro.	Crecimiento inicial del escroto y los testículos. La piel del escroto se torna rojiza y más delgada y arrugada. El pene puede haberse alargado un poco.	Se observa poco vello alrededor de la base del pene. Los pelos son lacios y de color claro.
Etapa 3	Los pezones y las areolas han aumentado de tamaño. La areola se hace más oscura. El tejido mamario es más grande.	El vello púbico está más disperso, es más oscuro y empiezan a aparecer ondulaciones.	El pene se ha alargado. El escroto y los testículos han crecido. La piel del escroto es más oscura y arrugada.	El vello continúa siendo disperso en la base del pene, aunque es más oscuro y rizado.
Etapa 4	Los pezones y las areolas están elevados y forman un borde donde hacen contacto con el seno. Las mamas también se han desarrollado un poco más.	La densidad de vello es mayor y éste es más rizado y oscuro. Aún no luce por completo como el de una mujer adulta.	El pene se ha alargado y engrosado. El glande, el escroto y los testículos han crecido.	El vello púbico es más denso, rizado y oscuro, y alcanza la región interior de los muslos.
Etapa 5	Mamas completamente desarrolladas. Los pezones protruyen y el borde que se encontraba entre la areola y la mama ha desaparecido.	Desarrollo total del vello púbico. Se observa pelo denso y ondulado que se extiende hasta la región interior de los muslos.	El pene y el escroto tienen las características de los de un adulto.	El vello púbico denso y rizado se extiende hacia el ombligo.

FIGURA 33-5. Etapas de Tanner. (Imagen tomada de Morris NM, Udry JR. Validation of a self- administered instrument to assess stage of adolescent development. *J Youth Adolesc* 1980;9(3):271-280).

TABLA 33-8 Producción de orina por día según la edad

Edad	Producción de orina (cc)
0-48 h	15-60
3-10 d	100-300
10-60 d	250-450
2 meses-1 año	400-500
1-3 años	500-600
3-5 años	600-700
5-8 años	650-1 000
8-14 años	800-1 400

Tabla tomado de Campbell M. *Clinical Pediatric Urology*. Filadelfia,PA: WB Saunders; 1951.

TABLA 33-9	Percentiles de la eliminación de orina por grupo de edad			
Grupo de edad (años)	Número de pacientes	Número de eliminaciones por día		Movimientos intestinales por semana	
		10.º	90.º	10.º	90.º
2 o menos	34	4.3	9.0	5.0	10.6
3	137	3.5	7.5	5.0	12.0
4	149	3.5	7.0	5.0	10.0
5	118	3.5	7.0	4.0	9.0
6	100	3.2	7.5	4.0	7.3
7	101	3.0	7.0	4.2	8.8
8	79	3.0	7.0	4.2	7.9
9	78	3.0	7.0	4.0	7.9
10	76	3.5	7.0	4.0	8.8
11	64	3.5	7.0	4.0	8.9
12	56	3.0	7.6	4.0	10.2
13	45	3.0	5.5	3.5	9.0
14	33	3.4	9.0	3.0	10.0
15	33	3.0	7.0	3.6	8.7
16	25	3.0	7.2	1.9	14.0
17	23	3.0	5.5	3.6	9.0
18 o más	41	3.0	8.2	4.0	8.1

Tabla tomada de Bloom DA, Seeley WW, Ritchey ML, *et al.* Toilet habits and continence in children: an opportunity sampling in search of normal parameters. *J Urol* 1993;149:1087, con autorización.

LECTURAS RECOMENDADAS

Akhavan A, Brajtbord JS, McLeod DJ, *et al.* Simple age based formula for predicting renal length in children. *Urology* 2011;78:405-410.

Bauer SB. Neuropathology of the lower urinary tract. In: Kelalis PP, King LR, Belman AB, eds. *Clinical Pediatric Urology*, 3rd ed. Philadelphia, PA: WB Saunders; 1982:399-440.

Carpenter C, Iskander A, Hausdorff M, Stock JA. Fluid management in pediatric urology. *Urol Pract* 2015;2:373-378.

Fairhurst JJ, Rubin CME, Hyde I, *et al.* Bladder capacity in infants. *J Pediatr Surg* 1991;26:55.

Filston HC. Fluid and electrolyte management. In: Kelalis PP, King LR, Belman AB, eds. *Clinical Pediatric Urology*, 3rd ed. Philadelphia, PA: WB Saunders; 1982:272-285.

Forest MG, David M, David L, *et al.* Undescended testis: comparison of two protocols of treatment with human chorionic gonadotropin. *Horm Res* 1988;30:198.

Johnson KB. *The Harriet Lane Handbook*, 13th ed. St. Louis, MO: Mosby Year Book; 1993.

Koff SA. Estimating bladder capacity in children. *Urology* 1983;21:248.

Physician's Desk Reference, 47th ed. Oradell, NJ: Medical Economics; 1992.

Stock JA, Packer MG, Kaplan GW. Pediatric urology facts and figures: data useful in the management of pediatric urologic patients. *Urol Clin North Am* 1995;22:205-219.

Taketomo CK, Hodding JH, Kraus DM. *Pediatric and Neonatal Dosage Handbook*, 23rd ed. Cleveland, OH: Lexi-Comp; 2016.

34 Recomendaciones de urología pediátrica por internet

Laurence S. Baskin y Jeffrey A. Stock

El internet es ubicuo y tanto los pacientes como los médicos pueden acceder de manera sencilla a una cantidad ilimitada de material médico no referenciado. El truco para poder obtener información confiable, precisa y actualizada, consiste en navegar la red de manera estratégica. Más adelante aparecen sitios de internet monitorizados, que proporcionan información útil sobre problemas urológicos pediátricos comunes y que incluyen folletos en inglés y en español para pacientes.

Una de las fuentes más importantes de información a las que puede accederse en internet, es un médico en la comunidad que tenga habilidad y experiencia en urología pediátrica. En la lista de membresías de la Society of Pediatric Urology, en la página http://www.spuonline.org/, pueden encontrarse urólogos que han adquirido capacitación adicional en urología pediátrica y que limitan su práctica al cuidado de niños.

SITIOS DE INTERNET SOBRE UROLOGÍA PEDIÁTRICA RECOMENDADOS

Urología pediátrica

Guías de la American Urological Association (AUA)
Criptorquidia: www.auanet.org/guidelines/vesicoureteral-reflux
    Reflujo vesicoureteral: http://www.auanet.org/guidelines/cryptorchidism

Guías de la American Academy of Pediatrics (AAP)
Infecciones de las vías urinarias: guías de la práctica clínica para el diagnóstico y el manejo de infecciones iniciales de las vías urinarias en niños de 2 a 24 meses de edad y lactantes febriles: http://pediatrics.aappublications.org/content/128/3/595
    Circuncisión: http://pediatrics.aappublications.org/content/130/3/585
    Programación de cirugía electiva de los genitales de niños varones con énfasis particular sobre el riesgo, los beneficios y los efectos psicológicos de la cirugía y la anestesia: http://pediatrics.aappublications.org/content/97/4/590
    http://urology.ucsf.edu/clinicalRes/CRpedUro.html
    www.urologyhealth.org
    www.mayoclinic.org

Hipospadias
hypospadias.com
    http://urology.ucsf.edu/clinicalRes/CRhypo.html

Información sobre salud urológica general
http://urologyhealth.org.

Conociendo a la Society for Fetal Urology (SFU)
Método para clasificar la hidronefrosis

http://cevlforhealthcare.org/cevl/Products/Urology/SFU-GradingSystem/mobile/index.html

Folletos sobre urología pediátrica para pacientes

http://urology.ucsf.edu/patientGuides/pedUro.html

Versión en inglés

- Bladder augmentation surgery
- Children's continence clinic
- Circumcision: postoperative instructions for newborn, baby, and toddler
- Circumcision: postoperative instructions for adolescents
- Clean intermittent catheterization for bladder emptying
- Clean intermittent catheterization through an abdominal stoma (appendicovesicostomy)
- Enuresis (bedwetting)
- Hydrocele/hernia
- Hydronephrosis: prenatal diagnosis
- Hypospadias overview
- Hypospadias repair and postoperative care
- Length of stay for specialized pediatric urologic care
- Pediatric urinary continence
- Pyeloplasty surgery for ureteropelvic junction (UPJ) obstruction
- Undescended testes
- Ureteral reimplant surgery for reflux
- Urinary tract infection (UTI)
- Voiding cystourethrogram (VCUG)
- Vesicoureteral reflux

Versión en español

- Clínica de continencia de niños
- Enuresis
- Hernia/hidrocele
- Hipospadias
- El testículo retenido (testículos no descendidos)
- Cirugía de reimplantación ureteral
- Cistouretrograma miccional

ÍNDICE ALFABÉTICO DE MATERIAS

D